Formulações Magistrais em Dermatologia

Parte Integrante do Formulário Médico-Farmacêutico

5ª edição

BIBLIOTECA BIOMÉDICA

"Uma nova maneira de estudar as ciências básicas, na qual prestigia-se o autor brasileiro e coloca-se nossa Universidade em primeiro lugar"

ANATOMIA HUMANA
Dangelo e Fattini – Anatomia Básica dos Sistemas Orgânicos, 2ª ed.
Dangelo e Fattini – Anatomia Humana Básica, 2ª ed.
Dangelo e Fattini – Anatomia Humana Sistêmica e Segmentar, 3ª ed.
Erhart – Elementos de Anatomia Humana, 10ª ed.

BIOFÍSICA
Ibrahim – Biofísica Básica, 2ª ed.

BIOLOGIA
Sayago – Manual de Citologia e Histologia para o Estudante da Área da Saúde
Stearns e Hoekstra – Evolução uma Introdução

BIOQUÍMICA
Cisternas, Monte e Montor - Fundamentos Teóricos e Práticas em Bioquímica
Laguna – Bioquímica, 6ª ed.
Mastroeni - Bioquímica - Práticas Adaptadas

BOTÂNICA E FARMACOBOTÂNICA
Oliveira e Akisue – Farmacognosia
Oliveira e Akisue – Fundamentos de Farmacobotânica
Oliveira e Akisue – Práticas de Morfologia Vegetal

ECOLOGIA
Kormondy e Brown – Ecologia Humana
Krebs e Daves – Introdução a Ecologia Comportamental

EPIDEMIOLOGIA
Medronho – Epidemiologia 2ª ed.

EMBRIOLOGIA
Doyle Maia – Embriologia Humana
Stearns e Hoekstra – Evolução – Uma Introdução

ENTOMOLOGIA MÉDICA E VETERINÁRIA
Marcondes – Entomologia Médica e Veterinária, 2ª ed

FARMACOLOGIA E TOXICOLOGIA
Oga – Fundamentos de Toxicologia – 4ª ed.
Prado e Moraes – Farmacologia para Graduação em Fisioterapia
Prado e Rosa – Farmacologia para Graduação em Odontologia

FISIOLOGIA • NEUROFISIOLOGIA • PSICOFISIOLOGIA
Lira Brandão – As Bases Psicofisiológicas do Comportamento, 3ª ed.
Radanovic – Neurofisiologia Básica

HISTOLOGIA HUMANA
Glerean – Manual de Histologia – Texto e Atlas

IMUNOLOGIA
Neves Forte – Imunologia do Básico ao Aplicado 3ª ed.

MICROBIOLOGIA
Ramos e Torres – Microbiologia Básica
Ribeiro e Stelato – Microbiologia Prática: Aplicações de Aprendizagem de Microbiologia Básica: Bactérias, Fungos e Vírus – 2ª ed.
Trabulsi – Microbiologia, 5ª ed.

MICROBIOLOGIA DOS ALIMENTOS
Gombossy e Landgraf – Microbiologia dos Alimentos

NEUROANATOMIA
Machado – Neuroanatomia Funcional, 3ª ed.

NEUROCIÊNCIA
Lent – Cem Bilhões de Neurônios – Conceitos Fundamentais de Neurociência, 2ª ed.

PARASITOLOGIA
Barsantes – Parasitologia Veterinária
Cimerman – Atlas de Parasitologia Humana - 2ª ed
Cimerman – Parasitologia Humana e Seus Fundamentos Gerais
Neves – Atlas Didático de Parasitologia, 2ª ed
Neves – Parasitologia Básica, 3ª ed.
Neves – Parasitologia Dinâmica, 3ª ed.
Neves – Parasitologia Humana, 13ª ed.

PATOLOGIA
Franco – Patologia – Processos Gerais, 5ª ed.

ZOOLOGIA
Barnes – Os Invertebrados – Uma Síntese
Benton – Paleontologia dos Vertebrados
Hildebrand e Goslowan – Análise da Estrutura dos Vertebrados, 2ª ed.
Pough – A Vida dos Vertebrados, 4ª ed.
Víllela e Perini – Glossário de Zoologia

**SENHOR PROFESSOR, PEÇA O SEU EXEMPLAR GRATUITAMENTE PARA FINS DE ADOÇÃO.
LIGAÇÃO GRÁTIS - TEL.: 08000-267753**

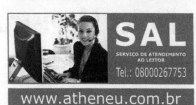

www.atheneu.com.br

Facebook.com/editoraatheneu Twitter.com/editoraatheneu Youtube.com/atheneueditora

Formulações Magistrais em Dermatologia

Parte Integrante do Formulário Médico-Farmacêutico

5ª edição

Editores

José Antonio de Oliveira Batistuzzo

Farmacêutico Bioquímico pela Faculdade de Ciências Farmacêuticas da Universidade de São Paulo, Especialista em Manipulação Magistral Alopática pela Anfarmag, Assessor Técnico e Científico da Farmácia Byofórmula, Membro do Comitê de Produtos Magistrais e Oficinais da Farmacopeia Brasileira, Membro Titular da Academia de Ciências Farmacêuticas do Brasil/Academia Nacional de Farmácia.

Masayuki Itaya

Farmacêutico Bioquímico pela Faculdade de Ciências Farmacêuticas da Universidade de São Paulo, Especialista em Manipulação Magistral Alopática pela Anfarmag, Proprietário da Farmácia Biofórmula.

Yukiko Eto

Farmacêutica Bioquímica pela Faculdade de Ciências Farmacêuticas da Universidade de São Paulo, Especialista em Manipulação Magistral Alopática pela Anfarmag, MBA em Gestão Empresarial pela Fundação Getulio Vargas, Proprietária da Farmácia Byofórmula.

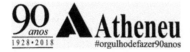
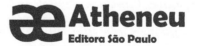

EDITORA ATHENEU

São Paulo	*Rua Jesuíno Pascoal, 30* *Tel.: (11) 2858-8750* *Fax: (11) 2858-8766* *E-mail: atheneu@atheneu.com.br*
Rio de Janeiro	*Rua Bambina, 74* *Tel.: (21)3094-1295* *Fax: (21)3094-1284* *E-mail: atheneu@atheneu.com.br*
Belo Horizonte	*Rua Domingos Vieira, 319 — conj. 1.104*

CAPA/ PRODUÇÃO EDITORIAL: Equipe Atheneu

CIP-BRASIL. CATALOGAÇÃO NA PUBLICAÇÃO
SINDICATO NACIONAL DOS EDITORES DE LIVROS, RJ

R615m
5. ed.

Batistuzzo, José Antonio de Oliveira
Formulações Magistrais em Dermatologia: Parte Integrante do Formulário Médico-Farmacêutico/José Antonio de Oliveira Batistuzzo, Masayuki Itaya, Yukiko Eto. - 5. ed. – Rio de Janeiro : Atheneu, 2018.

: il.
Inclui bibliografia
ISBN 978-85-388-085-5

1. Dermatologia. I. Batistuzzo, josé Antonio de Oliveira. II. Itaya, Masayuki. III. Eto, Yukiko. IV Título.

18-48989	CDD: 611.8	
	CDU: 611.8	

Advertência
As informações contidas neste livro são frutos de pesquisas respaldadas por referências e informações técnicas já descritas, bem como da experiência profissional dos autores.
Os autores não se responsabilizam por quaisquer erros, omissões ou por aplicação indevida das informações aqui descritas no seu total ou em partes.
Correspondência com os autores:
E-mail: joseantonio@uol.com.br

BATISTUZZO, J. A. O.; ITAYA, M.; ETO, Y.
Formulação Magistrais em Dermatologia – Parte Integrante do Formulário Médico-Farmacêutico – 5ª edição

© *ATHENEU EDITORA SÃO PAULO – EDITORA DO GRUPO ATHENEU*
São Paulo, Rio de Janeiro, Belo Horizonte, 2018

Colaboradores

Ana Paula Fachini Maia
Farmacêutica Industrial pela Faculdade de Ciências Farmacêuticas da Pontifícia Universidade Católica de Campinas. Especialista em Manipulação Magistral Alopática pela Anfarmag.

Eliza Yaeko Yamamoto
Farmacêutica Bioquímica pela Faculdade de Ciências Farmacêuticas da Universidade de São Paulo. Farmacêutica Encarregada do Setor de Manipulação da Divisão de Farmácia do Hospital das Clínicas da Faculdade de Medicina da Universidade de São Paulo.

Lina Nasrallah
Farmacêutica pela Faculdade de Farmácia Oswaldo Cruz. Especialista em Manipulação Magistral Alopática pela Anfarmag. Pós-Graduada em Vigilância Sanitária e Epidemiológica pela Universidade de Ribeirão Preto. Docente dos Cursos de Especialização em Farmácia Magistral da Faculdade Oswaldo Cruz e da Faculdade de Medicina de São José do Rio Preto. Proprietária da Farmácia Empório Magistral.

Maria Aparecida Trindade Batistuzzo
Médica Assistente do Hospital das Clínicas da Faculdade de Medicina da Universidade de São Paulo.

Maria João Reis de Carvalho
Licenciada em Ciências Farmacêuticas pela Faculdade de Farmácia da Universidade do Porto, Portugal. Farmacêutica Magistral na Farmácia Lordelo, Vila Real, Portugal. Doutora em Tecnologia Farmacêutica pela The School of Pharmacy, University of London, Reino Unido.

Maria de los Angeles Rodenas Garcia
Farmacêutica Bioquímica pela Faculdade de Ciências Farmacêuticas da Universidade de São Paulo, USP. Mestre em Hidráulica e Saneamento pela Faculdade de Engenharia Civil de São Carlos da Universidade de São Paulo com atuação na área de meio ambiente.

Nadia Ruscinc
Farmacêutica Industrial pela Faculdade de Ciências Farmacêuticas e Bioquímica Oswaldo Cruz. Especialista em Cosmetologia (UNESP – Araraquara). Pós-Graduada em Cosmetologia (Oswaldo Cruz), Mestranda em Tecnologia Farmacêutica pela Faculdade de Ciências Farmacêuticas da Universidade de São Paulo, USP. Professora do Curso de Pós-Graduação em Farmácia Magistral da Faculdade de Farmácia Oswaldo Cruz.

Silmara Maria Spinelli
Farmacêutica Bioquímica pela Faculdade de Ciências Farmacêuticas da UNESP – Araraquara, Especialista em Manipulação Magistral Alopática pela Anfarmag, Pós-Graduada em Administração de Empresas pela FAAP, Especialista em Homeopatia pela Universidade de São Paulo, USP, Proprietária da Farmácia Empório Magistral

Agradecimentos

A Maria Aparecida Trindade Batistuzzo, pela colaboração na redação e revisão dos originais.

A Maria de los Angeles Rodenas Garcia, pela colaboração técnica na revisão deste livro.

A Nádia Ruscinc, por sua valiosa colaboração particularmente nos capítulos de Produtos Cosméticos.

Aos farmacêuticos e colaboradores das farmácias Biofórmula, Byofórmula e Empório Magistral.

Sumário

1 Introdução, 11

I – Produtos Dermatológicos, 13

1 Acne e Rosácea, 13
Uso Oral, 13
Uso Tópico, 18

2 Alopecias, 29
Uso Oral, 29
Uso Tópico, 33

3 Anestésicos Locais, 41

4 Antialérgicos e Antipruriginosos, 41

5 Antibacterianos Tópicos, 45

6 Anti-Inflamatórios Hormonais, 47
Uso Oral, 47
Uso Tópico, 50

7 Anti-Inflamatórios e Descongestionantes Cutâneos, 53

8 Antimicóticos, 54
Uso Oral, 54
Uso Tópico, 56

9 Antiparasitários, 60

10 Antipruriginosos, 64

11 Antisseborreicos, 66

12 Antissépticos e Antiexsudativos, 69

13 Antivaricosos, Antiflebíticos e Antitrombóticos Tópicos, 73

14 Antivirais, 75
Uso Oral, 75
Uso Tópico, 76

15 Cáusticos, 80

16 Cicatrizantes, Escaras e Úlceras, 83
Uso Oral, 83
Uso Tópico, 85

17 Dermatite Atópica, 94
Uso Oral, 94
Uso Tópico, 97

18 Discromias, 101

Hipercromias, 101
Uso Oral, 101
Uso Tópico, 103

Hipocromias, 109
Uso Oral, 109
Uso Tópico, 111

19 Eczemas, 113

20 Fotoprotetores, 116
Radiação Ultravioleta e a Pele, 116
Filtros Solares, 118
Radiação Infravermelha, 119
Fator de Proteção Solar (FPS), 120
Características das Formulações, 122
Fotoprotetores UV-B, 122
Fotoprotetores (UV-A + UV-B), 123
Antioxidantes Tópicos, 124
Bronzeadores e Aceleradores do Bronzeamento, 125
Fotoprotetores Labiais, 126
Fotoprotetores Orais, 126
Produtos para Uso Pós-Solar, 127

21 Foliculite da Barba, 128

22 Hidroses, 129

23 Hiperqueratose, Ictiose, 132

24 Hirsutismo, 134
Uso Oral, 134
Uso Tópico, 136

25 Língua Nigra Vilosa, 136

26 Onicopatias, 137

27 *Peelings* Químicos (Esfoliantes Químicos), 143
Formulações Pré-*Peelings*, 147
Formulações Pós-*Peelings*, 148

28 Pênfigo, 150

29 Psoríase, 150
Uso Oral, 150
Uso Tópico, 153

30 Ptiríase Alba, 161

31 Púrpuras, 162

32 Queloides e Atenuação de Cicatrizes, 163

33 Queratose Actínica, 164

34 Repelentes de Insetos, 166

35 Formulações para Picadas de Insetos, 166

36 Higienização de Ambientes, 167

II – Princípios Ativos para Produtos Cosméticos e Cosmiátricos, 169

1 Adstringentes, 169

2 Anti-Inflamatórios e Descongestionantes Cutâneos, 169

3 Antirradicais Livres, 169

4 Cicatrizantes, 169

5 Emolientes, 170

6 Esfoliantes e Abrasivos, 170

7 Estimulantes e Regeneradores Tissulares, 170

8 Fatores de Crescimento, 171

9 Formadores de Filme, 171

10 Tensores, 171

11 Hidratantes, 171

12 Nutrientes, 171

13 Princípios Ativos para a Área dos Olhos, 172

14 Princípios Ativos Cosmiátricos para Acne, 172

15 Princípios Ativos Despigmentantes, 172

16 Princípios Ativos Usados em Tratamentos Capilares, 173

17 Princípios Ativos Usados no Tratamento da Celulite, 173

III – Formulações de Produtos Cosméticos e Cosmiátricos, 174

1 Formulações para Limpeza da Pele, 174

2 Formulações para Tonificação Facial, 175

3 Hidratantes Faciais, 175

4 Máscaras Faciais e Tensores, 176

5 Formulações Nutritivas para o Rosto, 178

6 Formulações Antienvelhecimento, 179

7 Formulações Antirrugas, 181

8 Formulações para a Área dos Olhos, 182

9 Formulações com DMAE, 185

10 Formulações Antirradicais Livres, 186

11 Formulações Cosmiátricas para Acne 186

12 Formulações Cosmiátricas para Hipercromias, 187

13 Hidratantes Corporais, 188

14 Formulações para Flacidez, 190

15 Formulações Coadjuvantes ao Tratamento da Celulite, 190

16 Formulações para Prevenção de Estrias, 194

17 Formulações para as Mãos, 195

18 Formulações para os Lábios, 196

19 Formulações para os Cabelos, 196

20 Produtos para Bebês, 200

21 Sabonetes, 201

22 Produtos após Barba, 201

23 Desodorantes, 202

IV – Informações Sobre Princípios Ativos de Uso Tópico, 203

V – Bibliografia, 269

VI – Índice Remissivo, 271

Introdução

Antes do aparecimento e desenvolvimento das indústrias farmacêuticas no século XX, a manipulação de medicamentos estava restrita às farmácias magistrais. Essas farmácias, ou "boticas", tinham grande importância porque produziam desde os insumos farmacêuticos até os medicamentos propriamente ditos.

As dificuldades, entretanto, eram muitas. No que diz respeito a publicações técnicas e científicas, havia pouca literatura disponível no Brasil. O "Formulário e Guia Médico" de Pedro Luiz Napoleão Chernovitz, editado em Paris em 1888, era uma dessas poucas publicações em língua portuguesa. Já no século XX, alguns trabalhos pioneiros de grande importância foram desenvolvidos no Brasil como a publicação da Farmacopeia dos Estados Unidos do Brasil, em 1926, escrita pelo farmacêutico Rodolpho Albino Dias da Silva, e o Formulário Médico-Farmacêutico Brasileiro, de Virgílio Lucas, na década de 1950.

Com o desenvolvimento das indústrias farmacêuticas no Brasil, após a segunda guerra mundial, houve o declínio das farmácias magistrais. A manipulação de fórmulas sobreviveu em algumas farmácias e hospitais. O ressurgimento das farmácias magistrais ocorreu no Brasil a partir da década de 1970, aliando as modernas técnicas desenvolvidas pelas indústrias farmacêuticas com a personalização das prescrições que sempre caracterizou a formulação magistral.

Esse ressurgimento preencheu inúmeras lacunas deixadas pelas indústrias farmacêuticas. As farmácias magistrais oferecem maior diversidade de princípios ativos, dosagens e formas farmacêuticas diferentes das padronizadas pelas indústrias e a associação de princípios ativos na mesma formulação, facilitando a posologia e atendendo às necessidades individuais dos pacientes.

Nesse período, diversas farmácias produziram seus próprios formulários, utilizando-os para divulgação médica. A primeira edição deste formulário em julho de 2000 foi um exemplo. Tratou-se de uma síntese de 20 anos de pesquisa bibliográfica realizada nas farmácias Biofórmula, em São Paulo, e Byofórmula, em São José dos Campos e outras cidades do vale do rio Paraíba, e de dez anos na Farmácia Ophthalmos, em São Paulo.

Neste trabalho, procuramos abordar as formulações mais frequentemente utilizadas, com informações sobre as indicações e a posologia. Incluímos na parte final uma série de pequenas monografias com informações sobre alguns princípios ativos de uso tópico, principalmente os menos conhecidos, menos usuais ou com algum interesse especial.

Para facilitar a consulta neste formulário, elaboramos um índice remissivo onde a primeira referência nos remete a uma pequena monografia do princípio ativo e as seguintes às patologias, grupos farmacológicos ou formulações em que este é mencionado.

Esta se trata de uma edição especial para Dermatologia, com o mesmo conteúdo para essa especialidade que foi publicado na 5ª edição do *Formulário Médico-Farmacêutico*. Esperamos com isso facilitar o acesso a essas informações.

Para finalizar, agradecemos o sucesso obtido com as edições anteriores deste livro e as críticas e sugestões que nos foram enviadas; continuamos contando com elas para aprimorar as futuras edições.

Os Autores

Produtos Dermatológicos

1. Acne e Rosácea

Para o tratamento da acne deve-se levar em conta a gravidade do quadro clínico, a intolerância a certos medicamentos, a idade e o sexo do paciente. Na acne leve ou moderada (formas predominantes na puberdade) são utilizadas formulações tópicas com antissépticos, adstringentes, esfoliantes, queratolíticos, antisseborreicos, antibióticos e retinoides, entre outros princípios ativos. Na acne severa ou conglobata, com acentuada reação inflamatória, o tratamento pode ser complementado com administração sistêmica de antibióticos, antiandrógenos ou retinoides.

A atividade das glândulas sebáceas é influenciada pelos hormônios androgênicos (testosterona e seu metabólito diidrotestosterona). Esses hormônios produzem aumento da secreção sebácea, induzindo a formação de comedões e a hiperqueratinização, que facilitam a infecção por bactérias microaerófilas, como *Propionibacterium acnes*, e a inflamação.

Os antiandrógenos inibem a ação desses hormônios e diminuem a atividade secretora das glândulas sebáceas. São utilizados no tratamento de mulheres com manifestações de androgenização (síndrome SAHA - seborreia, alopecia, hirsutismo e acne), sobretudo na síndrome do ovário policístico ou que apresentam acne severa depois dos 25 anos de idade. O uso de antiandrógenos para o tratamento da acne é contraindicado em homens.

A isotretinoína é um derivado sintético da vitamina A que atua em todas as etapas da etiopatogenia da acne. Tem efeito sebossupressor, antiqueratinizante e anti-inflamatório, e também interfere na proliferação do *Propionibacterium acnes*. O seu uso é indicado para o tratamento de formas severas de acne nodular ou em pacientes com acne moderada, mas que não respondem ao tratamento convencional. O seu uso é associado à alta teratogenicidade e com reações adversas severas, com quadros de depressão e síndrome de hipervitaminose A.

Na acne rosácea, o tratamento se dirige ao controle dos sintomas. Em casos leves ou moderados se utiliza a terapia tópica, e nos casos severos ou na rosácea ocular se recomenda o emprego de antibióticos sistêmicos, como as tetraciclinas e a eritromicina. A proliferação de ácaros *Demodex folliculorum* pode estar associada a alterações tissulares, especialmente na forma papulopustulosa. Existe uma possível relação causal com a infecção gástrica pelo *Helicobacter pylori*, e alguns antibióticos utilizados para sua erradicação, como a claritromicina e o metronidazol, podem ser úteis.

Uso Oral

Antiandrógenos — faixa de dosagem diária usual

Acetato de Ciproterona	2 mg
Cimetidina	200 - 1.000 mg
Espironolactona	25 - 100 mg

Antibacterianos — faixa de dosagem diária usual

Clindamicina[1]	300 - 600 mg
Dapsona, DDS, Diaminodifenilsulfona	50 - 100 mg
Doxiciclina [2]	100 - 200 mg
Minociclina [3]	100 - 200 mg
Oxitetraciclina [4]	1.000 - 2.000 mg
Sulfametoxipiridazina	500 - 1.000 mg

14 Formulações Magistrais em Dermatologia

Tetraciclina, Cloridrato [5] .... 1.000 - 2.000 mg
Tetraciclina, Fosfato Complexo [5] .... 1.000 - 2.000 mg

Obs.: clindamicina - princípio ativo incluído na RDC nº 354, de 18 de dezembro de 2003 (substâncias de baixo índice terapêutico).

[1] Clindamicina: administrada nas formas de cloridrato (cápsulas) ou palmitato (suspensão), em doses equivalentes à base (325,74 mg de cloridrato de clindamicina são aproximadamente equivalentes a 300 mg de clindamicina base, FEq=1,09, e 494,1 mg de palmitato de clindamicina são aproximadamente equivalentes a 300 mg de clindamicina base, FEq=1,64).

[2] Doxiciclina: administrada na forma monoidratada ou como cloridrato (hiclato), em doses equivalentes à base (104,05 mg de doxiciclina monoidratada são aproximadamente equivalentes a 100 mg de doxiciclina base, FEq=1,04, e 115,39 mg de cloridrato de doxiciclina são aproximadamente equivalentes a 100 mg de doxiciclina base, FEq=1,15).

[3] Minociclina: administrada na forma de cloridrato, em doses equivalentes à base (107,8 mg de cloridrato de minociclina são aproximadamente equivalentes a 100 mg de minociclina base, FEq=1,08) ou na forma de cloridrato diidratado em doses equivalente à base (116 mg de cloridrato de minociclina diidratado são aproximadamente equivalentes a 100 mg de minociclina base, FEq=1,16).

[4] Oxitetraciclina: administrada na forma de cloridrato, em doses equivalentes à base (539,5 mg de cloridrato de oxitetraciclina são aproximadamente equivalentes a 500 mg de oxitetraciclina base, FEq=1,08) ou na forma de oxitetraciclina diidratada em doses equivalentes à base (530,09 mg de oxitetraciclina diidratada são aproximadamente equivalentes a 500 mg de oxitetraciclina base, FEq=1,08).

[5] Tetraciclina: administrada na forma de cloridrato de tetraciclina e também na forma de fosfato complexo de tetraciclina, em doses equivalentes ao cloridrato (565 mg de fosfato complexo de tetraciclina são aproximadamente equivalentes a 500 mg de cloridrato de tetraciclina, FEq=1,13).

Antiparasitário   faixa de dosagem diária usual

Ivermectina (rosácea com infestação por *Demodex folliculorum*).......................200 mcg/kg

Fitoterápico

Guggul, *Commiphora mukul* Extrato Seco .... 1 - 2 g

Sais de Zinco

Sulfato de Zinco .... 220 - 660 mg
Zinco Gluconato .... 10 - 60 mg
Zinco Quelato .... 10 - 60 mg

Exemplos de Fórmulas:

Formulações com Antiandrógenos

1. Ciproterona e Etinil Estradiol

Acetato de Ciproterona	2 mg
Etinil Estradiol	0,035 mg
Excipiente qsp	1 cápsula
Mande 21 cápsulas	

Posologia: 1 cápsula ao dia durante 21 dias, a partir do 1º dia da menstruação. Após um intervalo de 7 dias, inicia-se novo ciclo de tratamento.

Indicações: tratamento de manifestações androgênicas da mulher como acne, alopecia androgênica e hirsutismo, particularmente na síndrome de ovário policístico.

Obs.: a ciproterona é um derivado da progesterona, que atua mediante inibição competitiva dos receptores androgênicos, além de possuir um efeito antigonadotrópico. Deve ser utilizada em combinação com um estrógeno para evitar irregularidades no ciclo menstrual. O seu uso é contraindicado em pacientes com antecedentes de episódios trombóticos arteriais ou venosos. Requer-se um período de 3 a 6 meses para avaliar sua eficácia.

2. Cápsulas com Cimetidina

Cimetidina	200 mg
Excipiente qsp	1 cápsula
Mande.....cápsulas	

Posologia: 1 cápsula 2 a 4 vezes ao dia.

3. Cápsulas com Espironolactona

Espironolactona	100 mg
Excipiente qsp	1 cápsula
Mande.....cápsulas	

Posologia: 1 cápsula 1 a 2 vezes ao dia, durante 6 meses, seguido de um descanso de 3 meses.

Obs. (espironolactona): além de sua ação diurética (antagonista da aldosterona), a espironolactona bloqueia os receptores androgênicos e reduz a produção de testosterona. O seu uso é indicado em mulheres jovens quando não se deseja bloquear o eixo hipotálamo-hipófise. Os efeitos secundários mais comuns são: hiperpotassemia, hipotensão e irregularidades menstruais. Não deve ser utilizada durante a gravidez (risco de feminização de fetos masculinos). Por sua ação antiandrogênica, o uso da espironolactona requer acompanhamento ginecológico periódico.

Ref.: 1. Zouboulis CC, Piquero-Martin J. Update and future of systemic acne treatment. *Dermatology*. 206(1):37-53, 2003. 2. Schmidt JB. Other antiandrogens. *Dermatology*. 196(1):153-7, 1998. 3. Bednarek-Tupikowska G *et al*. Treatment of hyperandrogenic manifestations in polycystic ovary syndrome. *Pol Tyg Lek*. 48(27-28):620-3, 1993. 4. Hatwal A *et al*. Spironolactone and cimetidine in treatment of acne. *Acta Derm Venereol*. 68(1):84-7, 1988.

Formulações com Antibacterianos

Há muitos esquemas posológicos para tratamento da acne com antibacterianos, sendo apresentados abaixo alguns exemplos.

1. Cápsulas com Doxiciclina

Doxiciclina	100 mg
Excipiente qsp	1 cápsula
Mande.....cápsulas	

Posologia: 1 cápsula 2 vezes ao dia no primeiro dia, seguido de 1 cápsula ao dia.

2. Cápsulas com Doxiciclina e Zinco

Doxiciclina	50 a 100 mg
Zinco Quelato	10 a 20 mg
Excipiente qsp	1 cápsula
Mande.....cápsulas	

Posologia: 50 a 100 mg de doxiciclina a cada 12 horas durante 10 dias e 50 a 100 mg ao dia até completar 2 ou 3 meses.

Obs.: o uso da doxiciclina associada ao Levamisol (2,5 mg/kg 1 vez por semana) é uma forma eficaz para o tratamento da acne refratária a outros tratamentos. O levamisol atua sinergicamente com os antibióticos através da imunomodulação.

Ref.: Ansarin H *et al*. Doxycycline plus levamisole: combination treatment for severe nodulocystic acne. *J Drugs Dermatol*. 2008 Aug; 7(8):737-40.

16 Formulações Magistrais em Dermatologia

3. Cápsulas com Minociclina

Minociclina	50 mg
Excipiente qsp	1 cápsula
Mande.....cápsulas	

Posologia: 1 cápsula 2 vezes ao dia durante 4 a 8 semanas e, depois, 1 cápsula ao dia durante 8 semanas.

5. Cápsulas com Oxitetraciclina

Oxitetraciclina	100, 250, 500 mg
Excipiente qsp	1 cápsula
Mande.....cápsulas	

Posologia: 100 a 1.000 mg ao dia, a critério médico.

7. Cápsulas com Dapsona (DDS)

Dapsona (DDS)	100 mg
Excipiente qsp	1 cápsula
Mande.....cápsulas	

Posologia: iniciar com 100 mg 3 vezes por semana e reduzir gradativamente até a supressão, na medida do controle do quadro.

4. Minociclina, Zinco e Vitaminas

Minociclina	50 mg
Zinco (Glicina)	15 mg
Vitamina A	25.000 UI
Vitamina B 6	40 mg
Vitamina D	400 UI
Vitamina E	200 mg
Excipiente qsp	1 cápsula
Mande.....cápsulas	

Posologia: 1 cápsula 2 vezes ao dia, reduzindo para 1 vez ao dia, de acordo com a resposta.

6. Cápsulas com Tetraciclina

Cloridrato de Tetraciclina	100, 250, 500 mg
Excipiente qsp	1 cápsula
Mande.....cápsulas	

Posologia: 100 a 1.000 mg ao dia, a critério médico.

8. Cápsulas com Sulfametoxipiridazina

Sulfametoxipiridazina	500 mg
Excipiente qsp	1 cápsula
Mande.....cápsulas	

Posologia: 2 cápsulas no primeiro dia e, a seguir, 1 cápsula ao dia.

Formulação com Fitoterápico

1. Extrato de Guggul

Guggul Extrato Seco	500 mg
Excipiente qsp	1 cápsula
Mande.....cápsulas	

Posologia: 2 cápsulas 2 vezes ao dia.

Obs.: é um extrato obtido da resina da árvore *Commiphora mukul* (Burseraceae) utilizada na Ásia como um agente redutor do colesterol com base na medicina indiana Ayurvedica (1 g do extrato seco a 2,5 % contém 25 mg de guggulsteronas). No estudo abaixo, foi constatada uma ação equivalente à da tetraciclina, principalmente em pacientes com pele oleosa. O seu uso é controverso, há relatos de hepatotoxicidade e mais estudos são necessários para estabelecer os efeitos e segurança de formulações contendo guggul.

Ref.: Thappa DM, Dogra J. Nodulocystic acne: oral gugulipid versus tetracycline. *J Dermatol*. 1994 Oct; 21(10):729-31.

Produtos Dermatológicos

Formulações com Zinco

1. Cápsulas com Sulfato de Zinco

Sulfato de Zinco	220 mg
Excipiente qsp	1 cápsula
Mande.....cápsulas	

Posologia: 1 cápsula 2 a 3 vezes ao dia

2. Cápsulas com Gluconato de Zinco

Zinco (Gluconato)	30 mg
Excipiente qsp	1 cápsula
Mande.....cápsulas	

Posologia: 1 cápsula pela manhã, em jejum.

Obs.: 220 mg de sulfato de zinco heptaidratado contêm 50 mg de zinco elementar; 230 mg de gluconato de zinco contêm 30 mg de zinco elementar.

3. Cápsulas com Zinco Quelato

Zinco (Glicina)	50 mg
Vitamina A	50.000 UI
Excipiente qsp	1 cápsula
Mande.....cápsulas	

Posologia: 1 cápsula pela manhã, em jejum.

Indicações (formulações acima): acne, acrodermatite enteropática, seborreia e úlceras.

Obs.: o zinco tem ação sebolítica, ação antilipase sobre *Propionibacterium acnes* e ação anti-inflamatória. Embora o zinco possa não ser tão eficiente quanto outros agentes utilizados para acne, ele tem algumas vantagens sobre as terapias existentes. O zinco mostrou que não é teratogênico e pode ser usado durante a gestação (quando os retinoides são contraindicados). Além disso, em comparação aos retinoides, não causa fotossensibilidade. Comparado aos antibióticos orais, o zinco pode ser usado em casos de alergia ou resistência. Os efeitos colaterais mais significativos do zinco são náuseas e vômitos, mas esses efeitos são temporários e dose dependentes. As doses orais mais comumente usadas são de 30 a 90 mg de zinco elementar ao dia. Essas doses foram bem toleradas e eficazes em vários estudos. Deve ser tomado em jejum para evitar possíveis quelações do metal. A forma de gluconato apresenta melhor tolerância gástrica.

Ref.: 1. Dréno B *et al*. Acne, pregnant women and zinc salts: a literature review. *Ann Dermatol Venereol*. 2008; 135(1):27-33. 2. Dréno B *et al*. Effect of zinc gluconate on *Propionibacterium acnes* resistant to erythromycin in patients with inflammatory acne: in vitro and in vivo study. *Eur J Dermatol*. 2005; 15(3):152-5. 3. Stephan F *et al*. Zinc salts in dermatology. *Ann Dermatol Venereol*. 2004; 131(5):455-60.

Formulação com Antiparasitário

1. Ivermectina Cápsulas

Ivermectina	200 mcg/kg
Excipiente qsp	1 cápsula
Mande 1 cápsula	

Posologia: 1 cápsula (dose única).

Indicações: acne rosácea com infestação por *Demodex folliculorum*.

Obs.: é um produto semissintético, derivado de lactonas macrocíclicas produzidas por *Streptomyces avermitilis*, com ação antiparasitária microfilaricida na oncocercose e filariose. Também é usada no tratamento da estrongiloidíase, escabiose, pediculose e infestações por *Demodex folliculorum*.

18   Formulações Magistrais em Dermatologia

Uso Tópico

Antiandrógenos
concentrações usuais

Ácido Azelaico ....10 - 20 %
Cimetidina ....2 %
Diglicinato de Azeloil Potássio, Azeloglicina® ....5 - 10 %
Espironolactona ....1 - 5 %
Flutamida...1 - 2 %

Antibacterianos
concentrações usuais

Clindamicina [1] ....1 - 2 %
Dapsona, DDS, Diaminodifenilsulfona ....2,5 - 5 %
Eritromicina Base ....1 - 4 %
Metronidazol [2] ....0,5 - 2 %
Sulfacetamida Sódica ....5 - 10 %

[1] Clindamicina: usada na forma de fosfato de clindamicina, em concentrações equivalentes à base (1,19 g de fosfato de clindamicina é aproximadamente equivalente a 1 g de clindamicina base, FEq=1,19).
[2] Metronidazol: em formulações para uso tópico é usado na forma da base ou de cloridrato de metronidazol, em concentrações equivalentes à base (242 mg de cloridrato de metronidazol são aproximadamente equivalentes a 200 mg de metronidazol base, FEq=1,21).

Antiparasitário (infestação por *Demodex folliculorum*)
concentrações usuais

Permetrina ....1 - 5 %

Antisseborreicos
concentrações usuais

Enxofre Líquido, Biosulfur...0,5 - 10 %
Enxofre Precipitado ....2 - 10 %
Etil Lactato (Lactato de Etila).. 10 %

Antissépticos
concentrações usuais

Digluconato de Clorexidina..0,05 - 1 %
Óleo de Melaleuca ....2 - 5 %
Óleo de Melaleuca Microencapsulado, Epicutin® TT ....3 - 5 %

Queratolíticos
concentrações usuais

Ácido Glicólico ....2 - 10 %
Ácido Mandélico ....2 - 10 %
Ácido Retinoico, Tretinoína ....0,01 - 0,1 %
Ácido Salicílico ....2 - 5 %
Adapaleno... 0,1 %
Gluconolactona...2 - 10 %
Resorcina..2 - 5 %

Outros Princípios Ativos
concentrações usuais

Ácido Láctico ....5 %
Cloridrato de Piridoxina, Vitamina B6 ....0,2 - 2 %
Lactato de Amônio ....12 %
Metilsulfonilmetano (MSM)..5 - 10 %
Nicotinamida ....4 %
Peróxido de Benzoíla..2 - 10 %

Produtos Dermatológicos 19

Pidolato de Cobre, *Cooper* PCA, Cuivridone®..0,1 - 1 %
Pidolato de Zinco, Zinc PCA, Zincidone®...0,1 - 1 %
Silimarina .... 1 %
Sulfato de Zinco ....0,5 - 1 %

Princípios Ativos Cosmiátricos   concentrações usuais

Aqua Licorice® PU ....0,5 - 1 %
Copolímero de Polimetacrilato, Polytrap®..1 - 4 %
Extrato de *Iris germanica*, Cytobiol® Íris.. 5 %
Extrato de *Willow Bark*, *Salix nigra*...5 - 10 %
Furfuriladenina, Kinetin, Adenin®...0,1 %
Polyolprepolymer® 2, PP 2 ....1 - 10 %
Silicato de Alumínio Sintético, Takallophane® ....3 - 8 %

Obs.: os excipientes *oil free* mencionados nos exemplos de fórmulas são excipientes livres de óleos comedogênicos.

Exemplos de Fórmulas:

Formulações com Enxofre

1. *Lotio Alba*

Sulfato de Zinco	4 %
Sulfeto de Potássio	4 %
Água Destilada qsp	100 ml

Modo de Usar: aplicar 1 a 2 vezes ao dia (agite antes de usar).

Indicações: acne.

2. Loção de Kummerfeld

Enxofre Precipitado	6 %
Álcool Canforado	10 %
Goma Adragante	1,5 %
Álcool Etílico	10 %
Água Destilada qsp	100 ml

Modo de Usar: aplicar à noite nas regiões afetadas (agite antes de usar).

Indicações: acne.

Obs.: o sulfeto de potássio tem ação queratolítica e é usado associado ao sulfato de zinco na *Lotio Alba*. Quando recentemente preparada, esta contém monossulfeto de zinco, polissulfetos de zinco, hidróxido de zinco e enxofre livre em suspensão numa solução com íons sulfato, tiossulfato e potássio. Deve ser guardada ao abrigo da luz, pois a exposição ao ultravioleta ou ao sol resulta na formação de água oxigenada, que oxida os sulfetos e sulfitos a sulfatos, inativando a suspensão.

3. Creme Antisseborreico e Queratolítico

Ácido Salicílico	2 %
Enxofre Precipitado	5 %
Óxido de Zinco Micronizado	2 %
Creme *Oil Free* qsp	100 g

Modo de Usar: aplicar à noite nas regiões afetadas.

Indicações: acne, rosácea.

4. Loção Antisseborreica e Queratolítica

Ácido Salicílico	2 %
Enxofre Líquido (Biosulfur)	5 %
Óxido de Zinco Micronizado	2 %
Loção Cremosa *Oil Free* qsp	100 ml

Modo de Usar: aplicar à noite nas regiões afetadas.

Indicações: acne, rosácea.

20   Formulações Magistrais em Dermatologia

5. Solução de Vleminckx

Enxofre Sublimado	25 g
Óxido de Cálcio	16,5 g
Água Destilada qsp	100 ml

Modo de Usar: aplicar 1 a 2 vezes ao dia, pura ou diluída em água quente, na forma de compressas.

Indicações: acne nodular, escabiose, dermatite seborreica e infecções pustulares.

6. Gel Antiacne com Enxofre e Irgasan

Enxofre Líquido (Biosulfur)	0,5 %
Irgasan	0,5 %
Gel de Carbopol qsp	100 g

Modo de Usar: aplicar 2 vezes ao dia nas regiões afetadas.

Indicações: acne, seborreia da face.

Obs.: a solução de Vleminckx ou solução de cal sulfurada é uma solução aquosa que contém polissulfetos de cálcio e tiossulfato de cálcio; é preparada mediante ebulição do enxofre sublimado com hidróxido de cálcio em água.

7. Loção de Hees

Enxofre Precipitado	3 %
Óxido de Zinco	5 %
Sulfato de Zinco	3 %
Borato de Sódio	5 %
Cânfora	0,5 %
Álcool Etílico	33 %
Acetona	33 %
Água de Rosas qsp	100 ml

Indicações: acne.

8. Loção Rosada

Enxofre Precipitado	10 %
Resorcina	5 %
Ácido Láctico	1 %
Glicerina	1 %
Bentonita	5 %
Fenol	0,02 %
Álcool Canforado	10 %
Água de Rosas qsp	100 ml

Indicações: acne.

Modo de Usar (formulações acima): aplicar sobre a pele, deixar agir por alguns minutos e retirar utilizando sabão neutro 1 a 2 vezes ao dia.

Formulações com Antibacterianos e Antissépticos para acne e rosácea

1. Formulações com Clindamicina

Fosfato de Clindamicina	1,2 %
Propilenoglicol	6 %
Água Destilada	40 ml
Álcool Isopropílico qsp	100 ml
ou Álcool 70 % qsp	100 ml
ou Gel de Carbopol qsp	100 g

2. Loção com Clindamicina e Resorcina

Fosfato de Clindamicina	1,2 %
Ácido Salicílico	3 %
Resorcina	2 %
Propilenoglicol	5 %
Álcool 70% qsp	100 ml

3. Clindamicina e Ácido Retinoico

Clindamicina	1,2 %
Ácido Retinoico	0,025 - 0,5 %
Alantoína	0,5 %
Gel ou Creme qsp	50 g

4. Loção com Clindamicina e Própolis

Fosfato de Clindamicina	1,2 %
Alantoína	0,5 %
Própolis	2 %
Cânfora	0,2 %
Loção Alcoólica 70 % qsp	100 ml

Modo de Usar (formulações acima): aplicar à noite com um chumaço de algodão ou cotonete. Podem ser utilizadas 2 vezes ao dia, se necessário, evitando-se exposição solar.

Produtos Dermatológicos 21

5. Loção ou Gel Alcoólico com Eritromicina

Eritromicina Base	2 %
Propilenoglicol	5 %
Álcool 70 % qsp	50 ml
ou Gel de Carbopol qsp	50 g

6. Gel com Eritromicina e Sulfato de Zinco

Eritromicina Base	4 %
Sulfato de Zinco	1 %
Gel Hidroalcoólico de HPC* qsp	50 g
* Hidroxipropilcelulose	

Modo de Usar (formulações acima): aplicar à noite com um chumaço de algodão ou cotonete. Podem ser utilizadas 2 vezes ao dia, se necessário, evitando-se exposição solar.

7. Gel com Dapsona

Dapsona	5 %
Gel de Carbopol qsp	50 g

Modo de Usar: aplicar 1 a 2 vezes ao dia.

Indicações: acne.

8. Gel com Dapsona e Óxido de Zinco

Dapsona	2,5 %
Óxido de Zinco	3 %
Gel de Natrosol qsp	30 g

Modo de Usar: aplicar 1 a 2 vezes ao dia.

Indicações: acne.

Ref.: Draelos ZD *et al*. Two randomized studies demonstrate the efficacy and safety of dapsone gel, 5% for the treatment of acne vulgaris. *J Am Acad Dermatol*. 2007 Mar; 56(3):439.e 1-10.

9. Gel com Clorexidina

Digluconato de Clorexidina	1 %
D-Pantenol	0,5 %
Sorbitol	2 %
Gel de Carbopol qsp	30 g

Modo de Usar: aplicar pequena quantidade sobre a região afetada, com massagem ligeira, 1 a 2 vezes ao dia.

Indicações: antisséptico para pele acneica.

10. Loção com Clorexidina

Digluconato de Clorexidina	1 %
Extrato de Calêndula	15 %
Sorbitol	10 %
Água Destilada qsp	100 ml

Modo de Usar: aplicar sobre a pele molhada massageando suavemente e enxaguar, 1 a 2 vezes ao dia.

Indicações: antisséptico para pele acneica.

Formulações com Retinoides e Análogos

1. Loção Cremosa com Ácido Retinoico

Ácido Retinoico	0,05 %
Drieline	2 %
Loção Cremosa qsp	60 ml

2. Gel com Ácido Retinoico e Bisabolol

Ácido Retinoico	0,025 %
Alfa Bisabolol	1 %
Gel de Carbopol qsp	50 g

3. Creme com Ácido Retinoico

Ácido Retinoico	0,05 %
Polyolprepolymer 2	2 %
Creme Hidratante qsp	50 g

4. Gel Creme com Adapaleno

Adapaleno	0,1 %
EDTA Dissódico	0,1 %
Gel Creme qsp	50 g

22 Formulações Magistrais em Dermatologia

5. Gel com Adapaleno e Ciclometicone

Adapaleno	0,1 %
EDTA Dissódico	0,1 %
Ciclometicone	2 %
Gel qsp	30 g

6. Loção com Adapaleno

Adapaleno	0,1 %
Propilenoglicol	5 %
EDTA Dissódico	0,1 %
Álcool 70 % qsp	30 g

Modo de Usar (formulações acima): aplicar à noite nas regiões afetadas, com cuidado para não atingir as mucosas dos olhos, nariz e boca. Recomenda-se o uso de fotoprotetores (UV-A + UV-B) durante o dia. Nas primeiras semanas de tratamento pode eventualmente ocorrer exacerbação temporária da acne, o que não deve implicar em suspensão do tratamento. O seu uso não deve ser prolongado além de 2 ou 3 meses.

Ref.: Kawashima M *et al*. Adapalene gel 0.1% is effective and safe for Japanese patients with acne vulgaris: A randomized, multicenter, investigator-blinded, controlled study. *Journal of Dermatological Science*. 2008 Mar; 49(3):241-248.

Formulações com Peróxido de Benzoíla

1. Gel com Peróxido de Benzoíla

Peróxido de Benzoíla	5 %
Propilenoglicol	6 ml
Gel Carbopol qsp	60 g

2. Gel com Peróxido de Benzoíla e Biosulfur

Peróxido de Benzoíla	5 %
Enxofre Líquido (Biosulfur)	2 %
Gel de Carbopol qsp	60 g

3. Gel com Peróxido de Benzoíla e Enxofre Precipitado

Peróxido de Benzoíla	8 %
Enxofre Precipitado	2 %
Gel de Carbopol qsp	30 g

4. Gel com Peróxido de Benzoíla e Clindamicina

Peróxido de Benzoíla	2,5 a 5 %
Fosfato de Clindamicina	1,2 %
Gel de Carbopol qsp	30 g

Modo de Usar (formulações acima): aplicar à noite nas regiões afetadas. Pode ocorrer descamação após uma ou duas semanas de uso, e consequente perda de melanina. Por esta razão, recomenda-se o uso de fotoprotetores (UV-A + UV-B) durante o dia.

Ref.: 1. Thiboutot D *et al*. An aqueous gel fixed combination of clindamycin phosphate 1.2% and benzoyl peroxide 2.5% for the once-daily treatment of moderate to severe acne vulgaris: assessment of efficacy and safety in 2813 patients. *J Am Acad Dermatol*. 2008 Nov; 59(5):792-800. 2. Lookingbill DP *et al*. Treatment of acne with a combination clindamycin/benzoyl peroxide gel compared with clindamycin gel, benzoyl peroxide gel and vehicle gel; combined result of two double-blind investigations. *J Am Acad Dermatol*. 1997; 37:590-595.

5. Gel com Peróxido de Benzoíla e Adapaleno

Peróxido de Benzoíla	2,5 %
Adapaleno	0,1 %
Gel qsp	30 g

Modo de Usar: aplicar à noite.

Ref.: Feldman SR *et al*. The efficacy of adapalene-benzoyl peroxide combination increases with number of acne lesions. *J Am Acad Dermatol*. 2011 Jun; 64(6):1085-1091.

Produtos Dermatológicos

Formulações com Ácido Azelaico

1. Creme com Ácido Azelaico

Ácido Azelaico	20 %
Alfa Bisabolol	0,5 %
Creme Hidratante não Iônico qsp	100 g

Modo de Usar: aplicar 1 a 2 vezes ao dia nas regiões afetadas, após limpeza da pele.

Indicações: acne pápulo-pustulosa.

2. Creme com Ácido Azelaico e Eritromicina

Ácido Azelaico	10 %
Eritromicina Base	2 %
Creme Hidratante não Iônico qsp	100 g

Modo de Usar: aplicar à noite nas regiões afetadas, após limpeza da pele.

Indicações: acne, rosácea.

Formulações com Alfa Hidróxi-Ácidos

1. Gel com Ácido Glicólico

Ácido Glicólico	6 %
Ácido Glicirrhízico	0,5 %
Gel de Aristoflex qsp	100 g

2. Gel Fluido com Ácido Mandélico

Ácido Mandélico	2 - 10 %
Extrato Glicólico de Chá Verde	5 %
Gel Fluido de Natrosol qsp	30 ml

3. Gel com Ácido Glicólico e Drieline

Ácido Glicólico	4 %
Drieline	1 %
Gel de Natrosol qsp	30 g

4. Gel com Ácido Glicólico e Fucogel

Ácido Glicólico	6 %
Fucogel	2 %
Gel de Hostacerin qsp	30 g

Modo de Usar (formulações acima): aplicar à noite durante alguns minutos e remover em seguida com água corrente. Aumentar o tempo de contato com a pele, de acordo com a sensibilidade individual.

Indicações: acne, queratose actínica.

Formulações com Poli Hidróxi-Ácido

1. Creme Hidratante com Gluconolactona

Gluconolactona	2 - 10 %
Creme Base Hidratante qsp	100 g

2. Gel Creme com Gluconolactona

Gluconolactona	2 - 10 %
Gel Creme com Hostacerin qsp	100 g

Modo de Usar (formulações acima): aplicar 1 a 2 vezes ao dia nas regiões afetadas, após limpeza de pele.

Ref.: Draelos ZD *et al*. An evaluation of a polyhydroxy acid skin care regimen in combination with azelaic acid 15% gel in rosacea patients. *Journal of Cosmetic Dermatology*. 2006; 5:23-29.

Formulações com Antiandrógenos

1. Creme com Cimetidina

Cimetidina	2 %
Creme Excipiente qsp	30 g

2. Loção Cremosa com Cimetidina

Cimetidina	2 %
Loção Cremosa qsp	60 ml

Modo de Usar: aplicar duas vezes ao dia nas regiões afetadas.

Indicações: acne comedoniana.

24 Formulações Magistrais em Dermatologia

Obs.: tem ação antiandrogênica. Os efeitos imunomoduladores e os efeitos nos vasos cutâneos são outras possíveis explicações para a eficácia clínica da cimetidina tópica na acne.

Ref.: Schmidt JB, Spona J. Topical cimetidine treatment of acne. *Z Hautkr*. 1986 Aug 1;61(15):1065-72.

3. Creme com Espironolactona 5 %

Espironolactona	5 %
Creme Excipiente qsp	30 g

4. Loção com Espironolactona 2 %

Espironolactona	2 %
Propilenoglicol	2 %
Loção Facial Hidroalcoólica qsp	60 ml

Modo de Usar: aplicar à noite nas regiões afetadas.

Ref.: Shaw JC, White LE. Long-term safety of spironolactone in acne: results of an 8-year followup study. *J Cutan Med Surg*. 2002 Nov/Dec; 6(6):541-5. Califano L *et al*. Experience in acne with the topical administration of spironolactone as an antiandrogen. *Clin Ter*. 1990; 135(3):193-9.

5. Loção com Flutamida

Flutamida	2 %
Loção Facial Hidroalcoólica qsp	100 ml

Modo de Usar: aplicar à noite nas regiões afetadas.

Indicações: acne e seborreia femininas, hirsutismo, alopecia androgenética feminina.

Obs.: a flutamida é um antiandrógeno não esteroidal que atua por inibição da captação celular dos andrógenos e pela inibição da ligação destes hormônios com seus receptores. Inicialmente usada no tratamento paliativo do carcinoma prostático vem sendo usada, tanto por via oral como tópica, para o tratamento e controle de diversas condições relacionadas ao hiperandrogenismo feminino, como acne, seborreia, hirsutismo e alopecia androgênica feminina. É importante lembrar a hepatotoxicidade da flutamida. Já foram constatados casos de hepatite medicamentosa que evoluíram para insuficiência hepática severa, às vezes fatal. Apesar da flutamida não apresentar potencial mutagênico, o seu uso, mesmo tópico, em mulheres com potencial de engravidar, deve ser acompanhado de medidas anticoncepcionais.

Formulações com Óleo de Melaleuca

1. Gel com Óleo de Melaleuca

Óleo de Melaleuca	5 %
Alantoína	0,4 %
Gel de Sepigel qsp	50 g

2. Gel com Óleo de Melaleuca e Biosulfur

Óleo de Melaleuca	5 %
Enxofre Líquido (Biosulfur)	1 %
Óxido de Zinco	3 %
Gel de Aristoflex qsp	30 g

3. Gel Suave com Melaleuca e Biosulfur

Óleo de Melaleuca	2 %
Enxofre Líquido (Biosulfur)	0,5 %
Alfa Bisabolol	0,2 %
Gel de Sepigel qsp	50 g

4. Gel Fluido com Epicutin

Epicutin TT	5 %
Alfa Bisabolol	0,5 %
Ácido Salicílico	2 %
Gel Fluido de Sepigel qsp	30 ml

Modo de Usar (formulações acima): aplicar pela manhã e ao deitar, após limpeza da pele.

Indicações: acne.

Produtos Dermatológicos 25

Formulações para Rosácea

A rosácea papulopustular é uma doença inflamatória crônica caracterizada por pápulas, pústulas faciais e eritema persistente. É altamente prevalente e associada com impacto negativo na qualidade de vida, muitas vezes causando depressão. A etiologia da rosácea é multifatorial. Além de desregulação neurovascular, a pele facial de pacientes com rosácea é afetada por respostas imunes pró-inflamatórias aumentadas. Fatores exógenos, como a luz ultravioleta, calor, álcool e presença de ácaros, como o *Demodex folliculorum*, podem desencadear a rosácea.

1. Creme, Gel ou Loção com Metronidazol

Metronidazol	0,5 - 2 %
Creme, Gel ou Loção qsp	100 g

Modo de Usar: aplicar à noite nas regiões afetadas, com massagem suave.

Indicações: acne rosácea.

Ref.: 1. Dahl MV *et al*. Topical Metronidazole Maintains Remissions of Rosacea. *Arch Dermatol.* 1998; 134:679-683. 2. Forton F *et al. Demodex folliculorum* and topical treatment: acaricidal action evaluated by standardized skin surface biopsy. *Br J Dermatol.* 1998; 138:461-6. 3. Aksakal AB *et al*. A comparative study of metronidazole 1% cream versus azelaic acid 20% cream in the treatment of acne. *Gazi Medical Journal.* 1997; 8:144-147. 3.

2. Permetrina Creme

Permetrina	1 - 5 %
Creme Base qsp	30 g

Modo de Usar: aplicar 1 vez por semana na região afetada.

Indicações: acne rosácea com infestação por *Demodex folliculorum*.

Ref.: 1. Forstinger C *et al*. Treatment of rosacea-like demodicidosis with oral ivermectin and topical permethrin cream. *J Am Acad Dermatol.* 1999 Nov; 41(5 Pt 1):775-7. 2. Swenor ME. Is permethrin 5% cream effective for rosacea? *J Fam Pract.* 2003 Mar; 52(3):183-4. 3. Koçak *et al*. Permethrin 5% cream versus metronidazole 0.75% gel for the treatment of papulopustular rosacea. A randomized double-blind placebo-controlled study. *Dermatology.* 2002; 205(3):265-70.

3. Ivermectina Tópica

Ivermectina	1 %
Creme Hipoalergênico qsp	30 g

Modo de Usar: aplicar uma vez ao dia, ao deitar.

Indicação: acne rosácea com infestação por *Demodex folliculorum*.

Ref.: Stein L *et al*. Efficacy and safety of ivermectin 1% cream in treatment of papulopustular rosacea: results of two randomized, double-blind, vehicle-controlled pivotal studies. *J Drugs Dermatol.* 2014 Mar; 13(3):316-23.

26   Formulações Magistrais em Dermatologia

4. Loção com Kinetin (Adenin)

N6-Furfuriladenina	0,1 %
PCA-Na	1 %
Loção Hidratante não Iônica qsp	100 ml

Modo de Usar: aplicar duas vezes ao dia nas regiões afetadas. Recomenda-se o uso de fotoprotetores (UV-A + UV-B) durante o dia.

Indicações: acne rosácea inflamatória leve a moderada.

Ref.: Wu JJ *et al*. Topical kinetin 0.1% lotion for improving the signs and symptoms of rosacea. *Clin Exp Dermatol*. 2007 Nov; 32(6):693-5.

5. Creme ou Gel com MSM e Silimarina

Metilsulfonilmetano	5 - 10 %
Silimarina	1 %
Vitamina A	100.000 UI %
Vitamina E	1 %
Creme não Iônico ou Gel qsp	60 g

Modo de Usar: aplicar 2 vezes ao dia nas regiões afetadas.

Indicações: acne rosácea.

Obs.: a associação de metilsulfonilmetano (MSM) e silimarina é útil para o controle dos sinais e sintomas da rosácea, especialmente quando há eritema e telangiectasias. Tem ação moduladora sobre as citocinas e angiocinas envolvidas no processo patológico.

Ref.: Berardesca E *et al*. Combined effects of silymarin and methylsulfonylmethane in the management of rosacea: clinical and instrumental evaluation. *J Cosmet Dermatol*. 2008 Mar; 7(1):8-14.

Formulações Antisseborreicas

1. Loção Antisseborreica

Lauril Sulfato de Sódio	0,5 %
Álcool	20 ml
Acetona	20 ml
Água de Rosas qsp	100 ml

Modo de Usar: aplicar 1 a 2 vezes ao dia, com algodão embebido no rosto e demais áreas adjacentes.

Indicações: acne e seborreia da face.

2. Loção Antisseborreica e Queratolítica

Ácido Salicílico	3 %
Resorcina	2 %
Licor de Hoffmann qsp	100 ml

Modo de Usar: aplicar à noite nas regiões afetadas, com um chumaço de algodão.

Indicações: acne e seborreia da face.

Produtos Dermatológicos 27

3. Loção com Takallophane

Takallophane	8 %
D-Pantenol	2 %
Extrato de Aloe	2 %
Loção *Oil Free* qsp	100 ml

Modo de Usar: aplicar à noite.

Indicações: acne.

5. Gel com Cytobiol Íris

Cytobiol Íris	5 %
Polytrap	1 %
Alantoína	0,5 %
Gel de Carbopol qsp	30 g

Modo de Usar: aplicar à noite.

Indicações: acne, seborreia.

7. Gel com Nicotinamida

Nicotinamida	4 %
Gel de Carbopol qsp	30 g

4. Gel Antisseborreico

Pidolato de Cobre	0,5 %
Pidolato de Zinco	0,5 %
Gel de Aristoflex qsp	30 g
ou Gel de Amigel qsp	30 g

Modo de Usar: aplicar 1 vez ao dia, ao deitar.

Indicações: acne, seborreia.

6. Loção com Sulfacetamida Sódica

Sulfacetamida Sódica	10 %
Azuleno	0,01 %
Lauril Sulfato de Sódio	0,5 %
Álcool	20 ml
Acetona	10 ml
Água Destilada qsp	100 ml

Modo de Usar: aplicar 2 vezes ao dia.

Indicações: acne, seborreia.

8. Gel com Nicotinamida e Polytrap

Nicotinamida	4 %
Polytrap	2 %
Gel de Carbopol qsp	30 g

Modo de Usar (formulações acima): aplicar 2 vezes ao dia, com a pele limpa.

Indicações: acne rosácea, acne inflamatória, seborreia.

Ref.: 1. Shalita AR *et al*. Topical nicotinamide compared with clindamycin gel in the treatment of inflammatory acne vulgaris. *Int Journal of Dermatol*. 1995 Jun; 34(6):434-7. 2. Otte N *et al*. Nicotinamide - biologic actions of an emerging cosmetic ingredient. *International Journal of Cosmetic Science*. 2005; 27:255-261.

9. Loção com Ácido Láctico

Ácido Láctico	5 %
Alantoína	1 %
Loção Hidratante qsp	100 ml

Modo de Usar: aplicar à noite.

Indicações: acne, seborreia.

10. Gel com Lactato de Amônio

Lactato de Amônio	5 %
Alfa Bisabolol	1 %
Gel de Carbopol qsp	60 g

Modo de Usar: aplicar à noite.

Indicações: acne, seborreia.

Ref.: Garg T *et al*. Long term topical application of lactic acid/lactate lotion as a preventive treatment for acne vulgaris. *Indian J Dermatol Venereol Leprol*. 2002 May/Jun; 68(3):137-9.

28 Formulações Magistrais em Dermatologia

11. Loção com Lactato de Amônio

Lactato de Amônio	12 %
PCA-Na	2 %
Alfa Bisabolol	1 %
Loção *Oil Free* qsp	60 g

Modo de Usar: aplicar à noite nos locais afetados, lavando pela manhã.

Indicações: acne, seborreia, foliculite.

12. Loção ou Creme com Etil Lactato

Etil Lactato	10 %
Irgasan	0,1 %
Propilenoglicol	5 %
Loção Alcoólica 70 % qsp	100 ml
ou Creme não Iônico qsp	100 g

Modo de Usar: aplicar à noite nas regiões afetadas.

Indicações: acne.

Formulações para Higiene Cutânea (pele acneica)

1. Loção para Higiene Cutânea

Azuleno	0,01 %
Irgasan	0,1 %
Ácido Salicílico	0,5 %
Propilenoglicol	5 %
Álcool Canforado	10 %
Água Destilada qsp	100 ml

Modo de Usar: aplicar com algodão embebido, 1 a 2 vezes ao dia.

2. Loção Antisséptica e Adstringente

Digluconato de Clorexidina	1 %
Sulfato de Zinco	1 %
Extrato de Hamamelis	3 %
Álcool 50 % qsp	100 ml

Modo de Usar: aplicar 2 a 3 vezes ao dia.

3. Sabonete Calmante para Pele Acneica

Cloridrato de Piridoxina	0,5 %
Sulfato de Zinco	0,5 %
Extrato de Camomila	4 %
Sabonete Líquido qsp	100 ml

Modo de Usar: lavar o rosto 1 a 2 vezes ao dia.

4. Sabonete Adstringente para Pele Acneica

Cloridrato de Piridoxina	0,5 %
Sulfato de Zinco	0,5 %
Extrato de Hamamelis	4 %
Sabonete Líquido qsp	100 ml

Modo de Usar: lavar o rosto 1 a 2 vezes ao dia.

5. Sabonete com Peróxido de Benzoíla

Peróxido de Benzoíla	5 %
Sabonete Cremoso qsp	100 g

Modo de Usar: lavar o rosto 1 a 2 vezes ao dia.

6. Sabonete com Enxofre Líquido

Enxofre Líquido (Biosulfur)	0,5 %
Sabonete Líquido qsp	100 ml

Modo de Usar: lavar o rosto 1 a 2 vezes ao dia.

7. Sabonete Abrasivo

Microesferas de Polietileno	3 %
Óleo de Melaleuca	3 %
Extrato Glicólico de Camomila	4 %
Sabonete Cremoso qsp	100 g

Modo de Usar: lavar o rosto 1 vez ao dia, com massagem suave.

8. Sabonete Gel Abrasivo

Pó de Sementes de Apricot	5 %
Extrato Glicólico de Própolis	4 %
Alantoína	0,5 %
Sabonete Gel qsp	100 g

Modo de Usar: lavar o rosto 1 vez ao dia, com massagem suave.

9. Gel Antisséptico e Adstringente

Irgasan	0,1 %
Mentol	0,05 %
Extrato de Hamamelis	2 %
Gel Alcoólico a 5 % qsp	100 g

Modo de Usar: aplicar no rosto após a limpeza da pele.

10. Loção Tônica para Pele Acneica

Polytrap	3 %
Extrato de *Willow Bark*	8 %
Loção Tônica qsp	100 ml

Modo de Usar: aplicar após a limpeza da pele.

Obs.: para outros exemplos de fórmulas para acne, ver capítulo III, item 11 - Formulações Cosmiátricas para Acne.

2. Alopecias

O emprego de agentes terapêuticos deve ser guiado pela etiopatogenia da alopecia. A alopecia androgênica é determinada pelo impacto hormonal em pessoas geneticamente predispostas. A testosterona inibe o crescimento do cabelo no couro cabeludo e estimula o crescimento de pelos no rosto e no corpo. No tratamento oral da alopecia feminina são utilizados antiandrógenos, estrógenos e suplementos nutricionais (vitaminas, aminoácidos sulfurados, sais minerais e oligoelementos). Na alopecia masculina são utilizados a finasterida e os suplementos nutricionais. O tratamento tópico é feito com diversos princípios ativos, tais como minoxidil, estimulantes do fator de crescimento do endotélio vascular local, revulsivantes e corticoides, entre outros.

Uso Oral

Princípios Ativos   faixa de dosagem diária usual

Cimetidina	200 - 1.000 mg
Dutasterida	0,5 - 2,5 mg
Espironolactona	25 - 100 mg
Finasterida	1 mg
Flutamida	125 - 250 mg
Sabal serrulata, Serenoa repens, Saw Palmetto Extrato Seco	160 - 320 mg

Exemplos de Fórmulas:

1. Flutamida

Flutamida	62,5 - 125 mg
Excipiente qsp	1 cápsula
Mande.....cápsulas	

Posologia: alopecia androgênica feminina - 1 cápsula 2 vezes ao dia. A duração do tratamento é de cerca de 6 meses.

Obs.: a flutamida é um antiandrógeno não esteroidal que atua por inibição da captação celular dos andrógenos e pela inibição da ligação destes hormônios com seus receptores. Inicialmente usada no tratamento paliativo do carcinoma prostático vem sendo usada, tanto por via oral como tópica, para o tratamento e controle de diversas condições relacionadas ao hiperandrogenismo feminino, como acne, seborreia, hirsutismo e alopecia androgênica feminina.

30   **Formulações Magistrais em Dermatologia**

É importante lembrar a hepatotoxicidade da flutamida. Já foram constatados casos de hepatite medicamentosa que evoluíram para insuficiência hepática severa, às vezes fatal. Apesar da flutamida não apresentar potencial mutagênico, o seu uso, mesmo tópico, em mulheres com potencial de engravidar, deve ser acompanhado de medidas anticoncepcionais. Por precaução, devem ser feitos testes de função hepática nos pacientes em tratamento prolongado.

Ref.: Paradisi R *et al*. Prospective cohort study on the effects and tolerability of flutamide in patients with female pattern hair loss. *Ann Pharmacother*. 2011 Apr; 45(4):469-75.

2. Finasterida

Finasterida   1 mg
Excipiente qsp   1 cápsula
Mande.....cápsulas

Posologia: alopecia androgenética masculina - 1 cápsula ao dia. O seu uso é contraindicado em mulheres em idade fértil, mas pode ser feito na pós-menopausa.

3. Dutasterida

Dutasterida   0,5 - 2,5 mg
Excipiente qsp   1 cápsula
Mande.....cápsulas

Posologia: 1 cápsula ao dia.

Obs.: é um inibidor da 5-alfa-redutase, enzima responsável pela conversão de testosterona em diidrotestosterona na próstata, fígado e na pele.

Ref.: 1. Eun HC *et al*. Efficacy, safety, and tolerability of dutasteride 0,5 mg once daily in male patients with male pattern hair loss: A randomized, double-blind, placebo-controlled, phase III study. *Journal of the American Academy of Dermatology*. 2010; 63(2):252-258. 2. Olsen EA *et al*. The importance of dual 5-alpha-reductase inhibition in the treatment of male pattern hair loss: results of a randomized placebo-controlled study of dutasteride versus finasteride. *J Am Acad Dermatol*. 2006; 55(6):1014-23).

4. Cimetidina

Cimetidina   200 mg
Excipiente qsp   1 cápsula
Mande.....cápsulas

Posologia: alopecia androgênica feminina - 1 cápsula 2 a 4 vezes ao dia.

5. Espironolactona

Espironolactona   100 mg
Excipiente qsp   1 cápsula
Mande.....cápsulas

Posologia: 1 cápsula 1 a 2 vezes ao dia, durante 6 meses, seguido de um descanso de 3 meses.

Obs.: por sua ação antiandrogênica, o uso da cimetidina ou da espironolactona requer acompanhamento ginecológico periódico.

Ref.: 1. Aram H. Treatment of female androgenetic alopecia with cimetidine. *Int J Dermatol*. 1987 Mar; 26(2):128-30. 2. Rathnayake D, Sinclair R. Use of spironolactone in dermatology. *Skinmed*. 2010; 8(6):328-32.

Produtos Dermatológicos 31

6. Saw Palmetto Assoc.

Saw Palmetto Ext. Seco	160 mg
Biotina	600 mcg
L-Cisteína	100 mg
Zinco Quelato	25 mg
Excipiente qsp	1 cápsula
Mande.....cápsulas	

Posologia: 1 cápsula 2 vezes ao dia, após as refeições.

7. Saw Palmetto Assoc.

Saw Palmetto Ext. Seco	160 mg
Biotina	100 mcg
Nicotinamida	15 mg
Piridoxina	100 mg
Excipiente qsp	1 cápsula
Mande.....cápsulas	

Posologia: 1 cápsula 2 vezes ao dia, após as refeições.

Obs.: tradicionalmente usado no tratamento da hiperplasia benigna da próstata, o Saw Palmetto (*Sabal serrulata, Serenoa repens*) tem sido experimentado no tratamento da alopecia androgenética, com menor incidência de efeitos adversos em comparação com os antiandrógenos.

Ref.: 1. Murugusundram S. *Serenoa repens*: Does It have Any Role in the Management of Androgenetic Alopecia? *J Cutan Aesthet Surg.* 2009; 2(1):31-32. 2. Fasculo C. Effectiveness of *Serenoa repens* in androgenetic alopecia. *4th intercontinental meeting of hair research societies.* 2004; 17-19. 3. Prager N *et al*. A randomized, double-blind, placebo-controlled trial to determine the effectiveness of botanically derived inhibitors of 5-alpha-reductase in the treatment of androgenetic alopecia. *J Altern Complement Med.* 2002; 8(2):143-52.

Suplementos Nutricionais para a Prevenção da Queda dos Cabelos

1. Cápsulas com Cisteína e Piridoxina

Cisteína	100 mg
Cloridrato de Piridoxina	100 mg
Excipiente qsp	1 cápsula
Mande.....cápsulas	

2. Cápsulas com Cistina, PABA e Vitaminas*

Vitamina B6	60 mg
Pantotenato de Cálcio	60 mg
Queratina	60 mg
PABA	20 mg
Cistina	20 mg
Excipiente qsp	1 cápsula
Mande.....cápsulas	

Posologia (formulações acima): 1 cápsula 2 vezes ao dia, antes das refeições. * Comercializado em alguns países, com pequenas variações na composição, com o nome Pantogar®.

3. Cápsulas com Metionina, Cistina, Cisteína e Vitaminas

Metionina	200 mg	Vitamina B2	1 mg
Cisteína	80 mg	Vitamina B6	10 mg
Cistina	25 mg	Biotina	0,2 mg
Hidrolisado de Proteína	25 mg	Vitamina E	3 mg
Extrato de Painço (Millet Extract)	20 mg	Excipiente qsp	1 cápsula
Pantotenato de Cálcio	25 mg	Mande.....cápsulas	

Posologia: 2 cápsulas 3 vezes ao dia por 1 a 2 semanas, e a seguir 1 cápsula 3 vezes ao dia, às refeições.

Obs.: comercializado em alguns países, com pequenas variações na composição, com o nome Pill-Food®. O extrato de painço é utilizado por seu alto teor de silício.

32 Formulações Magistrais em Dermatologia

4. Cápsulas com Aminoácidos, Vitaminas e Minerais

Hidrolisado de Proteína Marinha	300 mg	Zinco Quelato	7,5 mg
Extrato de Acerola	120 mg	Extrato de Cavalinha	25 mg
Niacina	8 mg	Extrato de Painço (Millet Extract)	5 mg
Biotina	75 mcg	Excipiente qsp	1 cápsula
Ferro Quelato	7 mg	Mande.....cápsulas	

Posologia: 1 cápsula 2 vezes ao dia por 3 a 6 meses, às refeições, e a seguir 1 cápsula ao dia.

Obs.: comercializado em alguns países, com pequenas variações na composição, com o nome Viviscal®. O hidrolisado de proteína marinha se refere à cartilagem de tubarões e proteína de ostras. O extrato de acerola contém 25% de vitamina C. Os extratos de painço e de cavalinha são utilizados por seu alto teor de silício.

Formulações com Silício

O silício faz parte da estrutura da elastina, colágeno, proteoglicanos e glicoproteínas. As formulações com silício orgânico ou com fitoterápicos contendo silício orgânico em sua composição são utilizadas para o fortalecimento de unhas, cabelos e cartilagens e como *anti-aging* oral para aumentar a hidratação e a elasticidade da pele. Sua suplementação visa suprir deficiências que ocorrem principalmente com a idade.

1. Cavalinha

Cavalinha Extrato Seco	500 mg
Excipiente qsp	1 cápsula
Mande.....cápsulas	

Posologia: 1 cápsula 2 vezes ao dia.

2. Silício Quelato

Silício Quelato	10 mg
Excipiente qsp	1 cápsula
Mande.....cápsulas	

Posologia: 1 cápsula 2 vezes ao dia.

Obs.: os extratos de cavalinha são obtidos das partes aéreas de *Equisetum arvense* (Equisetaceae). Contêm compostos solúveis de silício, taninos, saponinas (equisetonina), flavonoides (isoquercetina, equisetrina e canferol), alcaloides (nicotina, palustrina e outros), vitamina C e minerais (Ca, Mg, Na, F, Mn, S, P, Cl, K etc.). Tem ação remineralizante, diurética, hemostática e anti-inflamatória.

3. Exsynutriment®

Exsynutriment®	100 a 300 mg
Excipiente qsp	1 cápsula
Mande.....cápsulas	

Posologia: 1 cápsula ao dia, em jejum, durante 3 a 6 meses.

4. Nutricolin®

Nutricolin®	100 a 300 mg
Excipiente qsp	1 cápsula
Mande.....cápsulas	

Posologia: 1 cápsula ao dia, em jejum, durante 3 a 6 meses.

Obs.: Exsynutriment® é um composto biodisponível formado por ácido ortosilícico ligado aminoácidos (100 mg de Exsynutriment® contêm 1,67 mg de silício). Nutricolin® é um composto biodisponível formado por ácido ortosilícico estabilizado com colina (100 mg de Nutricolin® contêm entre 1,3 a 1,7 mg de silício).

Produtos Dermatológicos 33

5. SiliciuMax®

SiliciuMax®	100 a 300 mg
Excipiente qsp	1 cápsula
Mande.....cápsulas	

Posologia: 1 cápsula ao dia, em jejum, durante 3 a 6 meses.

Obs.: SiliciuMax® é um composto biodisponível formado por ácido ortosilícico estabilizado com maltodextrina (100 mg de SiliciuMax® contêm 1,63 mg de silício).

Uso Tópico

Antiandrógenos
concentrações usuais

Espironolactona	1 - 2 %
Finasterida	0,05 - 1 %
Flutamida	2 %

Corticosteroides
concentrações usuais

Acetato de Hidrocortisona	0,5 - 1 %
Acetonido de Fluocinolona	0,01 - 0,2 %
Acetonido de Triancinolona	0,025 - 0,1 %
Betametasona [1] (Valerato)	0,01 - 0,1 %
Desonida, Acetonido de Desfluortriancinolona	0,05 - 0,1 %
Dexametasona	0,01 - 0,1 %
Halcinonida	0,025 - 0,1 %
Hidrocortisona	0,5 - 1 %

[1] Betametasona: usada como valerato de betametasona em concentrações equivalentes à base (FEq=1,21).

Hormônios Femininos
concentrações usuais

Benzoato de Estradiol	0,001 - 0,005 %
Estrógenos Conjugados	0,01 - 0,06 %
Progesterona	1 - 2 %

Revulsivantes
concentrações usuais

Ácido Acético Glacial	1 - 5 %
Ácido Retinoico	0,01 - 0,1 %
Água Canforada	10 - 20 %
Capsaicina	0,001 - 0,003 %
Hidrato de Cloral *	2 - 6 %
Tintura de Alecrim	5 - 20 %
Tintura de Cantáridas	5 - 15 %
Tintura de Cápsicum	3 - 10 %
Tintura de Quina	5 - 15 %

* Princípio Ativo controlado pela Portaria 344 lista C-2 (SVS-MS), com receituário de controle especial em duas vias.

Outros Princípios Ativos
concentrações usuais

17-α Estradiol	0,02 - 0,1 %

34 Formulações Magistrais em Dermatologia

Adenosina	0,75 %
Antralina, Ditranol, Cignolina	0,1 - 2 %
Cloridrato de Pilocarpina	0,1 - 1 %
D-Pantenol	0,5 - 2 %
Difenciprona	0,01 - 2 %
Liquor Carbonis Detergens (LCD)	1 - 5 %
Minoxidil	1 - 3 %
Sulfato de Minoxidil [1]	1 - 5 %
Tintura de Jaborandi	10 - 20 %
Vitamina B6, Cloridrato de Piridoxina	0,2 - 2 %

[1] Sulfato de Minoxidil: usado na forma de sulfato em concentrações equivalentes à base.

Princípios Ativos Cosmiátricos

concentrações usuais

Acetilmetionato de Metilsilanol, Methiosilane® C	1 - 6 %
Bioex® Capilar	3 - 10 %
Carboxietil Ácido Gama-Aminobutírico, Cegaba®	0,5 - 4 %
Extrato de Tussilagem, Milefólio e Quina, Auxina Tricógena®	8 - 15 %
Lipossomas com Extrato de *Panax japonicus*, Aquasome® HG	5 - 20 %

Exemplos de Fórmulas:

Formulações com Hidrato de Cloral

1. Loção com Hidrato de Cloral

Hidrato de Cloral	6 %
Ácido Acético Glacial	4 %
Licor de Hoffmann qsp	50 ml

Modo de Usar: aplicar com um cotonete nas áreas afetadas, 1 a 2 vezes ao dia. Interromper temporariamente em caso de irritação muito acentuada.

Indicações: alopecia areata.

2. Loção com Cloral e Resorcina

Hidrato de Cloral	3 %
Resorcina	3 %
Cloridrato de Pilocarpina	0,2 %
Tintura de Quina	15 %
Tintura de Cantáridas	10 %
Alcoolato de Melissa qsp	200 ml

Modo de Usar: friccionar no couro cabeludo, em dias alternados. Para pessoas com cabelos claros ou descoloridos, substituir a resorcina por ácido salicílico a 1 %.

Indicações: alopecia areata e androgenética.

Formulações com Tinturas

1. Loção com Tinturas Revulsivantes

Tintura de Cápsicum	10 %
Tintura de Cantáridas	15 %
Tintura de Jaborandi	15 %
Tintura de Alecrim	15 %
Água de Colônia	15 %
Álcool 90 % qsp	100 ml

Modo de Usar: friccionar no couro cabeludo diariamente.

2. Loção com Triancinolona e Tinturas

Acetonido de Triancinolona	0,1 %
Tintura de Cápsicum	5 %
Tintura de Cantáridas	10 %
Ácido Salicílico	1 %
Álcool Isopropílico	15 %
Álcool Etílico qsp	100 ml

Modo de Usar: friccionar no couro cabeludo em dias alternados.

Produtos Dermatológicos 35

3. Loção com Pilocarpina e Cápsicum

Cloridrato de Pilocarpina	0,5 %
Tintura de Cápsicum	10 %
Ácido Salicílico	0,2 %
Álcool 70 % qsp	100 ml

Modo de Usar: friccionar no couro cabeludo 1 a 2 vezes ao dia.

4. Loção com Ácido Acético e Tinturas

Ácido Acético Glacial	2 %
Tintura de Alecrim	15 %
Tintura de Cantáridas	10 %
Tintura de Jaborandi	15 %
Bálsamo de Fioravanti qsp	100 ml

Modo de Usar: friccionar no couro cabeludo 1 a 2 vezes ao dia.

Indicações (formulações acima): alopecia areata e androgenética.

Formulações com Minoxidil

1. Loção ou Mousse com Minoxidil

Minoxidil	3 %
Propilenoglicol	10 %
Loção Capilar ou Mousse qsp	50 ml

2. Loção com Minoxidil e DMSO

Minoxidil	3 %
DMSO	20 %
Álcool 60 % qsp	50 ml

Obs.: para aumentar a eficácia do minoxidil no tratamento da alopecia areata, tem sido preconizado o uso conjunto com ditranol a 0,5 % em aplicação local à noite, por 30 a 60 minutos, removido em seguida lavando-se com xampu. As formulações com ditranol são veiculadas em creme Lanette ou vaselina.

3. Espuma com Minoxidil 5 %

Minoxidil	5 %
Propilenoglicol	10 %
Loção Capilar Espumadora qsp	50 ml

Modo de Usar (formulações acima): aplicar no couro cabeludo com massagem suave, 1 a 2 vezes ao dia.

Indicações (formulações acima): alopecia areata e androgenética.

Ref.: Blume-Peytavi U *et al*. A randomized, single-blind trial of 5% minoxidil foam once daily versus 2% minoxidil solution twice daily in the treatment of androgenetic alopecia in women. *J Am Acad Dermatol*. 2011 Dec; 65(6):1126-1134.

4. Loção com Minoxidil e Ácido Retinoico

Minoxidil	2 %
Ácido Retinoico	0,02 %
Propilenoglicol	10 %
Álcool Isopropílico qsp	60 ml

Modo de Usar: aplicar no couro cabeludo 2 a 3 vezes ao dia, com massagem suave.

Indicações: alopecia areata e androgenética.

5. Loção com Minoxidil e Cápsicum

Minoxidil	1 %
D-Pantenol	2 %
Tintura de Cápsicum	3 %
Loção Hidroalcoólica qsp	100 ml

Modo de Usar: aplicar no couro cabeludo 2 a 3 vezes ao dia, com massagem suave.

Indicações: alopecia androgenética.

36 Formulações Magistrais em Dermatologia

6. Loção com Minoxidil e Capsaicina

Minoxidil	1 %
Capsaicina	0,003 %
Propilenoglicol	10 %
Loção Hidroalcoólica qsp	100 ml

Modo de Usar: aplicar no couro cabeludo 2 a 3 vezes ao dia, com massagem suave.

Indicações: alopecia androgenética.

8. Loção com Minoxidil e Espironolactona

Minoxidil	1 %
Espironolactona	1 %
Propilenoglicol	10 %
Álcool 70% qsp	60 ml

Modo de Usar: aplicar no couro cabeludo 1 a 2 vezes ao dia, com massagem suave.

Indicações: alopecia areata e androgenética.

Formulações com Antiandrógenos

1. Loção com Flutamida

Flutamida	2 %
Álcool Etílico	8 %
Água Destilada qsp	60 ml

Modo de Usar: aplicar no couro cabeludo com massagem suave, à noite, por um período de até 4 meses.

Indicações: alopecia androgenética.

7. Loção com Minoxidil e Tinturas

Minoxidil	1 %
Tintura de Cápsicum	10 %
Tintura de Quina	15 %
Tintura de Alecrim	15 %
Água Canforada	10 %
Álcool 70 % qsp	100 ml

Modo de Usar: aplicar no couro cabeludo 2 a 3 vezes ao dia, com massagem suave.

Indicações: alopecia androgenética.

9. Espuma com Minoxidil e Bioex Capilar

Minoxidil	3 %
Bioex Capilar	5 %
Loção Capilar Espumadora qsp	60 ml

Modo de Usar: aplicar no couro cabeludo 1 a 2 vezes ao dia, com massagem suave.

Indicações: alopecia areata e androgenética.

2. Loção com Espironolactona

Espironolactona	1 %
Propilenoglicol	10 %
Álcool 70 % qsp	100 ml

Modo de Usar: aplicar 20 gotas no couro cabeludo 1 a 2 vezes ao dia.

Indicações: alopecia androgenética.

Obs.: a flutamida é um antiandrógeno não esteroidal que atua por inibição da captação celular dos andrógenos e pela inibição da ligação destes hormônios com seus receptores. Inicialmente usada no tratamento paliativo do carcinoma prostático vem sendo usada, tanto por via oral como tópica, para o tratamento e controle de diversas condições relacionadas ao hiperandrogenismo feminino, como acne, seborreia, hirsutismo e alopecia androgênica feminina. É importante lembrar a hepatotoxicidade da flutamida. Já foram constatados casos de hepatite medicamentosa que evoluíram para insuficiência hepática severa, às vezes fatal. Apesar da flutamida não apresentar potencial mutagênico, o seu uso, mesmo tópico, em mulheres com potencial de engravidar, deve ser acompanhado de medidas anticoncepcionais.

Produtos Dermatológicos   37

3. Loção com Finasterida

Finasterida	0,05 %
Etoxidiglicol	1 %
Propilenoglicol	5 %
Álcool 70 % qsp	100 ml

4. Loção com Finasterida e Minoxidil

Finasterida	0,1 %
Minoxidil	3 %
Propilenoglicol	20 %
Álcool 70 % qsp	100 ml

Modo de Usar (formulações acima): aplicar 20 gotas 1 a 2 vezes ao dia no couro cabeludo, com massagem suave.

Indicações: alopecia androgenética.

Ref.: 1. Shokri J *et al.* Formulation of topical finasteride and evaluation of its percutaneous absorption. *J Pharm Sciences*; 2004, n.1, p. 97-106. 2. Allen Jr LV (editor). Formulations - Minoxidil 3% and Finasteride 0.1% Topical Liquid. *International Journal of Pharmaceutical Compounding*. 1999 Mar/Apr; 3(2):132.

5. Gel com Finasterida 1 %

Finasterida	1 %
Gel Hidroalcoólico de HPMC* qsp	100 ml
Mande em frasco dosador calibrado (1 ml)	

* HPMC (hidroxipropilmetilcelulose) com 40 % de água purificada e 60 % de álcool etílico.

Modo de Usar: aplicar 1 ml ao dia no couro cabeludo.

Indicações: alopecia androgenética.

Ref.: Hajheydari Z *et al.* Comparing the therapeutic effects of finasteride gel and tablet in treatment of the androgenetic alopecia. *Indian J Dermatol Venereol Leprol*. 2009 Jan/Feb; 75(1):47-51.

Formulações com Hormônios Femininos

1. Loção com Estrógenos Conjugados

Estrógenos Conjugados	0,01 %
Cloridrato de Pilocarpina	0,1 %
Água Canforada	15 %
Glicerina	2 %
Alcoolato de Lavanda qsp	100 ml

2. Loção com Benzoato de Estradiol

Benzoato de Estradiol	0,005 %
D-Pantenol	2 %
Tintura de Alecrim	10 %
Álcool Isopropílico qsp	100 ml

Modo de Usar (formulações acima): aplicar no couro cabeludo diariamente, com fricção.

Indicações: alopecia androgenética feminina. Em virtude da absorção epidérmica dos estrógenos, suas ações sistêmicas deverão ser controladas.

3. Loção com Progesterona e Bioex

Progesterona	2 %
Bioex Capilar	4 %
Propilenoglicol	10 %
Loção Hidroalcoólica qsp	100 ml

4. Loção com Progesterona e Dexametasona

Progesterona	1 %
Dexametasona	0,05 %
Propilenoglicol	5 %
Álcool 70 % qsp	100 ml

Modo de Usar (formulações acima): aplicar diariamente no couro cabeludo, massageando suavemente.

Indicações: alopecia androgenética feminina.

38 Formulações Magistrais em Dermatologia

5. Loção com Progesterona e Espironolactona

Progesterona	1 %
Espironolactona	2 %
Propilenoglicol	10 %
Loção Hidroalcoólica qsp	100 ml

6. Loção com Progesterona, Dexametasona e Espironolactona

Progesterona	1 %
Dexametasona	0,05 %
Espironolactona	1 %
Álcool 70 % qsp	100 ml

Modo de Usar (formulações acima): aplicar no couro cabeludo 1 a 2 vezes ao dia, massageando suavemente.

Indicações: alopecia androgenética feminina.

Formulações com Corticoides

1. Loção Alcoólica com Betametasona

Betametasona (Valerato)	0,1 %
Álcool Isopropílico qsp	30 ml

2. Loção Alcoólica com Desonida

Desonida	0,05 %
Loção Alcoólica qsp	30 ml

Modo de Usar: aplicar pequena quantidade no couro cabeludo pela manhã e à noite, até a melhora, diminuindo as aplicações progressivamente.

Indicações: dermatoses do couro cabeludo sensíveis à corticoterapia, como dermatite seborreica, alopecia androgenética e dermatites com descamação.

Outras Formulações para Alopecias

1. Loção com 17-α Estradiol

17-α Estradiol	0,025 %
Loção Hidroalcoólica qsp	100 ml
Mande em frasco dosador calibrado (1 ml)	

2. Loção com 17-α Estradiol e Dexametasona

17-α Estradiol	0,025 %
Dexametasona	0,01 %
Loção Hidroalcoólica qsp	100 ml
Mande em frasco dosador calibrado (1 ml)	

3. Loção com 17-α Estradiol e Minoxidil

17-α Estradiol	0,025 %
Minoxidil	3 %
D-Pantenol	0,5 %
DMSO	3 %
Loção Hidroalcoólica qsp	100 ml
Mande em frasco dosador calibrado (1 ml)	

Modo de Usar (formulações acima): aplicar 2 a 3 ml 1 vez ao dia, com fricção suave.

Indicações: alopecia androgenética.

Obs.: 17-α estradiol é um isômero do estrógeno 17-β estradiol que, ao contrário deste, apresenta baixa afinidade com os receptores de estrógenos. Antagoniza o efeito inibitório da testosterona e da diidrotestosterona sobre os folículos capilares, por inibição da testosterona 5-α redutase, e aumenta a conversão da testosterona em estradiol, por indução da aromatase.

Produtos Dermatológicos

4. Loção com Adenosina

Adenosina	0,75 %
Loção Capilar qsp	100 ml

5. Adenosina e Fatores de Crescimento

Adenosina	0,75 %
VEGF	1,5 %
IGF-1	1,5 %
Loção Capilar qsp	100 ml

Modo de Usar (formulações acima): aplicar no couro cabeludo duas vezes ao dia.

Obs.: A adenosina é um nucleosídeo da adenina que faz parte dos ácidos nucleicos e de muitas coenzimas. Também participa do transporte de elétrons no processo de respiração celular e na formação do ATP. A adenosina regula positivamente a expressão do Fator de Crescimento Endotelial Vascular (VEGF) e do Fator de Crescimento de Fibroblastos IGF-1 (Fator de Crescimento Insulínico) em células da papila dérmica cultivadas. O seu uso em alopecias é feito para induzir a proliferação de células foliculares capilares ativando esses fatores de crescimento. Vários estudos mostraram que a adenosina estimula o crescimento dos cabelos, aumenta a espessura dos fios e previne a perda de cabelos.

Ref.: 1. Iwabuchi T *et al*. Topical adenosine increases the proportion of thick hair in Caucasian men with androgenetic alopecia. *J Dermatol*. 2016; 43(5):567-70. 2. Watanabe Y *et al*. Topical adenosine increases thick hair ratio in Japanese men with androgenetic alopecia. *Int J Cosmet Sci*. 2015 Dec; 37(6):579-87. 3. Faghihi G *et al*. Comparison of the efficacy of topical minoxidil 5% and adenosine 0.75% solutions on male androgenetic alopecia and measuring patient satisfaction rate. *Acta Dermatovenerol Croat*. 2013; 21(3):155-9. 4. Oura H *et al*. Adenosine increases anagen hair growth and thick hairs in Japanese women with female pattern hair loss: a pilot, double-blind, randomized, placebo-controlled trial. *J Dermatol*. 2008 Dec; 35(12):763-7.

6. Loção com Capsaicina

Capsaicina	0,003 %
Álcool 70 % qsp	100 ml

Modo de Usar: aplicar 1 vez ao dia, com fricção.

Indicações: alopecia areata.

7. Xampu com Capsaicina

Capsaicina	0,001 %
Xampu qsp	100 ml

Modo de Usar: lavar o couro cabeludo 2 a 3 vezes por semana.

Indicações: alopecia areata.

8. Loção com Difenciprona

Difenciprona	0,01 - 2 %
Acetona qsp	5 ml

Modo de Usar: inicialmente é feita a sensibilização com difenciprona a 2%. Após a sensibilização, aplicar semanalmente em concentrações progressivas a partir de 0,01% até alcançar a concentração necessária, a menor possível, para produzir eritema e prurido.

Indicações: alopecia areata, verrugas virais.

Obs.: tem ação sensibilizante cutânea e induz reação de hipersensibilidade tardia. Deve-se evitar o contato com outras áreas da pele, que não a afetada (usar luvas para fazer a aplicação). Os pacientes devem ser acompanhados de perto, pois há relatos na literatura de urticária generalizada logo no início do tratamento.

40 Formulações Magistrais em Dermatologia

Ref.: 1. El-Zawahry BM *et al*. Five-year experience in the treatment of alopecia areata with DPC. *J Eur Acad Dermatol Venereol*. 2010 Mar; 24(3):264-9. 2. Sotiriadis D *et al*. Topical immunotherapy with diphenylcyclopropenone in the treatment of chronic extensive alopecia areata. *Clin Exp Dermatol*. 2007 Jan; 32(1):48-51. 3. Cotellessa C *et al*. The use of topical diphenylcyclopropenone for the treatment of extensive alopecia areata. *J Am Acad Dermatol*. 2001 Jan; 44(1):73-6.

9. Loção com LCD

Liquor Carbonis Detergens	5 %
Ácido Salicílico	1 %
Tintura de Jaborandi	10 %
Alcoolato de Lavanda qsp	100 ml

Modo de Usar: aplicar no couro cabeludo diariamente, com fricção.

Indicações: alopecia androgenética, seborreia do couro cabeludo.

11. Loção com Extrato de *Panax japonicus*

Aquasome® HG	15 %
D-Pantenol	1 %
Veículo Hidroalcoólico qsp	100 ml

Modo de Usar: aplicar após lavagem dos cabelos, com fricção, 3 vezes por semana.

Indicações: alopecia androgenética, seborreia do couro cabeludo.

Produtos para Prevenção da Queda dos Cabelos

1. Xampu Antiqueda com Cegaba

Cegaba	0,5 %
Tintura de Quina	5 %
Xampu Base qsp	100 ml

Modo de Usar: aplicar como xampu para higiene dos cabelos, com massagens leves e contato de 2 a 3 minutos, 3 vezes por semana.

3. Xampu Antiqueda com Bioex Capilar

Bioex Capilar	5 %
Methiosilane C	2 %
Xampu Base qsp	100 ml

Modo de Usar: aplicar como xampu para higiene dos cabelos, com massagens leves e contato de 2 a 3 minutos, 3 vezes por semana.

10. Loção com LCD e Dexametasona

Liquor Carbonis Detergens	5 %
Dexametasona	0,05 %
Água Destilada	20 %
Álcool Isopropílico qsp	100 ml

Modo de Usar: aplicar no couro cabeludo 1 a 2 vezes ao dia.

Indicações: alopecia androgenética, seborreia do couro cabeludo.

12. Loção Capilar com Vitamina B6

Cloridrato de Piridoxina	0,5 %
Sulfato de Zinco	0,5 %
Veículo Hidroalcoólico qsp	100 ml

Modo de Usar: aplicar diariamente no couro cabeludo, massageando suavemente.

Indicações: alopecia androgenética, seborreia do couro cabeludo.

2. Loção Antiqueda com Cegaba

Cegaba	1 %
Aquasome HG	5 %
Loção Capilar qsp	100 ml

Modo de Usar: aplicar diariamente no couro cabeludo, massageando suavemente.

4. Loção Antiqueda com Bioex Capilar

Bioex Capilar	6 %
Methiosilane C	2 %
Propilenoglicol	2 %
Loção Hidroalcoólica qsp	100 ml

Modo de Usar: aplicar diariamente no couro cabeludo, massageando suavemente.

Produtos Dermatológicos 41

5. Loção ou Xampu com Auxina Tricógena

Auxina Tricógena	12 %
Loção Capilar qsp	100 ml
ou Xampu qsp	100 ml

Modo de Usar: aplicar diariamente no couro cabeludo, massageando suavemente (loção) ou para limpeza dos cabelos (xampu).

6. Loção com *Willow Bark*

Extrato de *Willow Bark*	6 %
Extrato de Hamamelis	4 %
Tintura de Jaborandi	10 %
Loção Hidroalcoólica qsp	100 ml

Modo de Usar: aplicar diariamente no couro cabeludo com massagem suave.

3. Anestésicos Locais

concentrações usuais

Benzocaína, Anestesina	5 - 10 %
Lidocaína Base, Lignocaína Base	2 - 5 %
Lidocaína Cloridrato, Lignocaína Cloridrato	2 - 5 %
Prilocaína Base	2,5 %
Tetracaína, Ametocaína, Neotutocaína *	0,25 - 1 %

* Princípio Ativo controlado pela Portaria 344 lista C-1 (SVS-MS), com receituário de controle especial em duas vias.

Exemplos de Fórmulas:

1. Benzocaína

Benzocaína	10 %
Creme Excipiente ou Gel qsp	20 g

2. Lidocaína

Cloridrato de Lidocaína	2 - 5 %
Creme Excipiente ou Gel qsp	20 g

3. Tetracaína

Tetracaína	1 %
Creme Excipiente ou Gel qsp	20 g

4. Lidocaína e Prilocaína

Lidocaína base	2,5 %
Prilocaína base	2,5 %
Creme Excipiente ou Gel qsp	20 g

Modo de Usar (formulações acima): aplicar e ocluir por 1 hora, antes do procedimento cirúrgico.

Indicações: anestésico tópico, curetagem de molusco, tratamentos com laser e depilação.

Obs.: a associação de lidocaína base 2,5% e prilocaína base 2,5% forma uma mistura eutética (EMLA - *eutetic mixture of local anaesthetics*), usada na forma de cremes para curativos oclusivos, para produzir anestesia local da pele antes de procedimentos que requeiram punções com agulhas e tratamentos cirúrgicos de lesões localizadas. Também é usada, sem oclusão, para a remoção de verrugas genitais. O seu uso é contraindicado em recém-nascidos.

4. Antialérgicos e Antipruriginosos

faixa de dosagem diária usual

Cloridrato de Ciproeptadina [1]	4 - 12 mg
Cloridrato de Difenidramina	25 - 150 mg
Cloridrato de Hidroxizina	10 - 100 mg
Cloridrato de Prometazina	10 - 50 mg
Dicloridrato de Buclisina	25 - 50 mg
Dicloridrato de Cetirizina	5 - 10 mg
Doxepina * [2]	10 - 25 mg

42 Formulações Magistrais em Dermatologia

Ebastina .... 2,5 - 10 mg
Loratadina .... 5 - 10 mg
Maleato de Clorfeniramina .... 4 - 24 mg
Maleato de Dextroclorfeniramina .... 2 - 12 mg

Prevenção de Reações Alérgicas

Cromoglicato Dissódico .... 300 - 800 mg

[1] Ciproeptadina: administrada na forma de cloridrato sesquiidratado, em doses equivalentes ao cloridrato (10,8 mg de cloridrato sesquiidratado de ciproeptadina são aproximadamente equivalentes a 10 mg de cloridrato de ciproeptadina, FEq=1,08).

[2] Doxepina: administrada na forma de cloridrato, em doses equivalentes à base (28,26 mg de cloridrato de doxepina são aproximadamente equivalentes a 25 mg de doxepina base, FEq=1,13).

* Princípio Ativo controlado pela Portaria 344 lista C-1 (SVS-MS), com receituário de controle especial em duas vias.

O termo anti-histamínico refere-se a fármacos que bloqueiam os efeitos periféricos da histamina mediados pelos receptores H_1 e, desta forma, inibem a progressão dos fenômenos alérgicos, mas não os revertem. São classificados em fármacos de primeira ou segunda geração. Os anti-histamínicos de primeira geração apresentam atividade anticolinérgica concomitante e são, em graus variáveis, responsáveis por efeitos adversos como boca seca, tontura, constipação, retenção urinária e aumento da pressão intraocular.

Os anti-histamínicos de segunda geração (cetirizina, ebastina, loratadina) têm ação longa e são praticamente livres de efeitos anticolinérgicos, não apresentando efeito antiemético ou sedativo.

Exemplos de Fórmulas:

1. Hidroxizina (cápsulas)

Cloridrato de Hidroxizina	10 a 25 mg
Excipiente qsp	1 cápsula
Mande.....cápsulas	

Posologia: 1 cápsula 3 vezes ao dia.

2. Hidroxizina (xarope)

Cloridrato de Hidroxizina	10 a 25 mg
Xarope Simples qsp	5 ml
Mande em frasco com.....ml	

Posologia: 1 medida de 5 ml 2 a 3 vezes ao dia.

Indicações: atopia, neurodermites, urticária, rinite, bronquite asmática e outras manifestações de dermatoses alérgicas.

Obs.: é um antialérgico de primeira geração com pronunciada ação sedativa e anticolinérgica. O seu uso é contraindicado na gravidez. Os efeitos colaterais mais comuns quando administrada em doses altas são sonolência e secura da boca.

3. Hidroxizina e Cimetidina

Cloridrato de Hidroxizina	10 mg
Cimetidina	200 mg
Excipiente qsp	1 cápsula
Mande.....cápsulas	

Posologia: 1 cápsula 2 a 3 vezes ao dia.

Indicações: urticária, dermografismo, prurido em doenças sistêmicas.

Produtos Dermatológicos 43

4. Ciproeptadina (cápsulas)

Cloridrato de Ciproeptadina	4 mg
Excipiente qsp	1 cápsula
Mande.....cápsulas	

Posologia: 1 cápsula 2 a 3 vezes ao dia.

5. Ciproeptadina e Dexametasona

Cloridrato de Ciproeptadina	2 mg
Dexametasona	0,25 mg
Xarope Simples qsp	5 ml
Mande em frasco com.....ml	

Posologia: crianças de 7 a 14 anos - 2,5 ml 3 vezes ao dia; adultos - 5 ml 3 vezes ao dia.

Obs.: a ciproeptadina é um antialérgico de primeira geração com atividade anticolinérgica moderada e anti-serotonina pronunciada.

6. Buclisina

Dicloridrato de Buclisina	25 mg
Excipiente qsp	1 cápsula
Mande.....cápsulas	

Posologia: dermatoses pruriginosas - 1 cápsula 1 a 2 vezes ao dia.

Obs.: é um antialérgico de primeira geração derivado da piperazina com ação antiemética, antienxaqueca e estimulante do apetite.

7. Cetirizina

Dicloridrato de Cetirizina	2,5 a 10 mg
Excipiente qsp	1 cápsula
Mande.....cápsulas	

Posologia: adultos e crianças com mais de 6 anos - 10 mg ao deitar; crianças de 2 a 6 anos e pacientes com disfunção renal - 5 mg ao deitar ou 2,5 mg 2 vezes ao dia.

Obs.: é um antialérgico de segunda geração, derivado da hidroxizina. Não apresenta ação central ou anticolinérgica.

8. Clorfeniramina (cápsulas)

Maleato de Clorfeniramina	4 mg
Excipiente qsp	1 cápsula
Mande.....cápsulas	

9. Clorfeniramina (xarope)

Maleato de Clorfeniramina	2 mg
Xarope qsp	5 ml
Mande em frasco com.....ml	

Posologia: crianças de 2 a 6 anos - 1 mg 3 vezes ao dia; crianças de 6 a 12 anos - 2 mg 3 vezes ao dia; adultos - 4 mg 3 vezes ao dia.

Obs.: a clorfeniramina é um antialérgico de primeira geração com pronunciada ação sedante e anticolinérgica. É a mistura racêmica das formas D e L (2 mg de clorfeniramina são equivalentes a 1 mg de dextroclorfeniramina).

10. Dextroclorfeniramina

Maleato de Dextroclorfeniramina	2 mg
Excipiente qsp	1 cápsula
Mande.....cápsulas	
ou Xarope Simples qsp	5 ml
Mande em frasco com.....ml	

Posologia: adultos - 2 mg 3 vezes ao dia; crianças de 2 a 5 anos - 0,5 mg 3 vezes ao dia; 6 a 12 anos - 1 mg 3 vezes ao dia.

11. Dextroclorfeniramina e Betametasona

Maleato de Dextroclorfeniramina	2 mg
Betametasona	0,25 mg
Excipiente qsp	1 cápsula
Mande.....cápsulas	
ou Xarope Simples qsp	5 ml
Mande em frasco com.....ml	

Posologia: adultos - 1 cápsula 3 vezes ao dia; crianças de 2 a 6 anos - 1/2 medida de 2,5 ml 3 vezes ao dia; de 6 a 12 anos - 1 medida de 2,5 ml 3 vezes ao dia.

44   Formulações Magistrais em Dermatologia

12. Difenidramina

Cloridrato de Difenidramina	25 mg
Excipiente qsp	1 cápsula
Mande.....cápsulas	

Posologia: 1 cápsula 3 a 4 vezes ao dia (pode ser formulada em xarope a 2,5 mg/ml).

Obs.: é um antialérgico de 1ª geração com pronunciada atividade sedante e anticolinérgica, usado como anticinetótico e antitussígeno.

14. Ebastina (cápsulas)

Ebastina	10 mg
Excipiente qsp	1 cápsula
Mande.....cápsulas	

Posologia: crianças maiores de 12 anos e adultos - 1 cápsula ao dia.

13. Doxepina

Doxepina	10 mg
Excipiente qsp	1 cápsula
Mande.....cápsulas	

Posologia: prurido, urticária - 1 cápsula ao deitar.

Obs.: é um antidepressivo tricíclico com pronunciada atividade anti-histamínica H_1, utilizado na urticária crônica recidivante.

15. Ebastina (xarope)

Ebastina	1 mg
Xarope qsp	1 ml
Mande em Vidro com.....ml	

Posologia: crianças de 2 a 5 anos - 2,5 mg ao dia; crianças de 5 a 12 anos - 5 mg ao dia.

Obs. (ebastina): é um antialérgico de segunda geração derivado da piperidina. Não apresenta ação central ou anticolinérgica e é usada no tratamento sintomático da rinite alérgica e da urticária idiopática crônica.

16. Loratadina

Cloridrato de Loratadina	5 a 10 mg
Excipiente qsp	1 cápsula
Mande.....cápsulas	

Posologia: adultos - 10 mg ao dia; crianças de 2 a 12 anos - 5 mg ao dia (também pode ser formulado em suspensão com 5 mg/5 ml).

Obs.: é um antialérgico de segunda geração derivado da piperidina. Não apresenta ação central ou anticolinérgica.

17. Prometazina

Cloridrato de Prometazina	10 mg
Excipiente qsp	1 cápsula
Mande.....cápsulas	

Posologia: 1 cápsula 2 a 3 vezes ao dia.

Obs.: é um antialérgico de primeira geração derivado da fenotiazina, com ação anticolinérgica, sedativa e discreta atividade antiserotonina. Também é usada como anticinetótico, antiemético e antivertiginoso.

Prevenção de Reações Alérgicas

1. Cromoglicato (cápsulas)

Cromoglicato Dissódico	100 a 200 mg
Excipiente qsp	1 cápsula
Mande.....cápsulas	

2. Cromoglicato (solução oral)

Cromoglicato Dissódico	100 mg
Solução Oral qsp	5 ml
Mande em frasco com.....ml	

Posologia: adultos - 200 mg 3 a 4 vezes ao dia; crianças acima de 2 anos - 100 mg 3 a 4 vezes ao dia; crianças menores de 2 anos - 20 mg/kg ao dia, divididos em 3 a 4 tomadas.

Produtos Dermatológicos 45

Indicações: alergia a alimentos, mastocitose, dermatite herpetiforme. Também se utiliza no tratamento preventivo de rinites e bronquites alérgicas, na forma de aerossóis.

Obs.: o cromoglicato dissódico estabiliza a membrana dos mastócitos e impede a ativação e liberação dos mediadores químicos envolvidos na reação alérgica, sendo utilizados no tratamento preventivo.

Ref.: 1. Stefanini GF *et al*. Oral cromolyn sodium in comparison with elimination diet in the irritable bowel syndrome, diarrheic type. Multicenter study of 428 patients. *Scand J Gastroenterol*. 1995 Jun; 30(6):535-41. 2. Zur E, Kaczmarski M. Sodium cromoglycate in the treatment of food hypersensitivity in children under 3 years of age. *Pol Merkuriusz Lek*. 2001 Sep; 11(63):228-32.

5. Antibacterianos Tópicos

concentrações usuais

Ácido Fusídico	2 %
Bacitracina Zíncica	25.000 - 50.000 UI %
Clioquinol, Iodoclorohidroxiquinoleína, Viofórmio	1 - 3 %
Cloridrato de Tetraciclina	1 - 3 %
Gentamicina [1]	0,1 - 0,3 %
Nitrofurazona	0,2 %
Sulfadiazina de Prata	1 %
Sulfato de Neomicina	0,5 %
Vancomicina [2]	2,5 - 5 %

[1] Gentamicina: usada na forma de sulfato, em concentrações equivalentes à base (1,67 g de sulfato de gentamicina é aproximadamente equivalente a 1 g de gentamicina base, FEq=1,67).
[2] Vancomicina: usada na forma de cloridrato em concentrações equivalentes à base (1,03 g de cloridrato de vancomicina é aproximadamente equivalente a 1 g de vancomicina base, FEq=1,03).

Exemplos de Fórmulas:

1. Creme com Gentamicina

Gentamicina (como Sulfato)	0,3 %
Creme Excipiente qsp	20 g

2. Pomada com Neomicina

Sulfato de Neomicina	0,5 %
Pomada qsp	20 g

3. Neomicina e Bacitracina

Sulfato de Neomicina	0,5 %
Bacitracina	25.000 UI %
Creme ou Pomada qsp	20 g

4. Neomicina, Bacitracina e Óxido de Zinco

Sulfato de Neomicina	0,5 %
Bacitracina	25.000 UI %
Óxido de Zinco	2 %
Creme ou Pomada qsp	20 g

Modo de Usar (formulações acima): aplicar pequena quantidade sobre a região afetada após a limpeza, 3 a 4 vezes ao dia até a melhora, diminuindo as aplicações progressivamente. Quando necessário, cobrir a região com bandagem ou compressa de gaze estéril.

5. Creme com Ácido Fusídico

Ácido Fusídico	2 %
Creme Excipiente qsp	20 g

6. Ácido Fusídico e Betametasona

Ácido Fusídico	2 %
Valerato de Betametasona	0,1 %
Creme Excipiente qsp	20 g

Modo de Usar: aplicar uma camada fina sobre a área afetada, 2 a 3 vezes ao dia, durante 7 dias.

46 Formulações Magistrais em Dermatologia

7. Creme com Sulfadiazina de Prata

Sulfadiazina de Prata	1 %
Creme Base p/ Sulfadiazina de Prata qsp	100 g

8. Creme com Sulfadiazina de Prata e Cério

Sulfadiazina de Prata	1 %
Nitrato de Cério	0,4 %
Creme Base p/ Sulfadiazina de Prata qsp	100 g

Modo de Usar: aplicar 2 vezes ao dia após limpeza da pele.

Indicações: feridas decorrentes de queimaduras de 2° e 3° graus, recuperação de tecido cutâneo em úlceras varicosas infectadas, herpes zoster.

Obs.: o nitrato de cério tem ação dessensibilizante, melhora a propriedade antibacteriana da sulfadiazina de prata e acelera a cicatrização.

Ref.: 1. Gracia CG. An open study comparing topical silver sulfadiazine and topical silver sulfadiazine-cerium nitrate in the treatment of moderate and severe burns. *Burns*. 2001 Feb; 27(1):67-74. 2. Ross DA *et al*. The use of cerium nitrate-silver sulphadiazine as a topical burns dressing. *Br J Plast Surg*. 1993 Oct; 46(7):582-4.

9. Pomada com Tetraciclina

Cloridrato de Tetraciclina	3 %
Lanolina	20 %
Vaselina qsp	20 g

10. Creme com Neomicina e Hidrocortisona

Sulfato de Neomicina	0,5 %
Acetato de Hidrocortisona	0,5 %
Creme Excipiente qsp	30 g

11. Neomicina Assoc.

Sulfato de Neomicina	0,5 %
Dexametasona	0,01 %
Nitrato de Miconazol	2 %
Loção Cremosa qsp	30 ml

12. Gentamicina Assoc.

Gentamicina (como Sulfato)	0,1 %
Acetato de Hidrocortisona	1 %
Clioquinol	1 %
Clotrimazol	1 %
Creme ou Pomada qsp	20 g

Modo de Usar (formulações acima): aplicar pequena quantidade sobre a região afetada, 2 a 3 vezes ao dia até a melhora, diminuindo as aplicações progressivamente.

13. Pomada com Nitrofurazona

Nitrofurazona	0,2 %
Pomada qsp	100 g

Modo de Usar: aplicar 1 a 2 vezes ao dia diretamente na lesão ou utilizando gaze esterilizada.

Indicações: feridas decorrentes de queimaduras de 2° e 3° graus. Pode produzir reações alérgicas e de fotossensibilização.

14. Creme com Clioquinol 3 %

Clioquinol	1,5 g
EDTA Dissódico	50 mg
Creme com Polietilenoglicol qsp	50 g

15. Pomada com Clioquinol 3 %

Clioquinol	1,5 g
Vaselina Sólida qsp	50 g

Modo de Usar: aplicar 2 a 3 vezes ao dia em uma camada fina sobre toda a superfície da lesão a ser tratada. Deve-se evitar aplicação em ferimentos abertos e os tratamentos não devem ultrapassar uma semana.

Indicações: antibacteriano e antimicótico.

Obs.: clioquinol também pode ser formulado em gel de carbopol, pasta d'água ou pasta lipofílica.

Ref.: Formulaire Therapeutique Magistral Belgique. 1re Edition - Pharmaciens, 2003.

16. Pomada com Vancomicina

Vancomicina	2,5 %
Pomada qsp	20 g

Modo de Usar: aplicar 2 vezes ao dia nas regiões afetadas, durante 14 dias.

Indicações: infecções da pele por *Staphylococcus aureus* multirresistente.

Ref.: Ikeda H *et al*. Vancomycin ointment for MRSA infection at a cranioplasty site. *Ann Pharmacother*. 2004 Jan; 38(1):70-2.

6. Anti-Inflamatórios Hormonais

Uso Oral

faixa de dosagem diária usual

Betametasona	0,5 - 5 mg
Deflazacort	3 - 30 mg
Dexametasona	0,5 - 10 mg
Prednisolona [1]	5 - 60 mg
Prednisona	5 - 60 mg
Triancinolona	4 - 48 mg

[1] Predisolona: usada na forma da base e de fosfato sódico de prednisolona (6,7 mg de fosfato sódico de prednisolona são aproximadamente equivalentes a 5 mg de prednisolona base, Feq=1,34).

Os anti-inflamatórios hormonais pertencem ao grupo dos hormônios produzidos pelo córtex adrenal, denominados corticosteroides. Estes são formados a partir do colesterol e tem 21 átomos de carbono em sua molécula; a presença de oxigênio nos carbonos 11 e 17 confere atividade mineralocorticoide e a presença de hidroxila nestes mesmos carbonos, atividade anti-inflamatória. São subclassificados conforme a sua estrutura molecular em mineralocorticoides e glicocorticoides.

Os mineralocorticoides (aldosterona e desoxicorticosterona) atuam no metabolismo hidrossalino agindo nos túbulos renais, onde promovem retenção de sódio e excreção de potássio.

Todos os glicocorticoides apresentam ação anti-inflamatória, imunossupressora e metabólica. O cortisol, hormônio natural, exibe também atividade mineralocorticoide e seus análogos sintéticos têm intensidade variável. Desta forma, a introdução de um grupo metil no C-16 (dexametasona) ou de uma hidroxila (triancinolona), faz com que a ação mineralocorticoide seja praticamente suprimida, permanecendo inalteradas todas as outras ações.

A atividade anti-inflamatória dos glicocorticoides decorre dos seguintes efeitos: 1) diminuem a concentração de linfócitos T e B, macrófagos e eosinófilos, 2) inibem a função dos leucócitos e macrófagos e, 3) inibem a síntese de prostaglandinas e leucotrienos através da inibição da fosfolipase A-2 e, portanto, interferindo na cascata do ácido araquidônico (há inibição da COX-1 e COX-2, o que explica sua toxicidade gástrica). Os efeitos supressores são resultados da inibição de síntese da interleucina 2 e do bloqueio da migração dos macrófagos.

48   Formulações Magistrais em Dermatologia

São utilizados em processos inflamatórios severos e que não respondem aos anti-inflamatórios não hormonais. Seu emprego no tratamento de patologias articulares degenerativas baseia-se em suas propriedades antiálgica, anti-inflamatória e inibidora do catabolismo articular.

Os efeitos adversos dependem do tempo de administração. Desta forma, logo no início do tratamento pode ocorrer queda da imunidade, hipertensão arterial sistêmica, hiperglicemia e alterações de comportamento (euforia alternada com depressão). Após 6 meses de uso contínuo, há risco de síndrome de Cushing, osteoporose (queda da absorção intestinal do cálcio, inibição da função dos osteoblastos e incremento da reabsorção óssea), obesidade, hipertensão intracraniana benigna e hipertensão intraocular. Em casos de gastrite, úlceras ou colite pode haver risco de hemorragias. Seu uso deve ser cauteloso em síndromes de imunodeficiência, pelo risco de infecções.

A atividade anti-inflamatória e mineralocorticoide dos glicocorticoides sintéticos é especificada de acordo com o padrão estabelecido para o cortisol (padrão=1). A ação mineralocorticoide da cortisona é relativamente alta, impossibilitando o seu uso como anti-inflamatório.

Se houver necessidade de doses iniciais elevadas, após a remissão do quadro inflamatório o tratamento deve ser descontinuado com doses progressivamente menores até atingir a dose mínima para suspensão.

Exemplos de Fórmulas:

1. Betametasona

Betametasona (base)	0,5 mg
Excipiente qsp	1 cápsula
Mande.....cápsula	

Posologia: 0,5 a 5 mg/dia em dose única diária.

Obs. a betametasona é um corticoide fluorado de longa duração. Apresenta as seguintes potências relativas (padrão hidrocortisona): anti-inflamatória = 40; tópica = 10 e mineralocorticoide = 0. É obtida por metilação na posição 16-beta da molécula da fluorprednisolona, com consequente incremento da atividade anti-inflamatória.

2. Deflazacort

Deflazacort	6 mg
Excipiente qsp	1 cápsula
Mande.....cápsula	

Posologia: dose inicial - 6 a 30 mg ao dia; manutenção - 3 a 18 mg ao dia.

Obs.: o deflazacort é um derivado oxazolínico da prednisona com propriedades anti-inflamatórias e imunossupressoras. Tem menor interferência na espoliação do cálcio ósseo e menor efeito diabetogênico, comparativamente aos outros glicocorticoides.

3. Dexametasona (cápsulas)

Dexametasona (base)	0,5 a 5 mg
Excipiente qsp	1 cápsula
Mande.....cápsula	

4. Dexametasona (xarope)

Dexametasona (base)	0,5 mg
Xarope Simples qsp	5 ml
Mande em frasco com.....ml	

Posologia (como anti-inflamatório): adultos - 0,75 a 9 mg ao dia em doses divididas, a cada 6 a 12 horas; crianças - 0,08 a 0,3 mg/kg/dia ou 2,5 a 10 mg/m^2/dia em doses divididas, a cada 6 a 12 horas.

Produtos Dermatológicos 49

Obs.: é obtida por metilação do carbono na posição 16-alfa da molécula da fluorprednisolona, resultando em incremento da atividade antiflogística. Tem longa duração, com meia-vida biológica de 48 horas. A potência anti-inflamatória é 30 e a mineralocorticoide é 0.

5. Prednisolona (cápsulas)

Prednisolona (base)	5 a 20 mg
Excipiente qsp	1 cápsula
Mande.....cápsulas	

6. Prednisolona (solução oral)

Prednisolona (como fosfato sódico)	5 mg
Veículo qsp	5 ml
Mande em frasco com.....ml	

Posologia: adultos - dose inicial = 10 a 20 mg pela manhã (a critério médico até 60 mg/dia); manutenção - 5 a 10 mg/dia; crianças - vários esquemas têm sido utilizados, como 0,05 a 2 mg/kg ao dia, divididos em 1 a 4 tomadas.

Obs.: a prednisolona resulta da desidrogenação da hidrocortisona, com consequente aumento da atividade anti-inflamatória. Apresenta as seguintes potências relativas: anti-inflamatória = 5, tópica = 4 e mineralocorticoide = 0,3. Por via oral, age em 1 a 2 horas e mantém atividade por 16 a 36 horas. Atravessa pouco a barreira placentária (gradiente materno fetal de 10:1); passa para o leite materno, oferecendo riscos em tratamentos prolongados e com doses acima de 5 mg/dia. Doses de manutenção acima de 7,5 mg/dia podem acarretar efeitos cushingoides.

7. Prednisona (cápsulas)

Prednisona (base)	5 a 20 mg
Excipiente qsp	1 cápsula
Mande.....cápsulas	

8. Prednisona (suspensão oral)

Prednisona Micronizada	5 mg
Suspensão Oral qsp	1 ml
Mande em frasco com.....ml	

Posologia: adultos - dose inicial = 10 a 20 mg pela manhã (a critério médico até 60 mg/dia); manutenção - 5 a 10 mg/dia; crianças - vários esquemas têm sido utilizados, como 0,05 a 2 mg/kg ao dia, divididos em 1 a 4 tomadas.

Obs.: a prednisona resulta da desidrogenação da cortisona. É uma pró-droga, sendo convertida no fígado em prednisolona (metabólito ativo). Apresenta as seguintes potências relativas: anti-inflamatória = 4, tópica = 0 e mineralocorticoide = 0,3. Está indicada na corticoterapia materna em gestantes, pois apesar de atravessar a barreira placentária, não pode ser hidroxilada no fígado fetal (imaturo) em metabólito ativo. Não pode ser utilizada por via tópica ou intra-articular, pois necessita de ativação hepática.

9. Triancinolona

Triancinolona (base)	4 mg
Excipiente qsp	1 cápsula
Mande.....cápsulas	

Posologia: 4 a 48 mg ao dia, embora raras vezes sejam indicadas doses acima de 32 mg.

Obs.: é obtida por fluoração da prednisolona, resultando em aumento da atividade anti-inflamatória e desaparecimento do efeito mineralocorticoide. As potências relativas são: anti-inflamatória = 5, tópica = 25 e mineralocorticoide = 0.

50 Formulações Magistrais em Dermatologia

Uso Tópico

concentrações usuais

Muito Potentes

Acetonido de Fluocinolona...0,2 %
Halcinonida...0,1 %
Propionato de Clobetasol...0,05 %

Potentes

Acetonido de Fluocinolona...0,025 %
Acetonido de Triancinolona ....0,1 - 0,5 %
Betametasona [1] (Dipropionato)..0,05 %
Betametasona [1] (Valerato)...0,1 %
Desonida, Acetonido de Desfluortriancinolona............................0,05 - 0,1 %
Halcinonida...0,025 %

Moderadamente Potentes

Acetato de Dexametasona [2] ....0,1 %
Acetato de Hidrocortisona...1 - 2,5 %
Acetonido de Fluocinolona...0,01 %
Dexametasona (Base) ....0,1 %
Hidrocortisona (Base)...1 - 2,5 %
Betametasona[1] (Valerato)..0,01 - 0,025 %

Pouco Potentes

Acetato de Hidrocortisona...0,1 - 1 %
Hidrocortisona (Base)..0,1 - 1 %

[1] Betametasona: usada como dipropionato ou como valerato em concentrações equivalentes à base (64 mg de dipropionato de betametasona são aproximadamente equivalentes a 50 mg betametasona base, FEq=1,28); 121 mg de valerato de betametasona são aproximadamente equivalentes a 100 mg de betametasona base, FEq=1,21).

[2] Dexametasona: usada como base ou como acetato, em concentrações equivalentes à base (111 mg de acetato de dexametasona são aproximadamente equivalentes a 100 mg de dexametasona base, FEq=1,11).

Obs.: os corticoides podem ser formulados nos mais diversos veículos, de acordo com as necessidades dos pacientes, como por exemplo, cremes, pomadas, loções cremosas, loções capilares e unguentos. As pomadas e os cremes hidrófobos são mais eficazes para o tratamento de dermatoses liquenificadas, hiperqueratósicas, enquanto os cremes são mais eficazes nas dermatoses úmidas, agudas e subagudas. O fato da potência dos corticosteroides variar com a concentração permite obter formulações para o tratamento das diversas fases das dermatoses.

Os corticosteroides muito potentes são utilizados durante um curto período, no tratamento de dermatoses mais resistentes, como psoríase, líquen plano, lupus eritematoso discoide, eczemas e outras dermatites que não respondem de forma satisfatória aos esteroides menos potentes. As formulações tópicas potentes são indicadas em tratamentos de curta e média duração, devendo-se evitar o seu uso em regiões com pele mais fina (face e dobras), para evitar a absorção sistêmica. As formulações menos potentes são indicadas em tratamentos prolongados ou de manutenção.

Exemplos de Fórmulas:

Produtos Dermatológicos 51

Corticosteroides Muito Potentes

Modo de Usar: aplicar pequena quantidade sobre a região afetada, 1 a 2 vezes ao dia até a melhora, diminuindo as aplicações progressivamente.

1. Clobetasol Creme ou Pomada

Propionato de Clobetasol	0,05 %
Creme ou Pomada qsp	30 g

2. Clobetasol *Spray*

Propionato de Clobetasol	0,05 %
Veículo Hidroalcoólico qsp	60 ml
Mande em frasco borrifador	

3. Fluocinolona Creme ou Pomada

Acetonido de Fluocinolona	0,2 %
Creme ou Pomada qsp	30 g

4. Halcinonida Creme ou Pomada

Halcinonida	0,1 %
Creme ou Pomada qsp	30 g

5. Fluocinolona e Ácido Salicílico

Acetonido de Fluocinolona	0,2 %
Ácido Salicílico	3 %
Ureia	5 %
Creme ou Loção Alcoólica qsp	30 g

6. Clobetasol e *Liquor Carbonis Detergens*

Propionato de Clobetasol	0,05 %
Liquor Carbonis Detergens (LCD)	5 %
Alantoína	0,5 %
Creme Hidratante qsp	30 g

Indicações: formulação com ácido salicílico - dermatoses crônicas hiperqueratósicas como psoríase, dermatite atópica crônica, líquen simples crônico, líquen plano, eczemas, dermatites eczematosas, desidrose, dermatite seborreica do couro cabeludo, ictiose; formulação com *Liquor Carbonis Detergens* (LCD) - psoríase e ictiose.

Corticosteroides Potentes

Modo de Usar: aplicar pequena quantidade sobre a região afetada, 2 a 3 vezes ao dia até a melhora, diminuindo as aplicações progressivamente.

1. Betametasona (Dipropionato)

Betametasona (como dipropionato)	0,05 %
Creme ou Pomada qsp	30 g

2. Betametasona (Valerato)

Betametasona (como valerato)	0,1 %
Creme, Pomada ou Loção Alcoólica qsp	30 ml

3. Desonida

Desonida	0,05 - 0,1 %
Creme, Pomada ou Loção qsp	10 g

4. Fluocinolona

Acetonido de Fluocinolona	0,025 %
Creme, Pomada ou Loção qsp	10 g

5. Halcinonida

Halcinonida	0,025 %
Creme, Pomada ou Loção qsp	10 g

6. Triancinolona

Acetonido de Triancinolona	0,1 %
Creme, Pomada ou Loção qsp	10 g

52 Formulações Magistrais em Dermatologia

7. Betametasona (Dipropionato) e Ácido Salicílico

Betametasona (como dipropionato)	0,05 %
Ácido Salicílico	3 %
Creme ou Loção Alcoólica qsp	30 g

8. Betametasona (Valerato), Cetoconazol e Gentamicina

Betametasona (como valerato)	0,1 %
Cetoconazol	2 %
Gentamicina (como sulfato)	0,1 %
Creme ou Pomada qsp	

9. Fluocinolona e Clioquinol

Acetonido de Fluocinolona	0,025 %
Clioquinol	3 %
Creme qsp	20 g

Indicações: dermatoses infectadas.

10. Fluocinolona e Neomicina

Acetonido de Fluocinolona	0,025 %
Sulfato de Neomicina	0,5 %
Creme ou Loção Cremosa qsp	20 ml

Indicações: dermatoses infectadas.

11. Desonida Associada

Desonida	0,05 %
Óleo de Borage	3 %
Calamina	1 %
Creme Hipoalergênico qsp	20 g

Indicações: dermatoses de origem alérgica.

12. Triancinolona Associada

Acetonido de Triancinolona	0,2 %
Ácido Salicílico	2 %
Cloreto de Benzalcônio	0,05 %
Solução Hidroalcoólica qsp	30 ml

Indicações: dermatoses hiperqueratósicas agudas e crônicas do couro cabeludo e em outras regiões pilosas.

Corticosteroides Moderadamente Potentes

Modo de Usar: aplicar pequena quantidade sobre a região afetada, 2 a 3 vezes ao dia até a melhora, diminuindo as aplicações progressivamente.

1. Betametasona (Valerato)

Betametasona (como valerato)	0,01 - 0,025 %
Creme, Pomada ou Loção qsp	20 g

2. Dexametasona (Acetato)

Dexametasona (como acetato)	0,1 %
Creme, Pomada ou Loção qsp	20 g

3. Fluocinolona

Acetonido de Fluocinolona	0,01 %
Creme, Pomada ou Loção qsp	20 g

4. Hidrocortisona Base

Hidrocortisona Base	1 - 2,5 %
Creme, Pomada ou Loção qsp	20 g

5. Acetato de Hidrocortisona

Acetato de Hidrocortisona	1 - 2,5 %
Creme, Pomada ou Loção qsp	20 g

6. Fluocinolona e Ácido Salicílico

Acetonido de Fluocinolona	0,01 %
Ácido Salicílico	2 %
Creme qsp	20 g

Produtos Dermatológicos   53

Corticosteroides Pouco Potentes

Modo de Usar: aplicar pequena quantidade sobre a região afetada, 2 a 3 vezes ao dia até a melhora, diminuindo as aplicações progressivamente.

1. Hidrocortisona Base

Hidrocortisona Base	0,5 %
Creme, Pomada ou Loção qsp	30 g

2. Acetato de Hidrocortisona

Acetato de Hidrocortisona	0,5 %
Creme, Pomada ou Loção qsp	30 g

3. Hidrocortisona em Base Hidratante

Acetato de Hidrocortisona	1 %
Ureia	5 %
Alantoína	0,5 %
Creme qsp	30 g

4. Associação com Hidrocortisona

Acetato de Hidrocortisona	1 %
Gentamicina (como Sulfato)	0,1 %
Clioquinol	1 %
Clotrimazol	1 %
Creme ou Pomada qsp	20 g

5. Associação com Hidrocortisona

Acetato de Hidrocortisona	0,5 %
Sulfato de Neomicina	0,5 %
Nitrato de Miconazol	2 %
Alantoína	1 %
Loção Cremosa qsp	30 ml

7. Anti-Inflamatórios e Descongestionantes Cutâneos   concentrações usuais

Ácido Glicirrhízico	0,1 - 2 %
Alfa Bisabolol	0,1 - 1 %
Azuleno	0,01 - 0,03 %
Extrato de Calêndula	2 - 6 %
Extrato de Camomila	2 - 4 %
Extrato de *Saccharomyces cerevisiae*, Drieline®	1 - 2 %
Óleo de Borage	2 - 10 %
Óleo de Calêndula (*Marigold Oil*)	1 - 5 %
Óleo de Prímula	2 - 5 %
Óxido de Zinco	2 - 10 %

Exemplos de Fórmulas:

1. Creme Ácido Glicirrhízico e Azuleno

Ácido Glicirrhízico	1 %
Azuleno	0,01 %
Creme Hipoalergênico qsp	30 g

2. Creme com Drieline e Camomila

Drieline	2 %
Extrato de Camomila	3 %
Creme Hipoalergênico qsp	30 g

3. Creme com Calêndula

Óleo de Calêndula	2 %
Alantoína	0,5 %
Alfa Bisabolol	0,5 %
Creme Hipoalergênico qsp	30 g

4. Creme com D-Pantenol

D-Pantenol	2 %
Alfa Bisabolol	0,5 %
Alantoína	0,5 %
Óxido de Zinco Micronizado	5 %
Creme Hipoalergênico qsp	30 g

54   Formulações Magistrais em Dermatologia

5. Creme com Azuleno e Abacate

Azuleno	0,02 %
Óleo de Abacate	5 %
Creme Hipoalergênico qsp	30 g

Modo de Usar (formulações acima): aplicar pequena quantidade sobre a região afetada, 2 a 3 vezes ao dia até a melhora, diminuindo as aplicações progressivamente.

8. Antimicóticos

Uso Oral

faixa de dosagem diária usual

Cetoconazol	200 - 400 mg
Fluconazol	100 - 200 mg
Griseofulvina	100 - 500 mg
Iodeto de Potássio	1 - 6 g
Itraconazol *	100 - 400 mg
Nistatina	400.000 - 2.000.000 UI
Terbinafina [1]	125 - 250 mg

[1] Terbinafina: administrada na forma de cloridrato, em doses equivalentes à base (140,62 mg de cloridrato de terbinafina são aproximadamente equivalentes a 125 mg de terbinafina base, FEq=1,12).
* Usado na forma de *pellets*. Empregar fator de correção.

Exemplos de Fórmulas:

Obs.: os antimicóticos azólicos, a griseofulvina e a terbinafina são hepatotóxicos e devem-se tomar precauções principalmente em tratamentos prolongados. Os antimicóticos azólicos e a terbinafina são inibidores do citocromo P-450, enquanto a griseofulvina é um indutor; devem-se tomar precauções nos tratamentos simultâneos com drogas metabolizadas por esse sistema.

1. Cetoconazol (cápsulas)

Cetoconazol	200 mg
Excipiente qsp	1 cápsula
Mande.....cápsulas	

2. Cetoconazol (suspensão)

Cetoconazol	20 mg
Veículo qsp	1 ml
Mande em frasco com.....ml	

Posologia: adultos - 1 cápsula ao dia, até pelo menos 1 semana após o desaparecimento dos sintomas; candidíase vaginal - 2 cápsulas ao dia, em uma só tomada, com uma das refeições, durante 5 dias; crianças - 3,3 a 6,6 mg/kg/dia 1 vez ao dia.

Ref.: Allen LV, Erickson MA. Stability of ketoconazole, metolazone, metronidazole, procainamide hydrochloride and spironolactone in extemporaneously compounded oral liquids. *Am J Health Syst Pharm*. 1996 Sep; 53(17):2073-8.

3. Cápsulas com Fluconazol

Fluconazol	50 a 200 mg
Excipiente qsp	1 cápsula
Mande.....cápsulas	

4. Suspensão com Fluconazol 30 mg/ml

Fluconazol	1,5 g
Glicerina	5 ml
Gel de Hidroxipropilmetilcelulose qsp	50 ml

Posologia: candidíase vaginal - 150 mg (dose única oral); candidíase vaginal recorrente - 150 mg/semana, durante 4 semanas; candidíase orofaríngea - 200 mg no primeiro dia, seguidos de 100 mg ao dia, por 2

Produtos Dermatológicos   55

semanas; dermatofitoses, ptiríase versicolor e infecções cutâneas por *Candida* - 50 mg/dia (no máximo por 6 semanas); tinea capitis - 3 a 6 mg/kg por semana, durante 4 a 6 semanas. Suspensão: agite antes de usar.

5. Supositórios com Fluconazol

Fluconazol	100 mg
Base PEG supositórios qsp	1 supositório
Mande.....supositórios	

Modo de Usar: candidíase oral - 1 supositório por via retal ao dia, durante 7 a 14 dias.

Ref.: Plettenberg A *et al.* Efficacy, safety and toleration of fluconazole suppositories in the treatment of oral candidosis. *Mycoses*. 1999; 42:269-272.

6. Cápsulas com Griseofulvina

Griseofulvina	250 a 500 mg
Excipiente liberação lenta qsp	1 cápsula
Mande.....cápsulas	

7. Suspensão com Griseofulvina

Griseofulvina	250 mg
Veículo qsp	5 ml
Mande em frasco com.....ml	

Posologia: 500 mg em dose única diária, ou fracionada em duas tomadas após as refeições; crianças - 10 mg/kg/dia. A duração média do tratamento é de 2 semanas para micoses superficiais da pele e de 3 meses nas onicomicoses. Suspensão - agite antes de usar.

8. Cápsulas com Itraconazol

Itraconazol *pellets*	100 mg
Excipiente qsp	1 cápsula
Mande.....cápsulas	

9. Suspensão com Itraconazol 20 mg/ml

Itraconazol	2 g
Sílica Gel Micronizada	4 g
Goma Xantana	0,2 g
Glicerina	5 ml
Metilcelulose Gel 1% qsp	100 ml

Posologia: candidíase vaginal - 2 cápsulas pela manhã e ao deitar, por 1 dia; ptiríase versicolor - 2 cápsulas pela manhã, durante 5 dias; tinhas - 1 cápsula ao dia, durante 15 dias.

10. Cápsulas com Terbinafina

Terbinafina	62,5 a 250 mg
Excipiente qsp	1 cápsula
Mande.....cápsulas	

11. Suspensão de Terbinafina 125 mg/5 ml

Terbinafina	2,5 g
Gel de CMC a 1 %	30 ml
Xarope Simples qsp	100 ml

Posologia: crianças abaixo de 20 kg - 62,5 mg ao dia; entre 20 e 40 kg - 125 mg ao dia; acima de 40 kg e adultos - 250 mg ao dia, durante 2 a 4 semanas. Suspensão - agite antes de usar.

12. Suspensão com Nistatina

Nistatina	100.000 UI/ml
Veículo qsp	30 ml

Posologia: prematuros e recém-nascidos - 1 ml quatro vezes ao dia; lactentes - 1 a 2 ml quatro vezes ao dia; crianças e adultos - 1 a 6 ml quatro vezes ao dia.

56 Formulações Magistrais em Dermatologia

Indicações: candidíase da cavidade bucal e do trato digestivo superior, como a esofagite por *Candida* encontrada em pacientes com moléstias que necessitaram uso prolongado de antibióticos, de radioterapia ou de drogas imunodepressoras, que provocaram queda de resistência orgânica, e na síndrome de imunodeficiência adquirida (AIDS).

13. Solução Saturada de Iodeto de Potássio

Iodeto de Potássio	1,42 g
Água Destilada qsp	1 ml

Mande em Frasco com.....ml
Obs.: 0,07 g/gota (gota padrão - 0,05 ml)

14. Solução Concentrada de Iodeto de Potássio

Iodeto de Potássio	1 g
Água Destilada qsp	1 ml

Mande em Frasco com.....ml
Obs.: 0,05 g/gota (gota padrão - 0,05 ml)

Posologia: esporotricose - 4 a 6 g de iodeto de potássio ao dia, divididos em 3 doses (a dose pediátrica é cerca da metade ou 1/3 da dose para adultos); dermatoses inflamatórias - 1 g ao dia, dividido em 3 doses.

Obs.: o seu uso deve ser evitado em pacientes com insuficiência renal e é contraindicado em gestantes, nutrizes, nas deficiências imunológicas e nas tireoidopatias.

Ref.: 1. Orofino-Costa R *et al*. Uso do iodeto de potássio na Dermatologia: considerações atuais de uma droga antiga. *An Bras Dermatol*. 2013; 88(3):401-7.

Uso Tópico

concentrações usuais

Ácido Benzoico	2 - 10 %
Ácido Undecilênico	1 - 10 %
Cetoconazol	1 - 2 %
Ciclopirox Olamina	1 %
Cloridrato de Terbinafina [1]	1 %
Clotrimazol	1 %
Fluconazol	2 %
Griseofulvina	1 - 2 %
Hipossulfito de Sódio, Tiossulfato de Sódio	20 - 40 %
Iodo Metaloide	1 - 2,5 %
Nistatina	100.000 UI/g
Nitrato de Econazol	1 %
Nitrato de Isoconazol	1 - 2 %
Nitrato de Miconazol	2 %
Óleo de Melaleuca	10 %
Sulfeto de Selênio	1 - 2,5 %
Tioconazol	1 - 2 %
Violeta de Genciana	0,5 - 2 %

[1] Para uso tópico, a terbinafina é usada em concentrações do cloridrato de terbinafina, sem equivalência com a base.

Exemplos de Fórmulas:

Produtos Dermatológicos

1. Formulações com Cetoconazol

Cetoconazol	2 %
Creme, Loção Cremosa ou Xampu qsp	50 g

Modo de Usar: aplicar 1 a 2 vezes ao dia.

Indicações: micoses superficiais por dermatófitos, leveduras e saprófitas.

2. Cetoconazol e Neomicina

Cetoconazol	2 %
Sulfato de Neomicina	0,5 %
Creme ou Loção Cremosa qsp	50 g

Modo de Usar: aplicar 1 a 2 vezes ao dia.

Indicações: micoses superficiais por dermatófitos, leveduras e saprófitas, acompanhadas de infecção bacteriana.

3. Ciclopirox Olamina

Ciclopirox Olamina	1 %
Creme ou Loção Cremosa qsp	30 g

Modo de Usar: aplicar 2 vezes ao dia.

Indicações: dermatofitoses, candidíase.

4. Clotrimazol

Clotrimazol	1 %
Creme ou Loção Cremosa qsp	30 g

Modo de Usar: aplicar 1 a 2 vezes ao dia.

Indicações: micoses superficiais por dermatófitos, leveduras e saprófitas.

5. Econazol

Nitrato de Econazol	1 %
Creme, Loção Cremosa ou Talco qsp	30 g

Modo de Usar: aplicar 2 vezes ao dia.

Indicações: candidíase, micoses superficiais.

6. Fluconazol Xampu

Fluconazol	2 %
Xampu qsp	60 ml

Modo de Usar: aplicar nas regiões afetadas, deixar por 5 minutos e enxaguar.

Indicações: ptiríase versicolor, dermatite seborreica facial.

Ref.: Allen Jr LV (editor). Formulations - Fluconazol 2% Xampu. *International Journal of Pharmaceutical Compounding*. 1997 Nov/Dec; 1(6):413.

7. Isoconazol

Nitrato de Isoconazol	2 %
Creme ou Loção Cremosa qsp	30 g

Modo de Usar: aplicar uma vez ao dia, após higiene local.

Indicações: micoses superficiais (tinhas, candidíase, ptiríase versicolor).

8. Miconazol

Nitrato de Miconazol	2 %
Creme, Loção Cremosa, Pomada,	
Loção Alcoólica ou Talco qsp	30 ml

Modo de Usar: aplicar nos locais afetados 2 a 3 vezes ao dia, até o desaparecimento completo das lesões, o que ocorre geralmente após 2 a 5 semanas de tratamento, que deve ser mantido por mais uma semana, a fim de evitar recidivas.

Indicações: micoses superficiais por dermatófitos, leveduras e saprófitas.

58   Formulações Magistrais em Dermatologia

9. Terbinafina

Cloridrato de Terbinafina	1 %
Creme ou Loção Hidroalcoólica qsp	30 g

Modo de Usar: aplicar 1 a 2 vezes ao dia.

Indicações: infecções fúngicas da pele, onico-micoses, candidíase, ptiríase versicolor.

11. Creme com Nistatina

Nistatina	100.000 UI/g
Óxido de Zinco	20 %
Creme Excipiente qsp	50 g

Modo de Usar: aplicar nos locais afetados 3 a 4 vezes ao dia, após higiene local.

Indicações: candidíase, dermatite amoniacal, intertrigos, paroníquias por *Candida*.

13. Vaselina Salicilada com Cetoconazol

Ácido Salicílico	20 %
Ureia	20 %
Cetoconazol	2 %
Vaselina Sólida qsp	50 g

Modo de Usar: aplicar à noite nos locais afetados.

Indicações: dermatofitoses plantares crônicas, com hiperqueratose.

15. Loção Antimicótica

Iodo Metaloide	1 %
Ácido Benzoico	2 %
Ácido Salicílico	2 %
Tintura de Benjoim	5 %
Álcool 70 % qsp	60 ml

Modo de Usar: aplicar nos locais afetados 2 a 3 vezes ao dia.

Indicações: dermatofitoses.

10. Tioconazol

Tioconazol	1 %
Creme, Loção Cremosa ou Talco qsp	30 g

Modo de Usar: aplicar 1 a 2 vezes ao dia.

Indicações: dermatofitoses, candidíase, ptiríase versicolor.

12. Pomada de Whitfield

Ácido Salicílico	3 %
Ácido Benzoico	6 %
Pomada qsp	50 g

Modo de Usar: aplicar à noite nos locais afetados.

Indicações: dermatofitoses plantares crônicas, com hiperqueratose.

14. Solução com Ácido Benzoico

Ácido Benzoico	3 %
Iodo Metaloide	1 %
Iodeto de Potássio	0,3 %
Licor de Hoffmann qsp	30 ml

Modo de Usar: aplicar nos locais afetados 3 vezes ao dia, até a cura. Para prevenção de recidivas, continuar as aplicações 2 vezes por semana durante um mês.

Indicações: onicomicoses, micoses das mãos e dos pés, tinhas causadas por *Trichophyton*, *Epidermophyton* e *Microsporum*.

16. Tintura de Castellani

Fucsina Básica	0,4 %
Fenol	4 %
Ácido Bórico	0,8 %
Resorcina	8 %
Acetona	5 ml
Álcool Etílico	10 ml
Água Purificada qsp	100 ml

Modo de Usar: aplicar 1 vez ao dia, preferencialmente à noite, por 4 a 6 semanas.

Indicações: tinea pedis, tinea cruris.

Obs.: a tintura de Castellani tem ação antimicrobiana e antimicótica, além de secativa, queratolítica, adstringente e antipruriginosa.

Produtos Dermatológicos 59

17. Talco Antimicótico

Ácido Undecilênico	3 %
Ácido Bórico	3 %
Ácido Tânico	5 %
Carbonato de Cálcio	10 %
Talco qsp	100 g

Modo de Usar: aplicar 1 vez ao dia, após o banho.

Indicações: dermatofitoses.

18. Talco Antimicótico

Ácido Benzoico	5 %
Nitrato de Miconazol	2 %
Ácido Salicílico	2 %
Mentol	0,5 %
Talco qsp	100 g

Modo de Usar: aplicar nos pés 2 vezes ao dia, de preferência após o banho.

Indicações: micoses dos pés.

19. Creme com Óleo de Melaleuca

Óleo de Melaleuca	10 %
Creme Excipiente qsp	50 g

Modo de Usar: aplicar nas regiões afetadas 2 vezes ao dia.

Indicações: micoses superficiais.

20. Xampu com Sulfeto de Selênio

Sulfeto de Selênio	2,5 %
Xampu qsp	100 ml

Modo de Usar: aplicar uma vez ao dia, 15 minutos antes do banho, durante 20 dias.

Indicações: ptiríase versicolor.

Obs.: após o tratamento com sulfeto de selênio, recomenda-se fazer exposição ao sol, para igualar a tonalidade da pele.

21. Solução de Hipossulfito de Sódio

Hipossulfito de Sódio	40 %
Água de Colônia	5 %
Água Destilada qsp	100 ml

Modo de Usar: aplicar uma vez ao dia, após o banho, seguida de uma solução acidificante de ácido tartárico a 5 % em água, durante 20 dias.

Indicações: ptiríase versicolor.

22. Solução Alcoólica de Griseofulvina

Griseofulvina	1 - 2 %
Acetona	40 %
Álcool Isopropílico	20 %
Álcool Benzílico qsp	100 ml

Modo de Usar: aplicar 2 vezes ao dia.

Indicações: dermatofitoses, ptiríase versicolor.

Obs. (hipossulfito de sódio): tem ação antifúngica devido ao enxofre nascente que se forma na presença da solução acidificante de ácido tartárico. Após o tratamento da ptiríase versicolor, recomenda-se fazer exposição ao sol, para igualar a tonalidade da pele.

23. Creme com Ácido Salicílico e Enxofre

Ácido Salicílico	3 %
Enxofre Precipitado	5 %
Creme Excipiente qsp	30 g

Modo de Usar: aplicar 2 a 3 vezes ao dia

Indicações: ptiríase versicolor, acne vulgar e seborreia.

24. Sabonete com Ácido Salicílico e Enxofre

Ácido Salicílico	3 %
Enxofre Precipitado	10 %
Sabonete Cremoso qsp	100 g

Modo de Usar: aplicar no local afetados 2 a 3 vezes ao dia. Fazer espuma abundante e deixar por 2 a 5 minutos.

Indicações: ptiríase versicolor, acne vulgar e seborreia.

60 Formulações Magistrais em Dermatologia

9. Antiparasitários

Uso Oral

faixa de dosagem diária usual

Ivermectina .... 3 - 15 mg

Exemplos de Fórmulas:

1. Ivermectina

Ivermectina	3 mg
Excipiente qsp	1 cápsula
Mande.....cápsulas	

Posologia (dose oral única): 15 a 25 kg - 3 mg; 25 a 35 kg - 6 mg; 35 a 50 kg - 9 mg; 50 a 65 kg - 12 mg; 65 a 80 kg - 15 mg.

Indicações: escabiose e pediculose. Também é utilizado no tratamento da estrongiloidíase e da filariose.

Uso Tópico

concentrações usuais

Bálsamo do Peru	10 - 20 %
Benzoato de Benzila	10 - 25 %
Benzocaína	2 %
Deltametrina	0,02 %
Enxofre Precipitado	5 - 20 %
Ivermectina	0,5 - 1 %
Malation	0,5 - 1 %
Permetrina	1 - 5 %
Tiabendazol	5 - 15 %

Obs.: pode-se utilizar também o monossulfiram como acaricida e parasiticida, no tratamento da escabiose e da pediculose. É formulado em solução alcoólica a 25%, que se dilui em 2 a 3 partes de água imediatamente antes do uso. Assim como o dissulfiran, uma droga usada no tratamento do alcoolismo, o monossulfiram interfere com o metabolismo do álcool etílico, e mesmo por uso tópico é um pouco absorvido pela pele, de modo que deve ser evitado o consumo de bebidas alcoólicas durante o tratamento.

Exemplos de Fórmulas:

Formulações para Escabiose

1. Pasta D'Água com Enxofre

Enxofre Precipitado	10 %
Pasta D'Água qsp	200 g

Modo de Usar: aplicar 1 a 2 vezes ao dia, durante 5 dias. Repetir o tratamento após uma semana.

Indicações: escabiose, principalmente quando houver infecção secundária.

Obs.: como o enxofre precipitado é menos irritante que outros agentes escabicidas, o seu uso é particularmente indicado em crianças e gestantes. O enxofre precipitado é usado a 5% em lactentes, a 10% em crianças e a 20% em adultos.

Produtos Dermatológicos 61

2. Pomada com Bálsamo do Peru

Bálsamo do Peru	10 %
Polietilenoglicol 1.500	15 %
Lanolina Anidra	25 %
Vaselina Branca qsp	100 g

Modo de Usar: aplicar 1 a 2 vezes ao dia, durante 5 dias. Repetir o tratamento após uma semana.

Indicações: escabiose infantil e em pessoas com a pele muito sensível.

3. Pomada de Millian

Polissulfureto de Potássio	5 %
Óxido de Zinco	0,5 %
Vaselina-Lanolina qsp	100 g

Modo de Usar: aplicar 1 a 2 vezes ao dia nas regiões afetadas, durante 3 a 5 dias, devendo tomar banho com sabonete após cada aplicação. Repetir após uma semana.

Indicações: escabiose.

4. Loção com Benzoato de Benzila 25 %

Benzoato de Benzila	25 %
Benzocaína	2 %
Trietanolamina	0,5 %
Ácido Oleico	2 %
Água Destilada qsp	100 ml

Modo de Usar: aplicar em todo o corpo após o banho, do pescoço aos pés, durante 3 dias. Repetir após uma semana.

Indicações: escabiose.

5. Sabonete com Benzoato de Benzila

Benzoato de Benzila	10 %
Sabonete Cremoso qsp	100 g

Modo de Usar: usar como sabonete ao tomar banho.

Indicações: escabiose.

6. Loção com Benzoato de Benzila 10 %

Benzoato de Benzila	10 %
Loção Hipoalergênica qsp	50 ml

Modo de Usar: aplicar em todo o corpo após o banho, do pescoço aos pés, seguida de uma segunda aplicação 15 minutos depois. A duração da aplicação deve ser de 6 horas nos recém-nascido ou crianças com baixo peso, 12 horas em crianças com menos de 6 meses e de 24 horas em crianças com mais de 6 meses.

Indicações: escabiose infantil e do recém-nascido.

Ref.: Boralevi F. La gale du nourrisson. *Dermatologie Pediatrique* - 28 mars 2003. Questions Flash, Unité de Dermatologie Pédiatrique, Hôpital Pellegrin-Enfants, Bordeaux (Ascabiol® al 10%).

7. Creme com Permetrina

Permetrina	5 %
Creme Lanette qsp	60 g

8. Loção com Permetrina Assoc.

Permetrina	5 %
Gentamicina (como sulfato)	0,1 %
Hidrocortisona	1 %
Loção Cremosa qsp	100 ml

Modo de Usar: aplicar em todo o corpo após o banho, do pescoço aos pés, e lavar após 8 a 12 horas. Se durante esse período as mãos forem lavadas com sabonete, o creme deverá ser reaplicado. Em crianças,

62 Formulações Magistrais em Dermatologia

idosos e pacientes imunocomprometidos pode ser necessário aplicar também na face, couro cabeludo e orelhas. Se necessário, repetir o tratamento após uma semana.

Indicações: escabiose.

9. Loção Hipoalergênica com Ivermectina

Ivermectina	1 %
Loção Hipoalergênica qsp	50 ml

Modo de Usar: aplicar em todo o corpo após o banho, do pescoço aos pés.

Indicações: escabiose infantil e do recém-nascido.

10. Loção com Deltametrina

Deltametrina	0,02 %
Loção Excipiente qsp	100 ml

Modo de Usar: aplicar sobre os locais afetados, após o banho, durante 4 dias. Repetir o tratamento após uma semana.

Indicações: escabiose.

Ref.: 1. Zargari O *et al*. Clinical applications of topical ivermectin in dermatology. *Dermatol Online J*. 2016 Sep 15;22(9). 2. Ahmad HM *et al*. Clinical efficacy and safety of topical versus oral ivermectin in treatment of uncomplicated scabies. *Dermatol Ther*. 2016 Jan-Feb; 29(1):58-63. 3. Goldust M *et al* Treatment of scabies: the topical ivermectin vs. permethrin 2.5% cream. *Ann Parasitol*. 2013; 59(2):79-84. 4. Chhaiya SB *et al*. Comparative efficacy and safety of topical permethrin, topical ivermectin, and oral ivermectin in patients of uncomplicated scabies. *Indian J Dermatol Venereol Leprol*. 2012 Sep-Oct; 78(5):605-10. 5. Victoria J, Trujillo R. Topical Ivermectin: A New Successful Treatment for Scabies. *Pediatric Dermatology*. 2001; 18(1):63-5.

Formulações para Pediculose

1. Xampu com Deltametrina

Deltametrina	0,02 %
Xampu qsp	100 ml

2. Xampu com Permetrina

Permetrina	1 %
Xampu qsp	100 ml

Modo de Usar: aplicar nos cabelos e couro cabeludo, deixar por 10 minutos e lavar em seguida, durante 4 dias. Repetir o tratamento após uma semana. As lêndeas podem ser retiradas com um pente fino, molhando-se os cabelos com água e vinagre, na proporção de 1:1.

3. Loção Capilar com Ivermectina

Ivermectina	0,5 - 1 %
Propilenoglicol	15 ml
Álcool Etílico qsp	100 ml

Modo de Usar: aplicar nos cabelos e couro cabeludo e deixar por 10 minutos antes de lavar.

4. Creme Condicionador com Ivermectina

Ivermectina	1 %
Creme Condicionador qsp	100 ml

Modo de Usar: aplicar após o xampu ou loção, para enxaguar os cabelos e remover as lêndeas.

Ref.: 1. Ahmad HM *et al*. Assessment of topical versus oral ivermectin as a treatment for head lice. *Dermatol Ther*. 2014 Sep-Oct;27(5):307-10. 2. Deeks LS *et al*. Topical ivermectin 0.5% lotion for treatment of head lice. *Ann Pharmacother*. 2013 Sep; 47(9):1161-7. 3. Pariser DM *et al*. Topical 0.5% Ivermectin Lotion for Treatment of Head Lice. *N Engl J Med*. 2012; 367:1687-1693. 4. Dourmishev AL *et al*. Ivermectin: pharmacology and application in dermatology. *International Journal of Dermatology*, 2005, 44: 981-988. 5. Allen Jr LV. Basics of Compounding for Pediculosis. *International Journal of Pharmaceutical Compounding*. 2003 Sep/Oct; 7(5):366-369.

Produtos Dermatológicos 63

5. Gel ou Loção com Permetrina

Permetrina	1 - 5 %
Gel ou Loção Hidroalcoólica qsp	60 g

Modo de Usar: aplicar nos cabelos e couro cabeludo em quantidade suficiente. Deixar por 10 a 30 minutos e lavar em seguida. Reaplicar após 1 semana. A concentração a 5 % é usada em casos refratários.

6. Loção com Malation 0,5 %

Malation	500 mg
Óleo de Lavanda	30 gotas
Óleo de Pinho	3 gotas
Álcool Isopropílico 70 %	68 ml
Álcool Etílico 95 % qsp	100 ml

Modo de Usar: aplicar nos cabelos e couro cabeludo e deixar por até 12 horas antes de lavar. Repetir após 1 semana.

Obs.: malation é um inseticida organofosforado, inibidor da colinesterase. Devem-se tomar precauções durante a manipulação e o uso do produto. Na pediculose, elimina tanto piolhos adultos como ovos.

Ref.: Allen Jr LV. Basics of Compounding for Pediculosis. *International Journal of Pharmaceutical Compounding*. 2003 Sep/Oct; 7(5):366-369.

Formulações para Larva Migrans

1. Creme ou Loção com Tiabendazol

Tiabendazol	5 %
Propilenoglicol	10 %
Creme ou Loção Cremosa qsp	100 g

2. Creme com Tiabendazol e Neomicina

Tiabendazol	5 %
Sulfato de Neomicina	0,5 %
Creme Excipiente qsp	100 g

Modo de Usar: friccionar durante 5 minutos nas áreas afetadas, 3 vezes ao dia, durante 5 dias.

Obs.: a associação com neomicina é utilizada quando houver infecção secundária. Também pode ser formulado em pomada de polietilenoglicol.

Formulação para Miíase

1. Loção com Ivermectina

Ivermectina	1 %
Propilenoglicol qsp	20 ml

Modo de Usar: aplicar em gaze embebida no local, por 2 horas.

Obs.: a miíase é uma infestação do organismo por larvas de moscas. No estudo abaixo, quatro casos de miíase traumática causada por *Cochliomyia hominivorax* foram tratados topicamente com solução a 1% de ivermectina em propilenoglicol, por 2 horas. Em 15 minutos houve diminuição da dor e em 1 hora a maioria das larvas estava morta. Em 24 horas não havia mais nenhuma larva viável.

Ref.: 1. Victoria J *et al*. Myiasis: a successful treatment with topical ivermectin. *Int J Dermatol*. 1999 Feb; 38(2):142-4. 2. Assen L *et al*. Ivermectin: pharmacology and application in dermatology. *International Journal of Dermatology*. 2005; 44:981-988.

64   Formulações Magistrais em Dermatologia

10. Antipruriginosos

concentrações usuais

Água de Cal	25 - 50 %
Alfa Bisabolol	0,1 - 1 %
Amido	10 - 25 %
Calamina	4 - 20 %
Cânfora	0,1 - 1 %
Cloridrato de Doxepina [1]*	5 %
Mentol	0,25 - 1 %
Óxido de Zinco	10 - 25 %

[1] Para uso tópico, a doxepina é utilizada em concentrações de cloridrato de doxepina, sem equivalência com a base.

* Princípio Ativo controlado pela Portaria 344 lista C-1 (SVS-MS), com receituário de controle especial em duas vias.

Exemplos de Fórmulas:

1. Pasta D'Água

Óxido de Zinco	50 g
Talco	50 g
Glicerina	50 ml
Água de Cal	50 ml

Modo de Usar: aplicar 2 a 3 vezes ao dia nos locais afetados, exceto em zonas pilosas.

Indicações: irritações cutâneas, queimaduras solares, assaduras etc.

2. Pasta D'Água com Calamina

Óxido de Zinco	50 g
Talco	50 g
Calamina	20 g
Glicerina	40 ml
Água de Cal qsp	200 ml

Modo de Usar: aplicar 2 a 3 vezes ao dia nos locais afetados, exceto em zonas pilosas.

Indicações: dermatites eczematosas, irritações cutâneas, queimaduras solares etc.

3. Pasta D'Água Mentolada

Mentol	1 %
Pasta D'Água qsp	200 g

Modo de Usar: aplicar 2 a 3 vezes ao dia nos locais afetados, exceto em zonas pilosas.

Indicações: irritações cutâneas, queimaduras solares, assaduras etc.

4. Pasta de Lassar

Óxido de Zinco	25 g
Amido	25 g
Vaselina Sólida	50 g

Modo de Usar: amolecer em banho-maria e aplicar nos locais afetados 2 a 3 vezes ao dia, podendo cobrir com gaze hidrófila os locais de aplicação.

Indicações: dermatoses pruriginosas e como antisséptico, secativo e cicatrizante no tratamento de feridas e úlceras.

Obs. (pasta de Lassar): tem ação emoliente, protetora e levemente adstringente. Serve de veículo para vários agentes terapêuticos como o ictiol, ácido salicílico etc. Para retirá-la da pele, usar óleo mineral.

Produtos Dermatológicos 65

5. Gliceróleo de Amido

Amido	10 %
Goma Adragante	0,5 %
Água Destilada	20 %
Glicerina qsp	100 g

Modo de Usar: aplicar 2 a 3 vezes ao dia nos locais afetados. Serve também de veículo a diversos princípios ativos.

Indicações : dermatoses pruriginosas.

6. Linimento Óleo Calcáreo

Água de Cal	50 ml
Óleo de Amêndoas qsp	100 ml
ou	
Óleo de Linhaça qsp	100 ml

Modo de Usar: aplicar 3 a 4 vezes ao dia nos locais afetados, diretamente ou embebido em gaze hidrófila.

Indicações: dermatoses pruriginosas, queimaduras.

7. Linimento de Calamina

Calamina	12 %
Óxido de Zinco	12 %
Linimento Óleo Calcáreo qsp	100 ml

Modo de Usar: aplicar 2 a 3 vezes ao dia nos locais afetados.

Indicações: dermatoses pruriginosas.

8. Creme com Doxepina

Cloridrato de Doxepina	5 %
Creme Excipiente qsp	50 g

Modo de Usar: aplicar 2 a 4 vezes ao dia.

Indicações: prurido, em pacientes com dermatite atópica.

9. Loção com Alfa Bisabolol

Alfa Bisabolol	1 %
Óleo de Amêndoas	5 %
Loção não Iônica qsp	50 ml

Modo de Usar: aplicar 2 a 3 vezes ao dia nos locais afetados.

Indicações: prurido, queimaduras solares.

10. Loção com Cânfora e Mentol

Cânfora	0,5 %
Mentol	0,5 %
Loção Cremosa qsp	100 ml

Modo de Usar: aplicar 2 a 3 vezes ao dia nos locais afetados.

Indicações: prurido, queimaduras solares. Tem ação calmante e refrescante.

11. Talco Mentolado

Mentol	1 %
Talco Purificado qsp	100 g

Modo de Usar: aplicar 2 a 3 vezes ao dia nos locais afetados.

Indicações: dermatoses pruriginosas (deve ser evitado em lesões úmidas e secretantes).

12. Talco para Miliária

Ácido Salicílico	1 %
Ácido Bórico	3 %
Amido	10 %
Óxido de Zinco	40 %
Talco Purificado qsp	100 g

Modo de Usar: aplicar 2 a 3 vezes ao dia nos locais afetados.

Indicações: miliária, dermatoses exsudativas.

66 Formulações Magistrais em Dermatologia

13. Loção com Difenidramina

Cloridrato de Difenidramina	1 %
Calamina	5 %
Cânfora	0,2 %
Extrato de Camomila	3 %
Loção Cremosa qsp	50 ml

Modo de Usar: aplicar 3 a 4 vezes ao dia nos locais afetados.

Indicações: prurido, queimaduras solares, picadas de insetos, urticária e dermatoses (crianças, acima de 2 anos).

14. Loção com Calamina e Aquiléia

Calamina	15 %
Extrato de Aquiléia	5 %
Alfa Bisabolol	0,5 %
Mentol	0,3 %
Loção Cremosa qsp	50 ml

Modo de Usar: aplicar 2 a 3 vezes ao dia nos locais afetados.

Indicações: prurido, queimaduras solares, picadas de insetos, urticária e dermatoses.

11. Antisseborreicos

concentrações usuais

Ácido Salicílico	1 - 2 %
Cetoconazol	1 - 2 %
Cetrimida	1 - 3 %
Ciclopirox Olamina	1 %
Climbazol	0,1 - 2 %
Cloreto de Benzalcônio	0,2 - 0,5 %
Cloridrato de Piridoxina	0,2 - 2 %
Enxofre Líquido, Biosulfur	0,5 - 2 %
Enxofre Precipitado	2 - 10 %
Óleo de Melaleuca	5 - 10 %
Pidolato de Cobre, Cooper PCA, Cuivridone®	0,1 - 1 %
Pidolato de Zinco, Zinc PCA, Zincidone®	0,1 - 1 %
Piritionato de Zinco, Zincomadine®	1 - 2 %
Piroctone Olamina, Octopirox®	0,5 - 1 %
Resorcina	2 - 5 %
Sulfacetamida Sódica	5 - 10 %
Sulfato de Zinco	0,5 %
Sulfeto de Selênio	1 - 2,5 %

Exemplos de Fórmulas:

1. Loção Antisseborreica

Ácido Salicílico	2 %
Resorcina	2 %
Glicerina	2 %
Álcool Etílico	50 %
Água Destilada qsp	200 ml

Modo de Usar: aplicar no couro cabeludo, com fricção, diariamente, após o banho.

Indicações: seborreia do couro cabeludo.

2. Loção Antisseborreica com Corticoide

Acetonido de Fluocinolona	0,01 %
Ácido Salicílico	2 %
Álcool Isopropílico	5 %
Álcool 70 % qsp	50 ml

Modo de Usar: aplicar no couro cabeludo, com fricção, em dias alternados.

Indicações: seborreia do couro cabeludo.

Obs.: a resorcina pode manchar os cabelos, de modo que esta formulação não deve ser usada por pessoas com cabelos claros.

Produtos Dermatológicos 67

3. Loção Queratolítica e Antisseborreica

Ácido Salicílico	2 %
Extrato de Aloe	2 %
Loção Cremosa qsp	100 ml

Modo de Usar: aplicar nas crostas duas vezes ao dia.

Indicações: dermatite seborreica em bebês.

4. Loção com Sulfacetamida

Sulfacetamida Sódica	5 %
Álcool	20 %
Água Destilada qsp	100 ml

Modo de Usar: aplicar 1 a 2 vezes ao dia no couro cabeludo, com fricção.

Indicações: seborreia do couro cabeludo.

5. Loção e Creme para Prurido do Couro Cabeludo (uso conjunto)

Ácido Salicílico	3 %	Acetato de Hidrocortisona	1 %
Álcool 70 % ou Gel Alcoólico qsp	30 ml	Creme não Iônico qsp	30 g

Modo de Usar: aplicar a solução com ácido salicílico pela manhã e o creme com acetato de hidrocortisona à noite.

Ref.: Draelos Z. An evaluation of topical 3 % salicylic acid and 1 % hydrocortisone in the maintenance of scalp pruritus. *Journal of Cosmetic Dermatology.* 2005; 4:193-197.

Formulações em Xampus

Modo de Usar: aplicar em quantidade suficiente para produzir bastante espuma, friccionando bem. Esperar 5 minutos e enxaguar. Usar 2 a 3 vezes por semana.

1. Xampu com Enxofre Precipitado

Enxofre Precipitado	6 %
Ácido Salicílico	1 %
Alantoína	0,5 %
Xampu qsp	100 ml

Indicações: seborreia do couro cabeludo.

2. Xampu com *Liquor Carbonis Detergens*

Liquor Carbonis Detergens (LCD)	2 %
Ácido Salicílico	1 %
Propilenoglicol	20 %
Xampu qsp	100 ml

Indicações: seborreia do couro cabeludo.

3. Xampu com Cloreto de Benzalcônio

Cloreto de Benzalcônio	0,5 %
Xampu qsp	100 ml

Indicações: seborreia do couro cabeludo.

4. Xampu com Sulfato de Zinco

Sulfato de Zinco	0,5 %
Vitamina B6	0,5 %
Xampu qsp	100 ml

Indicações: anticaspa e seborreia do couro cabeludo.

5. Xampu com Cetoconazol

Cetoconazol	2 %
Alantoína	0,5 %
Xampu qsp	100 ml

Indicações: anticaspa e seborreia do couro cabeludo.

6. Xampu com Cetoconazol Assoc.

Cetoconazol	2 %
Ácido Salicílico	1 %
Alantoína	0,5 %
Cloreto de Benzalcônio	0,5 %
Xampu qsp	100 ml

Indicações: anticaspa e seborreia do couro cabeludo.

68 Formulações Magistrais em Dermatologia

7. Xampu com Climbazol

Climbazol	0,5 %
Silicone Volátil	1 %
Xampu qsp	100 ml

Indicações: anticaspa.

9. Xampu com Ciclopirox

Ciclopirox Olamina	1 %
Xampu qsp	100 ml

Indicações: anticaspa e seborreia do couro cabeludo. Também pode ser usado para profilaxia da caspa, 1 vez por semana ou a cada 2 semanas.

8. Xampu com Climbazol e *Lemongrass*

Climbazol	1 %
Óleo de *Lemongrass*	1 %
Xampu Neutro qsp	100 ml

Indicações: anticaspa.

10. Xampu com Sulfeto de Selênio

Sulfeto de Selênio	2 %
Xampu qsp	100 ml

Indicações: anticaspa e seborreia do couro cabeludo. O uso contínuo durante meses, pode determinar uma discreta alopecia e mesmo exacerbar a seborreia. Não deve ser usado quando houver inflamação ou prurido.

Ref. (ciclopirox olamina): Shuster S *et al*. Treatment and prophylaxis of seborrheic dermatitis of the scalp with antipityrosporal 1% ciclopirox shampoo. *Arch Dermatol*. 2005 Jan; 141(1):47-52.

11. Xampu com Enxofre Líquido

Biosulfur	2 %
Xampu qsp	100 ml

Indicações: anticaspa.

13. Xampu com Cetrimida

Cetrimida	3 %
Xampu qsp	100 ml

Indicações: anticaspa.

15. Xampu com Octopirox

Piroctone Olamina	1 %
Fucogel	3 %
Xampu qsp	100 ml

Indicações: anticaspa.

17. Xampu com Óleo de Melaleuca

Óleo de Melaleuca	5 %
Xampu qsp	100 ml

Indicações: anticaspa e seborreia do couro cabeludo.

12. Xampu com Sulfacetamida

Sulfacetamida Sódica	10 %
Xampu qsp	100 ml

Indicações: anticaspa.

14. Xampu com Zincomadine

Piritionato de Zinco	1 %
Xampu qsp	100 ml

Indicações: anticaspa.

16. Xampu com Cobre e Zinco

Pidolato de Cobre	0,5 %
Pidolato de Zinco	0,5 %
Xampu qsp	100 ml

Indicações: anticaspa.

18. Condicionador com Óleo de Melaleuca

Óleo de Melaleuca	2 %
Condicionador qsp	100 ml

Modo de Usar: usar como condicionador, após o xampu.

Ref.: Satchell AC *et al*. Treatment of dandruff with 5% tea tree oil shampoo. *Journal of the American Academy of Dermatology*. 2002 Dec; 47(6):852-5.

Produtos Dermatológicos   69

12. Antissépticos e Antiexsudativos

concentrações usuais

Acetato de Alumínio	5 %
Ácido Bórico	1 - 3 %
Álcool Etílico	70 %
Álcool Isopropílico	75 %
Cetrimida	0,1 - 1 %
Cloreto de Benzalcônio	0,01 - 0,1 %
Digluconato de Clorexidina	0,05 - 1 %
Eosina	2%
Hipoclorito de Cálcio	0,2 %
Iodo	1 - 2,5 %
Irgasan, Triclosan	0,1 - 1 %
Permanganato de Potássio	solução 1/10.000 - 1/40.000
Peróxido de Hidrogênio	3 %
PVPI, Iodopovidona, Polivinil Pirrolidona Iodo	4 - 10 %
Sulfadiazina de Prata	1 %

Exemplos de Fórmulas:

Formulações Líquidas

1. Líquido de Bürow

Acetato de Alumínio	5 %
Água Destilada qsp	100 ml

Modo de Usar: diluir com água entre 1/10 e 1/40 e fazer compressas a cada 3 ou 4 horas.

Indicações: dermatites agudas, processos exsudativos cutâneos, alívio de queimaduras.

Obs.: tem ação antisséptica e adstringente.

3. Água D'Alibour

Sulfato de Cobre	1 %
Sulfato de Zinco	3,5 %
Álcool Canforado	1 %
Tintura de Açafrão	1 %
Água Destilada qsp	100 ml

Modo de Usar: como antisséptico local no tratamento do impetigo, piodermites e ferimentos, diluída a 10 % em água, em banhos ou compressas, 1 a 2 vezes ao dia.

2. Água Boricada

Ácido Bórico	2 - 3 %
Água Destilada qsp	100 ml

Modo de Usar: aplicar em compressas 2 a 3 vezes ao dia.

Indicações: dermatites exsudativas, oftalmites etc.

Obs.: tem ação antisséptica, calmante e levemente adstringente.

4 . Líquido de Dakin

Hipoclorito de Cálcio	2 %
Carbonato de Sódio	1 %
Bicarbonato de Sódio	0,8 %
Água Destilada qsp	100 ml

Modo de Usar: como antisséptico local para limpeza de feridas e úlceras. A solução deve conter cerca de 0,5 % de cloro ativo e ser neutra à fenolftaleína.

70   Formulações Magistrais em Dermatologia

5. Solução de Tierch modificada

Ácido Bórico	1,2 %
Ácido Salicílico	0,2 %
Mentol	0,2 %
Álcool	5 %
Água Destilada qsp	200 ml

Modo de Usar: aplicar em compressas, várias vezes ao dia.

Indicações: eczemas agudos.

7. Clorexidina 0,05 %

Digluconato de Clorexidina	0,05 %
Álcool	30 - 70 %
Água Destilada qsp	100 ml

Indicações: para limpeza de ferimentos.

6. Água Oxigenada 10 Volumes

Solução Concentrada	
de Peróxido de Hidrogênio qs	3 g de H_2O_2
Acetanilida em qs de álcool etílico	0,5 g
Água Purificada qsp	100 ml

Modo de Usar: em aplicação tópica, com auxilio de algodão ou gaze.

Indicações: antisséptico tópico.

8. Clorexidina 0,5 %

Digluconato de Clorexidina	0,5 %
Álcool	30 - 70 %
Água Destilada qsp	100 ml

Indicações: como antisséptico pré-operatório.

9. Solução de Eosina 2 %

Eosina	2 %
Água Purificada qsp	100 ml

Modo de usar: aplicar 3 vezes ao dia nas superfícies ulceradas, e uma vez ao dia sob curativos hidrocoloides, para úlceras mais profundas.

Indicações: antisséptico para úlceras, assaduras.

Ref.: 1. Callabed J. Fórmulas Magistrales en Pediatría. Barcelona: Acofarma, 2011. 2. Lapidoth M et al. Efficacy of topical application of eosin for ulcerated hemangiomas. *J Am Acad Dermatol*. 2009 Feb; 60(2):350-1.

Formulações com PVPI

1. Solução de PVPI

Iodopovidona	10 %
Solução Tampão Fosfato qsp	100 ml

Modo de Usar: aplicar 2 a 3 vezes ao dia.

Indicações: assepsia pré e pós-cirúrgica, curativos, micoses superficiais, candidíase e infecções bacterianas.

2. Sabonete Líquido com PVPI

Iodopovidona	10 %
Sabonete Líquido qsp	100 ml

Modo de Usar: como sabonete para assepsia.

Indicações: degermação de mãos, couro cabeludo, pele, superfícies, materiais cirúrgicos e afecções cutâneas, como acne, queimaduras, escoriações, furúnculos etc.

Produtos Dermatológicos 71

3. Creme com PVPI

Iodopovidona	10 %
Lidocaína	2 %
Creme Excipiente qsp	20 g

4. Pomada com PVPI

Iodopovidona	10 g
Polietilenoglicol 400	55 g
Polietilenoglicol 4.000	25 g
Água Purificada qsp	10 g

Modo de Usar: aplicar uma fina camada no local afetado, 3 vezes ao dia, após higienização.

Indicações: em curativos para ferimentos, escoriações, queimaduras e infecções bacterianas ou fúngicas.

Formulações em Cremes e Loções

1. Loção Cremosa Antisséptica

Irgasan	0,1 %
Alantoína	1 %
Propilenoglicol	5 %
Óleo de Silicone	1 %
Loção Lanette qsp	100 ml

Modo de Usar: aplicar 1 a 2 vezes ao dia.

Indicações: dermatoses exsudativas e higiene corporal, especialmente em crianças.

2. Sulfadiazina de Prata

Sulfadiazina de Prata	1 %
Creme Base p/ Sulfadiazina de Prata qsp	100 g

Modo de Usar: aplicar 1 a 2 vezes ao dia.

Indicações: prevenção e tratamento de lesões sépticas em queimaduras, escaras, úlceras, piodermites e herpes zoster.

Ref.: 1. Gracia CG. An open study comparing topical silver sulfadiazine and topical silver sulfadiazine-cerium nitrate in the treatment of moderate and severe burns. *Burns*. 2001 Feb; 27(1):67-74. 2. Ross DA *et al*. The use of cerium nitrate-silver sulphadiazine as a topical burns dressing. *Br J Plast Surg*. 1993 Oct; 46(7):582-4.

3. Creme com Cetrimida

Cetrimida	0,2 %
Creme Excipiente qsp	100 g

4. Loção com Cetrimida

Cetrimida	0,2 %
Loção Cremosa qsp	100 ml

Modo de Usar: aplicar 1 a 2 vezes ao dia após limpeza da pele.

Indicações: queimaduras solares, ulcerações da pele, prevenção e tratamento de assaduras.

72 Formulações Magistrais em Dermatologia

Formulações com Álcool (Formulário Nacional 2ª Ed)

1. Álcool Etílico 70 % (p/p)

Álcool Etílico 96° GL	75,73 g
Água Purificada qsp	100 g

2. Álcool Etílico 77 % (v/v)

Álcool Etílico 96° GL	81,3 ml
Água Purificada qsp	100 ml

Indicações: como antisséptico para pele, materiais e superfícies.

Obs.: as duas formulações são equivalentes, diferem apenas na expressão das quantidades.

3. Álcool Etílico Glicerinado

Álcool Etílico 96° GL	83,33 ml
Glicerol 98%	1,45 ml
Peróxido de Hidrogênio 3%	4,17 ml
Água Purificada qsp	100 ml

Indicações: como antisséptico para a pele.

4. Álcool Isopropílico Glicerinado

Álcool Isopropílico 99,8% (v/v)	75,15 ml
Glicerol 98%	1,45 ml
Peróxido de Hidrogênio 3%	4,17 ml
Água Purificada qsp	100 ml

Indicações: como antisséptico para a pele.

5. Álcool Gel

Álcool Etílico 96° GL	75,73 g
Carbômero 980	0,5 g
Solução de Trietanolamina 50% (p/v)	qs
Água Purificada qsp	100 g

Indicações: como antisséptico para pele, materiais e superfícies.

6. Álcool Iodado

Iodo	2 g
Iodeto de Potássio	2,5 g
Água Purificada	25 ml
Álcool Etílico 96° GL qsp	100 ml

Indicações: como antisséptico para a pele.

Outras Formulações

1. Pasta D'Água com Acetato de Alumínio

Acetato de Alumínio	0,5 %
Pasta D'Água qsp	100 g

Modo de Usar: aplicar 2 a 3 vezes ao dia sobre as lesões.

Indicações: dermatite em fase subaguda.

2. Sabonete com Irgasan

Irgasan	1 %
Sabonete Líquido qsp	100 ml

Modo de Usar: lavar os locais afetados 1 a 2 vezes ao dia.

Indicações: prevenção e tratamento da acne, eczemas, dermatite alérgica e assaduras.

3. Permanganato de Potássio

Permanganato de Potássio	100 mg
Mande.....envelopes	

Modo de Usar: diluir o conteúdo de um envelope em água quente e usar em compressas ou banho.

Indicações: dermatites exsudativas. Tem ação antisséptica, adstringente, secante e bactericida.

Produtos Dermatológicos 73

Obs.: as soluções de permanganato de potássio devem ser preparadas no momento do uso, nas concentrações de 1/10.000 a 1/40.000, dissolvendo o conteúdo de 1 envelope em 1 a 4 litros de água. A embalagem deve conter o sinal da caveira com as tíbias cruzadas (☠) e a indicação "para uso tópico apenas" (deve-se evitar a prescrição de permanganato de potássio na forma de comprimidos).

Os cristais e as soluções concentradas de permanganato de potássio são cáusticos e mesmo as soluções diluídas são irritantes aos tecidos e tingem a pele de marrom. No caso de acidentes por ingestão, os sintomas de envenenamento são náuseas, vômitos de cor marrom, corrosão, edema, desenvolvimento de tonalidade marrom na mucosa bucal, hemorragia gastrointestinal, danos hepático e renal e depressão cardiovascular.

13. Antivaricosos, Antiflebíticos e Antitrombóticos Tópicos   concentrações usuais

Cumarina (Benzopirona) ....4 %
Dermatan Sulfato ....0,2 - 2 %
Digitoxina ....0,01 - 0,03 %
Escina ....0,2 - 2 %
Extrato de Arnica, *Arnica montana* ....2 - 10 %
Extrato de Castanha da Índia, *Aesculus hippocastanum* ....2 - 6 %
Extrato de Cavalinha, *Equisetum arvense* ....2 - 5 %
Extrato de Hamamelis, *Hamamelis virginiana* ....2 - 4 %
Extrato de Hera, *Hedera helix* ....2 - 6 %
Heparina Sódica ....10.000 - 50.000 UI %
Troxerrutina ....1 - 3 %

Obs.: o uso de formulações com estes princípios ativos é contraindicado na úlcera varicosa. O uso de loções é particularmente indicado quando houver dores nas pernas, pois são mais facilmente aplicáveis.

Exemplos de Fórmulas:

1. Creme com Digitoxina e Escina

Digitoxina	0,03 %
Escina	0,2 %
Extrato de Hamamelis	2 %
Creme Excipiente qsp	100 g

2. Creme com Heparina e Castanha da Índia

Heparina	20.000 UI %
Extrato de Castanha da Índia	2 %
Azuleno	0,03 %
Creme Excipiente qsp	100 g

Modo de Usar: aplicar 1 a 2 vezes ao dia, com fricção branda e contínua.

Indicações: microvarizes, varizes, edema dos membros inferiores, hematomas e após o esclerosamento de varizes.

3. Creme com Arnica

Extrato de Arnica	2 %
Escina	0,3 %
Heparina	10.000 UI %
Creme Excipiente qsp	100 g

4. Loção com Dermatan Sulfato

Dermatan Sulfato	2 %
Troxerrutina	2 %
Tintura de Arnica	5 %
Loção Cremosa qsp	50 ml

Modo de Usar: aplicar 1 a 2 vezes ao dia, com fricção branda e contínua.

Indicações: microvarizes, varizes, contusões, hematomas, dores musculares e articulares.

74 Formulações Magistrais em Dermatologia

5. Creme com Digitoxina, Escina e Heparina

Digitoxina	0,02 %
Escina	0,2 %
Heparina	10.000 UI %
Creme Excipiente qsp	100 g

6. Loção com Digitoxina, Hera e Azuleno

Digitoxina	0,03 %
Extrato de Hera	5 %
Azuleno	0,02 %
Loção Cremosa qsp	100 ml

Modo de Usar: aplicar 1 a 2 vezes ao dia, com fricção branda e contínua.

Indicações: microvarizes, varizes, edema dos membros inferiores, hematomas e após o esclerosamento de varizes.

7. Gel com Escina, Heparina e Azuleno

Escina	1 %
Heparina	20.000 UI %
Azuleno	0,02 %
Gel de Carbopol qsp	60 g

8. Gel com Troxerrutina, Escina e Arnica

Troxerrutina	3 %
Escina	0,4 %
Extrato de Arnica	6 %
Gel de Carbopol qsp	50 ml

Modo de Usar: aplicar várias vezes ao dia nas regiões afetadas, com massagem.

Indicações: microvarizes, varizes, contusões, hematomas, dores musculares e articulares.

9. Loção com Arnica e Castanha da Índia

Tintura de Arnica	5 %
Extrato de Castanha da Índia	5 %
Extrato de *Ginkgo biloba*	5 %
Mentol	0,5 %
Loção Cremosa qsp	100 ml

Modo de Usar: aplicar massageando as pernas 1 a 2 vezes ao dia.

Indicações: insuficiência venosa, varizes, flebites, "pernas cansadas".

10. Formulação Pré-Escleroterapia

Digitoxina	0,03 %
Benzopirona (Cumarina)	4 %
Heparina	10.000 UI %
Ácido Glicirrhízico	1 %
Creme Excipiente qsp	100 ml

Modo de Usar: Aplicar 2 vezes ao dia durante 2 a 3 dias antes da escleroterapia.

Indicações: preparação para escleroterapia, para reduzir a formação de trombos e seus efeitos.

11. Creme com Extratos Vegetais

Extrato de Castanha da Índia	4 %
Extrato de *Centella asiatica*	3 %
Extrato de Hera	5 %
Creme Excipiente qsp	50 g

12. Creme com Extratos Vegetais

Extrato de Castanha da Índia	5 %
Extrato de Arnica	3 %
Extrato de Cavalinha	4 %
Extrato de Hera	3 %
Creme Excipiente qsp	100 g

Modo de Usar: aplicar 1 a 2 vezes ao dia, com fricção branda e contínua.

Indicações: prevenção de microvarizes.

Produtos Dermatológicos

13. Gel Antiflebítico e Antitrombótico

Heparina Sódica	20.000 UI %
Nicotinato de Metila	0,1 %
Gel de Carbopol qsp	60 g

Modo de Usar: aplicar 2 a 3 vezes ao dia.

Indicações: processos inflamatórios e trombóticos, hematomas, contusões, acidentes esportivos, traumatismos superficiais.

14. Gel para Traumatismos de Esportistas

Heparina Sódica	50.000 UI %
DMSO	15 %
D-Pantenol	2 %
Gel de Natrosol ou Aristoflex qsp	100 g

Modo de Usar: aplicar 1 a 2 vezes ao dia na região dolorosa.

Indicações: dores em casos de traumatismo muscular e dos tendões, ligamentos e articulações, com inflamação e hematomas; contusões, entorses, tendinites, epicondilites, nevralgias, dores tromboflebíticas.

14. Antivirais

Uso Oral

f aixa de dosagem diária usual

Aciclovir	400 - 1.000 mg
Isoprinosine, Inosiplex, Inosine Pranobex	3 - 4 g
L-Lisina	600 - 3.000 mg
Sulfato de Zinco Heptaidratado	100 - 600 mg

Exemplos de Fórmulas:

1. Aciclovir

Aciclovir	200 a 400 mg
Excipiente qsp	1 cápsula
Mande.....cápsulas	

Posologia: herpes simples - 200 mg 5 vezes ao dia (intervalos de 4 horas) durante 7 a 10 dias; herpes zoster - 400 a 800 mg 5 vezes ao dia (intervalos de 4 horas) durante 7 a 10 dias.

Obs.: a dose máxima de aciclovir é de 4 g ao dia, dependendo do clearence de creatinina.

2. Isoprinosine

Isoprinosine	500 mg
Excipiente qsp	1 cápsula
Mande.....cápsulas	

Posologia: herpes simples mucocutâneo - 2 cápsulas 4 vezes ao dia, durante 1 a 2 semanas; herpes simples genital - 2 cápsulas 3 vezes ao dia, durante 2 a 4 semanas.

Ref.: Gordon P *et al.* Anti-Herpesvirus Action of Isoprinosine. *Antimicrob Agents Chemother*. 1974 Feb; 5(2):153-160.

76   Formulações Magistrais em Dermatologia

3. Lisina

Lisina   500 mg
Excipiente qsp   1 cápsula
Mande.....cápsulas

Posologia: 2 cápsulas 3 vezes ao dia, durante 6 meses.

Indicações: para diminuir as recidivas do herpes simples e como suplemento nutricional para imunoestimulação.

Ref.: 1. Gaby AR. Natural remedies for Herpes simplex. *Altern Med Rev.* 2006 Jun; 11(2):93-101. 2. L-Lysine - Monograph. *Alternative Medicine Review.* 2007; 12(2):169-172. 3. Griffith RS *et al.* Success of L-lysine therapy in frequently recurrent herpes simplex infection. Treatment and prophylaxis. *Dermatológica.* 1987; 175(4):183-90.

4. Sulfato de Zinco

Sulfato de Zinco Heptaidratado   200 mg
Excipiente qsp   1 cápsula
Mande.....cápsulas

Posologia: adultos com 60 kg ou mais - 1 cápsula 3 vezes ao dia; ou 10 mg/kg ao dia divididos em 3 tomadas, até o máximo de 600 mg ao dia.

Indicações: verrugas virais recalcitrantes.

Ref.: 1. Mun JH *et al.* Oral zinc sulfate treatment for viral warts: an open-label study. *J Dermatol.* 2011 Jun; 38(6):541-5. 2. Stefani M *et al.* Comparação entre a eficácia da cimetidina e do sulfato de zinco no tratamento de verrugas múltiplas e recalcitrantes. *An Bras Dermatol.* 2009; 84(1):23-29. 3. Al-Gurairi FT *et al.* Oral zinc sulphate in the treatment of recalcitrant viral warts: randomized placebo-controlled clinical trial. *British Journal of Dermatology.* 2002; 146:423-431.

UsoTópico   concentrações usuais

Aciclovir	3 - 5 %
Cidofovir	1 - 3 %
Cloridrato de Lisozima	2 %
DMSO, Dimetilsulfóxido	5 - 10 %
Docosanol	10 %
Foscarnet Sódico	1 - 2,5 %
Glutaraldeído	1 - 2 %
Idoxuridina (IDU)	0,1 - 0,5 %
Nitrato de Prata	0,5 - 1 %
Nonoxinol 9	5 %
Sulfadiazina de Prata	1 %
Sulfato de Zinco	0,25 %
Vermelho Neutro (cloridrato de 3 amino 7 dimetilamino 2 metilfenazina)	0,1 %

Exemplos de Fórmulas:

Produtos Dermatológicos

1. Creme com Aciclovir

Aciclovir	5 %
Creme Excipiente qsp	10 g

2. Creme Labial com Aciclovir

Aciclovir	5 %
Tween 80	2 %
Monoestearato de Glicerila	20 %
Creme Base Hidrofílico qsp	20 g

Modo de Usar: aplicar nas lesões 5 vezes ao dia, por 5 a 10 dias. Deve ser utilizado logo no início da infecção.

Indicações: herpes simples tipos 1 e 2.

Ref.: 1. Allen Jr LV (editor). Formulations - Acyclovir Lip Balm. *International Journal of Pharmaceutical Compounding*. 1997 Nov/Dec; 1(6):405.

3. Pomada Labial com Aciclovir

Aciclovir	5 %
Salicilato de Octila	2,5 %
Gel de Petrolato e Polietileno qsp	10 g

Modo de Usar: aplicar nos lábios 5 vezes ao dia, por 5 a 10 dias.

Indicações: herpes labial.

4. Gel Transdérmico com Aciclovir

Aciclovir	5 %
Gel Transdérmico PLO qsp	1 ml

Mande.....seringas calibradas com 10 ml ou em.....sachês monodose ou em frasco dosador calibrado (1 ml) com.....ml.

Modo de Usar: aplicar até 5 vezes ao dia, por 5 a 10 dias.

Indicações: herpes simples.

Obs.: as formulações com aciclovir podem ser prescritas com lidocaína, na faixa de 2 a 5%.

5. Creme com Cidofovir

Cidofovir	1 - 3 %
Creme Excipiente qsp	10 g

Modo de Usar: aplicar 2 vezes ao dia. O estudo abaixo relata diminuição do tamanho após 3 dias de uso e cura clínica em 8 semanas.

Indicações: verrugas virais resistentes.

Ref.: 1. Zabawski Jr EJ. A Review of Topical and Intralesional Cidofovir (Vistide® 75 mg/ml Gilead Sciences - USA). *Dermatology Online Journal*. 6(1):3 In.: http://dermatology.cdlib.org/DOJvol6 num1/therapy/cidofovir/zabawski.html, acesso em 2 de outubro de 2010. 2. McElhiney LF. Cidofovir for Tretament of Resistant Viral Infections. *International Journal of Pharmaceutical Compounding*. 2006 Sep/Oct; 10(5):324-328.

78   Formulações Magistrais em Dermatologia

6. Creme com Foscarnet 1 %

Foscarnet Sódico	1 %
Creme Excipiente qsp	10 g

Modo de Usar: aplicar pequena quantidade nas lesões, 5 vezes ao dia.

Indicações: herpes simples mucocutâneo.

Ref.: Javaly K *et al*. Treatment of mucocutaneous HSV infections unresponsive to acyclovir with topical foscarnet cream in aids patients: a phase I/II study. *J Acquir Immune Defic Syndr*. 1999; 21(4):301-6.

8. Pomada ou Loção com IDU e DMSO

Idoxuridina	0,5 %
DMSO	5 %
Pomada ou Loção qsp	10 g

Modo de Usar: aplicar pequena quantidade nas lesões 2 ou mais vezes ao dia. O DMSO ajuda a penetração do IDU e aumenta o seu efeito.

Indicações: herpes simples e genital, condiloma acuminato.

10. Creme com Docosanol 10 %

Docosanol	10 %
Creme Excipiente qsp	10 g

Modo de Usar: aplicar 5 vezes ao dia.

Indicações: episódios agudos do herpes simples labial. É eficaz na redução da duração da dor e dos sintomas associados (prurido, queimação e/ou "formigamento").

Ref.: Sacks SL *et al*. Clinical efficacy of topical docosanol 10% cream for herpes simplex labialis: a multicenter, randomized, placebo-controlled trial. *J Am Acad Dermatol*. 2001; 45:222-230.

11. Solução de Glutaraldeído

Glutaraldeído	2 %
Água Destilada qsp	30 ml

Modo de Usar: pincelar no local 2 a 3 vezes ao dia.

Indicações: herpes simples.

7. Creme com Foscarnet 2,5 %

Foscarnet Sódico	2,5 %
Creme Excipiente qsp	10 g

Modo de Usar: aplicar pequena quantidade nas lesões, durante 20 minutos, 2 vezes ao dia.

Indicações: herpes genital resistente ao aciclovir.

Ref.: Pechere M *et al*. Treatment of acyclovir-resistant herpetic ulceration with topical foscarnet and antiviral sensitivity analysis. *Dermatology*. 1998; 197(3):278-280.

9. Gel com Dimetilsulfóxido

DMSO	5 - 10 %
Gel de Natrosol ou Aristoflex qsp	20 g

Modo de Usar: aplicar nas lesões com o auxílio de um *swab* (zaragatoa). Tem também ação anti-inflamatória e analgésica.

Indicações: herpes genital.

12. Creme com L-Lisina

L-Lisina	1 - 5 %
Creme Base qsp	15 g

Modo de Usar: aplicar 3 vezes ao dia nas lesões.

Indicações: herpes simples (profilaxia).

Produtos Dermatológicos

13. Pomada com Lisozima

Cloridrato de Lisozima	2 %
Pomada qsp	20 g

Modo de Usar: aplicar 2 a 3 vezes ao dia nas lesões. Se houver vesículas bolhosas, rompê-las antes da aplicação.

Indicações: herpes simples e genital.

15. Creme com Nonoxinol

Nonoxinol 9	5 %
Creme não Iônico qsp	20 g

Modo de Usar: aplicar de hora em hora enquanto estiver acordado, desde os primeiros sintomas, durante 5 dias.

Indicações: herpes simples.

14. Nitrato de Prata

Nitrato de Prata	0,5 - 1 %
Água Destilada qsp	20 ml

Modo de Usar: aplicar 2 a 3 vezes ao dia nas lesões. Se houver vesículas bolhosas, rompê-las antes da aplicação.

Indicações: herpes simples e genital.

16. Solução de Sulfato de Zinco

Sulfato de Zinco	0,25 %
Água Canforada qsp	30 ml

Modo de Usar: aplicar 8 a 10 vezes ao dia.

Indicações: herpes simples.

17. Creme com Sulfadiazina de Prata

Sulfadiazina de Prata	1 %
Creme Base p/ Sulfadiazina de Prata qsp	100 g

Modo de Usar: aplicar nas regiões afetadas 4 vezes ao dia. Não deve ser usado em crianças com até 2 meses.

Indicações: herpes zoster.

Obs.: após 24 a 72 horas de uso, verifica-se o completo secamento das vesículas, visível redução do eritema e do edema, diminuição da dor e da sensação de queimação e neuralgia pós-herpética leve ou inexistente. Tem também ação antibacteriana e cicatrizante, sendo por isso usada em queimaduras de 2° e 3° grau.

Ref.: Montes LF *et al*. Response of varicella zoster virus and herpes zoster to silver sulfadiazine. *Cutis*. 1986 Dec; 38(6):363-5.

18. Vermelho Neutro Solução

Vermelho Neutro	0,1 %
Água Destilada qsp	10 ml

Modo de Usar: romper as vesículas com uma agulha esterilizada, aplicar a solução de vermelho neutro até que as vesículas captem o corante e se tornem vermelhas. Após 8 horas, expor à luz branca (lâmpada de tungstênio ou fluorescente) por 20 minutos, a uma distância de 15 cm. Aplicar novamente após 24 horas.

Indicações: herpes simples.

80 Formulações Magistrais em Dermatologia

15. Cáusticos

concentrações usuais

Ácido Láctico	10 - 20 %
Ácido Nítrico	fumegante
Ácido Pirúvico	70 %
Ácido Salicílico	10 - 20 %
Ácido Tricloroacético	10 - 90 %
Antralina, Ditranol, Cignolina	1 - 2 %
Fluoruracil (5)	1 - 5 %
Glutaraldeído	5 - 10 %
Hidróxido de Potássio	5 - 15 %
Nitrato de Prata	5 - 10 %
Podofilina	5 - 30 %
Podofilotoxina	0,5 %
Tintura de Thuya	10 %

As aplicações de produtos cáusticos devem ser feitas preferencialmente em consultório, pelo médico assistente. No rótulo devem constar advertências como "cuidado ao manusear, produto cáustico".

Exemplos de Fórmulas:

1. Ácido Tricloroacético

Ácido Tricloroacético	30 %
Água Destilada qsp	20 ml

Modo de Usar: aplicar com o auxílio de um cotonete, de 3 em 3 dias, protegendo a pele ao redor com vaselina sólida.

Indicações: verrugas, molusco contagioso.

2. Ácido Nítrico Fumegante

Ácido Nítrico Fumegante	10 ml
Obs.: uso exclusivo pelo médico.	

Modo de Usar: aplicar no local 2 vezes por semana, protegendo a pele ao redor com vaselina sólida.

Indicações: verruga plantar.

3. Ácido Pirúvico a 70 %

Ácido Pirúvico	70 %
Água Destilada qsp	20 ml

4. Ácido Pirúvico e 5-Fluoruracil

Ácido Pirúvico	70 %
5-Fluoruracil	0,5 %
Água Destilada qsp	20 ml

Modo de Usar (formulações acima): aplicar sobre as lesões, protegendo as áreas adjacentes com uma camada fina de vaselina. Pode ser formulado em gel, na mesma concentração.

Ref.: Halasz CL. Treatment of warts with topical pyruvic acid: with and without added 5-flurouracil. *Cutis*. 1998 Dec; 62(6):283-5.

5. Antralina

Antralina	2 %
Ácido Salicílico	0,5 %
Creme Excipiente qsp	20 g

Modo de Usar: aplicar 1 vez ao dia, com o auxílio de um cotonete, protegendo a pele ao redor com vaselina sólida.

Indicações: verruga plantar.

Produtos Dermatológicos 81

6. Colódio Láctico-Salicilado

Ácido Salicílico	17,5 %
Ácido Láctico	17,5 %
Ácido Acético Glacial	10 %
Colódio Elástico qsp	20 ml

Modo de Usar: aplicar 1 vez ao dia, durante 1 semana, protegendo as áreas ao redor com vaselina sólida. Aplicar 4 camadas de colódio, esperando secar antes da reaplicação. Evitar o contato com as mucosas e com a pele sã.

Indicações: verrugas comuns e calosidades.

7. Colódio Láctico-Salicilado (Forte)

Ácido Salicílico	27 %
Ácido Láctico	5 %
Éter	10 %
Colódio Elástico qsp	10 ml

Modo de Usar: aplicar 1 vez ao dia, com o auxílio de um cotonete, protegendo a pele ao redor com vaselina sólida.

Indicações: verruga plantar.

Obs.: o colódio elástico é uma solução etéreo-alcoólica de piroxilina (nitrocelulose, algodão pólvora) 5%, óleo de rícino 5%, álcool etílico 20% e éter qsp 100%. Colocado sobre a pele evapora-se o álcool e o éter, ficando uma fina película aderente de piroxilina ricínica. Possui ação tópica protetora e serve de veículo para incorporação de diversas substâncias.

8. Colódio Elástico com Podofilina

Ácido Salicílico	25 %
Ácido Láctico	25 %
Resina de Podofilina	10 %
Colódio Elástico qsp	10 ml

9. Colódio Elástico com Podofilina e Cantaridina

Ácido Salicílico	30 %
Cantaridina	1 %
Resina de Podofilina	5 %
Colódio Elástico qsp	10 ml

Modo de Usar (formulações acima): aplicar 1 vez ao dia, protegendo as áreas ao redor. Evitar o contato com as mucosas e com a pele sã. Pode ser feito curativo oclusivo impermeável para macerar a lesão e aumentar o efeito terapêutico. Antes de realizar nova aplicação, eliminar o tecido destruído por raspagem. A duração do tratamento depende da evolução do processo.

10. Fluoruracil

(5)-Fluoruracil	1 - 5 %
Propilenoglicol qsp	20 ml

Modo de Usar: aplicar 1 vez ao dia, com o auxílio de um cotonete, protegendo a pele ao redor com vaselina sólida.

Indicações: verrugas, condiloma acuminato.

Ref.: 1. Dogra A *et al.* Comparative efficacy of topical 5% 5-fluorouracil with electrosurgery in treatment of warts. *Indian Journal of Dermatology*. 2006; 51(2):108-110. 2. Salk SS *et al.* Topical 5% 5-fluorouracil cream in the treatment of plantar warts: a prospective, randomized, and controlled clinical study. *Journal of Drugs in Dermatology*. 2006 May; 5(5):418-24.

82 Formulações Magistrais em Dermatologia

11. Colódio com 5-Fluoruracil

(5)-Fluoruracil	1 - 3 %
Ácido Salicílico	5 - 15 %
Ácido Láctico	5 - 15 %
Colódio Elástico qsp	20 ml

Modo de Usar: aplicar 1 vez ao dia, com o auxílio de um cotonete, protegendo a pele ao redor com vaselina sólida.

Indicações: verrugas plantares.

12. Glutaraldeído

Glutaraldeído	5 - 10 %
Água Destilada qsp	30 ml

Modo de Usar: antes do tratamento, aplicar um algodão embebido em água sobre a verruga durante 15 minutos; em seguida aplicar a solução de glutaraldeído. O tratamento é feito geralmente à noite, protegendo a pele sadia ao redor com vaselina sólida, diariamente, durante 3 a 4 meses.

Indicações: verrugas resistentes.

Obs.: o glutaraldeído foi usado até recentemente em concentrações de até 20% porém, com o surgimento de casos de ulceração e necrose cutânea associadas a esse uso, as concentrações foram reduzidas para 5 a 10%.

Ref.: 1. Hirose R *et al*. Topical treatment of resistant warts with glutaraldehyde. *J Dermatol*. 1994 Apr; 21(4):248-53. 2. Prigent F *et al*. Cutaneous necrosis secondary to topical treatment of wart with 20 p. 100 glutaraldehyde solution. *Ann Dermatol Venereol*. 1996; 123(10):644-6. 3. Shah MK. Glutaraldehyde solution. *Indian J Dermatol Venereol Leprol*. 2004 Sep/Oct; 70(5):319-320.

13. Hidróxido de Potássio

Hidróxido de Potássio	5 - 15 %
Água Destilada qsp	30 ml

Modo de Usar: aplicar 2 vezes ao dia.

Indicações: molusco contagioso.

Ref.: 1. Romiti R *et al*. Treatment of molluscum contagiosum with potassium hydroxide: A clinical approach in 35 children. *Pediatr Dermatol*. 1999; 16:228-231. 2. Romiti R *et al*. Evaluation of the effectiveness of 5% potassium hydroxide for the treatment of molluscum contagiosum. *Pediatr Dermatol*. 2000; 17(6):495. 3. Hinostroza-da-Conceição D, Beirana-Palencia A. Tratamiento del molusco contagioso con hidróxido de potasio al 15% en solución acuosa. *Dermatol Peru*. 2004 Set/Dic; 14(3):185-191.

Produtos Dermatológicos 83

14. Nitrato de Prata

Nitrato de Prata	5 %
Água Destilada qsp	10 ml

Modo de Usar: aplicar 1 vez ao dia, com o auxílio de um cotonete, protegendo a pele ao redor com vaselina sólida.

Indicações: verrugas, condiloma acuminato.

15. Podofilina Oleosa

Resina de Podofilina	10 - 25 %
Óleo Mineral qsp	20 ml

16. Tintura de Podofilina

Resina de Podofilina	10 - 25 %
Tintura de Benjoim qsp	20 ml

17. Loção com Podofilina e Verde Brilhante

Resina de Podofilina	10 %
Verde Brilhante	1 %
Formol	10 %
Acetona	20 %
Álcool 70 % qsp	30 ml

Modo de Usar (formulações acima): aplicar 1 vez ao dia com o auxílio de um cotonete, protegendo a pele ao redor com vaselina sólida ou pomada com óxido de zinco. Deixar por 6 a 8 horas e lavar com água e sabão. A necessidade de novas aplicações dependerá da intensidade da reação local e da regressão das lesões.

Indicações: condiloma acuminato, verrugas.

18. Podofilotoxina

Podofilotoxina	0,5 %
Álcool 90 % qsp	20 ml

Modo de Usar: aplicar 2 vezes ao dia, durante 3 dias, com o auxílio de um cotonete, protegendo a pele ao redor com vaselina sólida. Suspender durante 4 dias e repetir o procedimento por até 4 semanas.

Indicações: verrugas, condiloma acuminato.

19. Pomada com Thuya

Tintura de Thuya	10 %
Lanolina-Vaselina qsp	20 g

Modo de Usar: aplicar no local 1 vez ao dia, com o auxílio de um cotonete, protegendo a pele ao redor com vaselina sólida.

Indicações: verrugas.

16. Cicatrizantes, Escaras e Úlceras

Uso Oral

faixa de dosagem diária usual

Asiaticosídeo	20 - 60 mg
Centella asiatica Extrato Seco	50 - 200 mg
Colágeno Hidrolisado	1 - 3 g
N-Acetil Hidroxiprolina, Oxaceprol	200 - 600 mg
Zinco elementar (Sulfato)	10 - 60 mg
Zinco Quelato	10 - 60 mg

Exemplos de Fórmulas:

1. Asiaticosídeo

Asiaticosídeo	20 mg
Excipiente qsp	1 cápsula
Mande.....cápsulas	

Posologia: 1 cápsula 2 vezes ao dia, às refeições.

2. *Centella asiatica*

Centella asiatica Extrato Seco	100 mg
Excipiente qsp	1 cápsula
Mande.....cápsulas	

Posologia: 1 cápsula 2 vezes ao dia, às refeições.

Indicações: como cicatrizante na úlcera varicosa, outras ulcerações e queimaduras, varizes, fragilidade capilar, telangiectasias, celulite.

Obs.: a *Centella asiatica* (Apiaceae) contém saponinas triterpênicas (asiaticosídeo, ácido asiático e ácido madecássico), flavonoides (quercetina, campferol), taninos e alcaloides, entre outras substâncias. Tem ação anti-inflamatória, cicatrizante, eutrófica para o tecido conjuntivo e normalizadora da circulação venosa de retorno. São utilizados tanto a *Centella asiatica* como seu principal princípio ativo, o asiaticosídeo, para melhorar o processo de cicatrização, em casos de fragilidade capilar, úlcera varicosa e celulite.

Ref.: Lee J *et al*. 1. Asiaticoside induces human collagen I synthesis through TGFbeta receptor I kinase (TbetaRI kinase)-independent Smad signaling. *Planta Med*. 2006 Mar; 72(4):324-8. 2. Bonte F *et al*. Influence of asiatic acid, madecassic acid, and asiaticoside on human collagen I synthesis. *Planta Med*. 1994 Apr; 60(2):133-5.

3. N-Acetil Hidroxiprolina

N-Acetil Hidroxiprolina	200 mg
Excipiente qsp	1 cápsula
Mande.....cápsulas	

Posologia: 1 cápsula 3 vezes ao dia.

Indicações: para promover a formação normal de tecido conjuntivo nos casos de cirurgia plástica, transplantes de pele, ferimentos, queimaduras superficiais e nas esclerodermias. Também é usado como coadjuvante na terapêutica das osteoartrites e nas úlceras de estase, onde reduz a dor, aumenta a mobilidade e permite, frequentemente, a redução da dose dos analgésicos e anti-inflamatórios.

4. Colágeno Hidrolisado

Colágeno Hidrolisado	400 mg
Vitamina C	100 mg
Excipiente qsp	1 cápsula
Mande.....cápsulas	

Posologia: 2 cápsulas 2 a 3 vezes ao dia, com o estômago vazio.

Indicações: como fonte de aminoácidos para a síntese de novas fibras de colágeno, pelo organismo.

Produtos Dermatológicos 85

Obs.: trabalhos recentes mostraram que, embora a capacidade proliferativa e a síntese de colágeno sejam idade-dependentes, o ácido ascórbico é capaz de estimular a proliferação celular, bem como a síntese de colágeno pelos fibroblastos dérmicos, independente da idade do paciente. O uso do colágeno tem sido estudado também para manutenção saudável da pele, unhas e cabelos, na prevenção do envelhecimento precoce e da flacidez, assim como das estrias gravídicas.

Ref.: 1. Moskowitz RW. Role of collagen hydrolysate in bone and joint disease. *Semin Arthritis Rheum.* 2000 Oct; 30(2):87-99. 2. Velosa APP *et al.* Colágeno na cartilagem osteoartrótica. *Rev Bras Reumatol.* 2003 Mai/Jun; 43(3):160-6.

5. Cápsulas com Sulfato de Zinco

Sulfato de Zinco	220 mg
Excipiente qsp	1 cápsula
Mande.....cápsulas	

Posologia: 1 cápsula 3 vezes ao dia.

6. Cápsulas com Zinco Quelato

Zinco (Glicina)	15 mg
Vitamina A	50.000 UI
Excipiente qsp	1 cápsula
Mande.....cápsulas	

Posologia: 1 cápsula 3 vezes ao dia.

Indicações: úlceras, acne, acrodermatite enteropática e seborreia.

Obs.: 220 mg de sulfato de zinco heptaidratado correspondem a 50 mg de zinco elementar.

Uso Tópico

concentrações usuais

Acetato de Clostebol *	0,5 - 1 %
Alantoína	0,2 - 2 %
Alumínio Metálico em Pó	10 - 50 %
Bálsamo do Peru	1 %
D-Pantenol	0,5 - 2 %
Extrato de *Aloe vera*	2 - 10 %
Extrato de Calêndula	2 - 6 %
Extrato de Caracol	1 - 5 %
Extrato de Confrey	5 %
Extrato de *Phyllanthus emblica*, Emblica®	1 - 2 %
Fenitoína, Difenilhidantoína *	2 - 5 %
Metronidazol [1]	1 - 2 %
Óleo de Calêndula (Marigold Oil)	1 - 5 %
Óxido de Zinco	5 - 40 %
Papaína	2 - 10 %
Pentoxifilina	5 - 10 %
Sucralfato	2 - 25 %
Sulfadiazina de Prata	1 %
Tintura de Benjoim	5 - 10 %

* Princípios Ativos controlados pela Portaria 344 lista C-5 (SVS-MS), com receituário de controle especial em duas vias.

[1] Metronidazol: em formulações para uso tópico é usado na forma da base ou de cloridrato de metronidazol, em concentrações equivalentes à base (242 mg de cloridrato de metronidazol são aproximadamente equivalentes a 200 mg de metronidazol base, FEq=1,21).

86   Formulações Magistrais em Dermatologia

Exemplos de Fórmulas:

Formulações Cicatrizantes

1. Creme Cicatrizante

Acetato de Clostebol	0,5 %
Sulfato de Neomicina	0,5 %
Vitamina A	300.000 UI %
Vitamina D	40.000 UI %
Creme Hidratante qsp	100 g

Modo de Usar: aplicar sobre a região lesada, após limpeza, 2 vezes ao dia.

Indicações: ferimentos e ulcerações cutâneas, queimaduras, dermatoses erosivas da pele.

2. Creme ou Pomada com Emblica

Extrato de *Phyllanthus emblica*	2 %
Creme qsp	30 g
ou Pomada qsp	30 g

Modo de Usar: aplicar 1 a 2 vezes ao dia.

Indicações: ferimentos e ulcerações cutâneas.

Ref.: Sumitra M *et al*. *Emblica officinalis* (=*Phyllanthus emblica*) exerts wound healing action through up-regulation of collagen and extracellular signal-regulated kinases (ERK1/2). *Wound Repair Regen*. 2009 Jan/Feb; 17(1):99-107.

3. Creme com Extrato de Caracol

Extrato de Caracol	1 - 5 %
Creme qsp	30 g

4. *Spray* com Extrato de Caracol

Extrato de Caracol	1 - 5 %
Veículo qsp	50 ml
Mande em Frasco *Spray*	

Modo de Usar: aplicar à noite nas áreas afetadas.

Indicações: ferimentos, dermatite induzida por radioterapia.

Ref.: Brieva A *et al*. Molecular Basis for the Regenerative Properties of a Secretion of the Mollusk *Cryptomphalus aspersa*. *Skin Pharmacol Physiol*. 2008; 21:15-22.

Formulações para Úlceras

1. Creme com Ácido Linoleico

Ômega 3	5 %
Óleo de Girassol	10 %
Óleo de Soja	10 %
Creme não Iônico qsp	100 g

Modo de Usar: após limpeza, aplicar sobre a lesão e cobrir com gaze.

2. Óleo com Ácido Linoleico

Ômega 3	10 %
Óleo de Prímula	5 %
Óleo de Girassol	10 %
Óleo de Soja qsp	100 g

Modo de Usar: após limpeza, cobrir a lesão com gaze embebida.

Indicações: tratamento de úlceras crônicas de difícil cicatrização.

Obs.: concentração de ácido linoleico em óleos vegetais: óleo de girassol - 75 %, óleo de prímula - 50 %, óleo de soja - 25 %.

Ref.: Declair V. Tratamento de Úlceras Crônicas de Difícil Cicatrização com Ácido Linoleico. *Jornal Brasileiro de Medicina*. 2002; 82(6):36-41.

Produtos Dermatológicos 87

3. Creme com Fenitoína 2 %

Fenitoína	2 %
Óxido de Zinco	10 %
Creme Hipoalergênico qsp	100 g

4. Pomada com Fenitoína 5 %

Fenitoína	5 %
Gel de Petrolato e Polietileno * qsp	100 g

* Crodabase SQ® - base autoemulsionante, combinação de tensoativos e álcoois graxos, usada como alternativa às pomadas.

Modo de Usar (formulações acima): aplicar nas lesões 1 a 2 vezes ao dia ou a cada limpeza do curativo.

Indicações: úlceras, ferimentos, queimaduras.

5. Creme com Fenitoína e Metronidazol

Fenitoína	2 %
Metronidazol	1 %
Óxido de Zinco	10 %
Creme Hipoalergênico qsp	100 g

6. Pomada com Fenitoína Assoc.

Fenitoína	2 %
Metronidazol	2 %
Lidocaína (base)	2 %
Cetoprofeno	2 %
Creme ou Gel de Petrolato qsp	100 g

Modo de Usar (formulações acima): aplicar nas lesões 1 a 2 vezes ao dia ou a cada limpeza do curativo.
Indicações: úlceras infectadas, ferimentos, queimaduras.

Obs.: a fenitoína tem ação inibidora sobre a colagenase sendo por isso usada, experimentalmente, para o tratamento da úlcera varicosa. Estimula a formação de tecido cicatricial e reduz em aproximadamente 50% o tempo de cicatrização.

7. Loção Cremosa com Metronidazol

Metronidazol	1 - 2 %
Loção Cremosa qsp	100 g

Modo de Usar: aplicar em compressas úmidas 3 vezes ao dia.

Indicações: escaras, úlceras varicosa e diabética.

8. Gel com Metronidazol

Metronidazol	1 - 2 %
Gel de Hidroxietilcelulose qsp	60 g

Modo de Usar: aplicar 1 a 2 vezes ao dia ou em cada troca de curativo.

Indicações: úlceras e lesões cutâneas com mau odor.

9. *Spray* Tópico com Metronidazol

Metronidazol	1 - 2 %
Propilenoglicol	10 %
Água Destilada qsp	100 ml

Modo de Usar: aplicar o *spray* sobre as lesões no momento do curativo.

Indicações: úlceras e lesões cutâneas com mau odor.

Ref.: 1. Formulations - Metronidazole 1% Topical Spray - *International Journal of Pharmaceutical Compounding*. 2002 Mar/Apr; 6(2). 2. Mekrut-Barrows C. Softening the Pain of Cancer-Related Wounds. *Ostomy Wound Management*. 2006 Sep; 52(9):12-3. 3. Naylor W. Symptom control in the management of fungating wounds. In.: http://www.worldwidewounds.com/2002/march/Naylor/ Symptom-Control-Fungating-Wounds.html em 5 de maio de 2011.

88 Formulações Magistrais em Dermatologia

10. Creme com Sucralfato

Sucralfato	10 %
Gentamicina (como Sulfato)	0,3 %
Hidróxido de Alumínio	1,5 %
Creme Base qsp	50 g

Modo de Usar: aplicar 1 a 2 vezes ao dia.

Indicações: úlceras, ferimentos e escaras.

Obs.: o sucralfato atua formando uma barreira física com o meio ambiente e se ligando aos fatores de crescimento dos fibroblastos, impedindo a sua degradação e, deste modo, promovendo a cicatrização. Tem também atividade antibacteriana.

Ref.: 1. Tsakayannis D *et al*. Sucralfate and chronic venous stasis ulcers. *Lancet*. 1994; 343:424-5. 2. Allen LV. Decubitus ulcer wound care ointment. *US Pharmacist*. 1991; 84:76-7. 3. Alpsoy E *et al*. The use of sucralfate suspension in the treatment of oral and genital ulceration of Behçet disease: a randomized, placebo-controlled, double-blind study. *Arch Dermatol*. 1999; 135:529-32. 4. Folkman J *et al*. Sucralfate affinity for fibroblast growth factor. *J Cell Biol*. 1990; 111:223a.

11. Pomada com Sucralfato e Ac. Hialurônico

Sucralfato	25 %
Ácido Hialurônico	0,6 %
Pectina	7,5 %
Gelatina	7,5 %
Carboximetilcelulose Sódica	5 %
Óleo de Coco Fracionado qsp	100 g

Modo de Usar: aplicar 1 a 2 vezes ao dia.

Indicações: úlceras e ferimentos.

12. Sucralfato, Metronidazol e Lidocaína

Sucralfato	4 %
Metronidazol	2 %
Propilenoglicol	5 %
Cloridrato de Lidocaína	1 %
Gel de Metilcelulose 3 % qsp	100 g

Modo de Usar: aplicar 1 a 2 vezes ao dia.

Indicações: úlceras e ferimentos.

Ref.: 1. Allen Jr LV (editor). Formulations - Sucralfate and Hyaluronic Acid Ointment. *International Journal of Pharmaceutical Compounding*. 2008 Jul/Aug; 12(4):359. 2. Wynn T, Williams LA. Compounding with Sucralfate for the Treatment of External Wounds. *International Journal of Pharmaceutical Compounding*. 2009 Jan/Feb; 132(1):26-29. 3. Banati A *et al*. Topical use of Sucralfate Cream in second and third degree burns. *Burns*. 2001 Aug; 27(5):465-9.

13. Creme com Sulfadiazina de Prata

Sulfadiazina de Prata	1 %
Creme Base p/ Sulfadiazina de Prata qsp	100 g

14. Creme com Sulfadiazina de Prata e Nitrato de Cério

Sulfadiazina de Prata	1 %
Nitrato de Cério	0,4 %
Creme Base p/ Sulfadiazina de Prata qsp	100 g

15. Creme com Sulfadiazina de Prata e Ácido Hialurônico

Sulfadiazina de Prata	1 %
Ácido Hialurônico	0,2 %
Creme Base p/ Sulfadiazina de Prata qsp	100 g

Produtos Dermatológicos 89

Modo de Usar (formulações acima): aplicar uma camada de 3 a 5 mm, após limpeza e debridamento da área, com luva ou espátula (estéreis), uma vez ao dia. O tratamento deve ser mantido até o processo de cicatrização mostrar-se satisfatório ou a região estiver pronta para um enxerto de pele.

Indicações: feridas decorrentes de queimaduras de 2° e 3° graus, recuperação de tecido cutâneo em úlceras varicosas infectadas, herpes zoster.

Obs.: o nitrato de cério tem ação dessensibilizante, melhora a propriedade antibacteriana da sulfadiazina de prata e acelera a cicatrização.

Ref.: 1. Abdalla S, Dadalti P. Uso da sulfadiazina de prata associada ao nitrato de cério em úlceras venosas: relato de dois casos. *An Bras Dermatol.* 2003 Mar/Abr; 78(2):227-233. 2. Gracia CG. An open study comparing topical silver sulfadiazine and topical silver sulfadiazine-cerium nitrate in the treatment of moderate and severe burns. *Burns.* 2001 Feb; 27(1):67-74. 3. Ross DA *et al.* The use of cerium nitrate-silver sulphadiazine as a topical burns dressing. *Br J Plast Surg.* 1993 Oct; 46(7):582-4. 4. Costagliola M, Agrosì M. Second-degree burns: a comparative, multicenter, randomized trial of hyaluronic acid plus silver sulfadiazine vs. silver sulfadiazine alone. *Curr Med Res Opin.* 2005 Aug; 21(8):1235-40.

16. Creme com Pentoxifilina 5 %

Pentoxifilina	5 %
Propilenoglicol	5 %
Creme Excipiente qsp	100 g

17. Gel Transdérmico com Pentoxifilina

Pentoxifilina	10 %
Gel Transdérmico PLO qsp	10 ml
Mande.....seringas calibradas com 10 ml ou em.....sachês monodose ou em frasco dosador calibrado (1 ml) com.....ml.	

Modo de Usar (formulações acima): aplicar 1 a 2 vezes ao dia, ao redor das lesões.

Indicações: para aumentar a circulação local ao redor da úlcera e favorecer a cicatrização.

Ref.: 1. Helmke CD. Current Topical Treatmentes in Wound Healing. *International Journal of Pharmaceutical Compounding.* 2004 Jul/Aug; 8(4):269-274. 2. Allen Jr LV (editor). Formulations - Pentoxifylline 5% Topical Cream. *International Journal of Pharmaceutical Compounding.* 2004 Jul/Aug; 8(4):301.

18. Pasta de Unna

Óxido de Zinco	15 %
Gelatina	15 %
Glicerina	35 %
Água Destilada qsp	100 g
Preparar.....gramas	

Modo de Usar: aquecer em banho-maria e aplicar embebida em atadura de gaze.

Indicações: úlcera varicosa não infectada, varizes, edemas linfáticos.

Confecção da bota de Unna: lavar a perna ou pé e aplicar um talco após secar. A pasta de Unna previamente aquecida é então aplicada sobre as partes afetadas e, a seguir, coberta com bandagem de gaze. Em geral são aplicadas 4 camadas de pasta, sendo todas recobertas por bandagem. A bota deve ser substituída inicialmente a cada 3 dias e depois mais espaçadamente. Se as condições da pele circundante

90 Formulações Magistrais em Dermatologia

não forem boas, pode-se fazer compressão com atadura elástica. Na confecção da bota de Unna, o enfaixamento deve começar na parte distal em direção à proximal (do pé para a panturrilha).

Ref.: Figueiredo M. Úlcera Varicosa. Angiologia e cirurgia vascular: guia ilustrado. Maceió: UNCISAL/ECMAL & LAVA; 2003.

Formulações para Escaras

1. Pasta de Alumínio

Alumínio Metálico em Pó	50 %
Vaselina Sólida qsp	100 g

Modo de Usar: aplicar 1 a 2 vezes ao dia.

Indicações: escaras.

2. Pomada com Bálsamo de Peru

Bálsamo do Peru	1 %
Vaselina Sólida qsp	100 g

Modo de Usar: em curativos oclusivos diários.

Indicações: escaras, úlcera de perna.

3. Pasta de Alumínio e Óxido de Zinco

Alumínio Metálico em Pó	10 %
Óxido de Zinco	5 %
Vaselina Líquida	5 %
Vaselina Sólida sp	100 g

Modo de Usar: aplicar 1 a 2 vezes ao dia.

Indicações: escaras.

4. Pasta com Benjoim e Bálsamo do Peru

Tintura de Benjoim	5 %
Bálsamo do Peru	1 %
Óxido de Zinco	40 %
Óleo de Amêndoas qsp	100 g

Modo de Usar: aplicar 1 a 2 vezes ao dia.

Indicações: escaras.

5. Creme com Tintura de Benjoim

Tintura de Benjoim	10 %
Cold Cream qsp	100 g

Modo de Usar: aplicar 1 a 2 vezes ao dia.

Indicações: prevenção de escaras.

6. Loção com Confrey

Extrato de Confrey	5 %
Água Destilada qsp	100 ml

Modo de Usar: aplicar em compressas durante 30 minutos, 2 a 3 vezes ao dia.

Indicações: escaras, úlceras de perna.

Formulações para Queimaduras Solares / Irradiação

1. Creme para Queimaduras Solares

Alantoína	0,5 %
D-Pantenol	2 %
Vitamina A	400.000 UI %
Vitamina D	30.000 UI %
Creme Hidratante qsp	100 g

Modo de Usar: aplicar 1 a 2 vezes ao dia, nas regiões afetadas.

Indicações: queimaduras solares.

2. Creme, Gel ou Pomada com *Aloe vera*

Extrato de *Aloe vera*	5 - 10 %
Vitamina E	1 - 3 %
Creme, Gel ou Pomada qsp	30 g

3. Creme com *Aloe vera* e Pentoxifilina

Extrato de *Aloe vera*	5 %
Pentoxifilina	5 %
Creme Excipiente qsp	30 g

Modo de Usar (formulações acima): aplicar 1 a 2 vezes ao dia.

Indicações: queimaduras solares, radiodermites, ulcerações provocadas pelo frio, escaras.

Ref.: 1. Datta R, Apte CV. Frostbite of the Pinna and Nose. *Medical Journal Armed Forces India*. 2007; 63(3):286-287. Puvabanditsin P, Vongtongsri R. Efficacy of aloe vera cream in prevention and treatment of sunburn and suntan. *J Med Assoc Thai*. 2005 Sep; 88 Suppl 4:S173-6. 3. Miller MB, Koltai PJ. Treatment of experimental frostbite with pentoxifylline and aloe vera cream. *Arch Otolaryngol Head Neck Surg*. 1995 Jun; 121(6):678-80.

4. Creme com Calêndula

Extrato de Calêndula	5 %
Óleo de Calêndula	2,5 %
Alantoína	0,5 %
Alfa Bisabolol	0,5 %
Creme Hidratante qsp	100 g

Modo de usar: aplicar na área irradiada, após cada sessão.

Indicações: prevenção da dermatite aguda em paciente submetidos à irradiação, radiodermites.

Ref.: Pommier P *et al*. Phase III randomized trial of *Calendula officinalis* compared with trolamine for the prevention of acute dermatitis during irradiation for breast cancer. *J Clin Oncol*. 2004 Apr; 22(8):1447-53.

Formulações para Fissuras dos Mamilos

As formulações para fissuras dos mamilos devem ser aplicadas nos mamilos limpos e secos, após amamentação. Antes de amamentar novamente, lavar os mamilos com água morna recentemente fervida.

1. Lanolina Anidra Purificada

Lanolina Anidra Purificada	100 %
Mande em bisnaga com.....g	

2. Pomada Preta

Nitrato de Prata	0,3 %
Bálsamo do Peru	1 %
Benzocaína	1,5 %
Tetracaína	1 %
Lanolina	10 %
Vaselina Sólida qsp	30 g

3. Creme com Vitaminas A e D

Bálsamo do Peru	1 %
Subnitrato de Bismuto	10 %
Benzocaína	2 %
Vitamina A	60.000 UI %
Vitamina D	8.000 UI %
Creme qsp	50 g

92 Formulações Magistrais em Dermatologia

4. Creme com Óleo de Rosa Mosqueta

Óleo de Rosa Mosqueta	10 %
Alantoína	2 %
Benzocaína	1 %
Creme qsp	50 g

5. Creme com Própolis

Própolis	3 %
Extrato de Calêndula	2 %
Alantoína	2 %
Creme qsp	30 g

6. Creme Hidratante para os Mamilos

Alantoína	1 %
Benzocaína Cloridrato	1 %
Vitamina A	60.000 UI %
Vitamina E	2 %
Creme Base qsp	30 g

7. Creme com Corticoide

Hidrocortisona	0,5 %
Bálsamo do Peru	1 %
Irgasan	0,1 %
Lanolina Anidra	15 %
Creme qsp	30 g

8. Creme Hidratante com Camomila

Extrato Glicólico de Camomila	1 %
Alantoína	2 %
Vitamina A	60.000 UI %
Vitamina E	2 %
Creme Base qsp	30 g

9. Creme com Confrey e Própolis

Extrato Glicólico de Confrey	3 %
Própolis	3 %
Benzocaína	1 %
Óleo de Rosa Mosqueta	5 %
Creme qsp	30 g

10. Loção Adstringente

Ácido Benzoico	1,2 %
Tanino	6 %
Glicerina	6 %
Álcool 90 %	25 %
Água de Rosas qsp	30 ml

Modo de Usar: aplicar embebida em gaze ou algodão, após as mamadas. Esta formulação é apropriada para uso concomitante a uma das anteriores.

Formulações para Prevenção das Fissuras dos Mamilos

1. Pérolas com Óleo de Gérmen de Trigo

Óleo de Gérmen de Trigo	250 mg
Mande.....pérolas	

Modo de Usar: aplicar o conteúdo de uma pérola nos mamilos, 1 a 2 vezes ao dia.

2. Óleo de Rosa Mosqueta

Óleo de Rosa Mosqueta	10 ml
Mande em frasco conta-gotas	

Modo de Usar: aplicar à noite algumas gotas nos mamilos, com massagem circular suave até a sua total absorção (2 a 3 minutos).

3. Creme com Rosa Mosqueta

Óleo de Rosa Mosqueta	10 %
Alantoína	1 %
D-Pantenol	1 %
Creme Hidratante qsp	30 g

Modo de Usar: aplicar 2 a 3 vezes ao dia, com massagem suave.

4. Creme com Óleo de Amêndoas

Óleo de Amêndoas	10 %
Vitamina E	1 %
Lanolina Anidra Purificada	10 %
Creme qsp	30 g

Modo de Usar: aplicar 2 a 3 vezes ao dia, com massagem suave.

Produtos Dermatológicos 93

5. Creme com Óleo de Uva

Óleo de Sementes de Uva	10 %
Vitamina E	1 %
Alantoína	0,5 %
Creme qsp	30 g

Modo de Usar: aplicar 2 a 3 vezes ao dia, com massagem suave.

6. Creme com Óleo de Calêndula e Prímula

Óleo de Calêndula	2 %
Óleo de Prímula	5 %
Alantoína	1 %
Creme qsp	30 g

Modo de Usar: aplicar 2 a 3 vezes ao dia, com massagem suave.

Outras Formulações

1. Gel com Papaína

Papaína	2 - 10 %
Gel de Carbopol qsp	100 g

Modo de usar: aplicar sobre a lesão e ocluir. Remover no dia seguinte com soro fisiológico e reaplicar.

Indicações: para remoção de tecido necrótico em ferimentos, úlceras e queimaduras.

Obs.: o gel deve ser conservado em frasco bem vedado, para evitar a oxidação e desnaturação da enzima.

Ref.: 1. Velasco MVR. Desenvolvimento e padronização de gel contendo papaína para uso tópico. São Paulo, 1993 (Dissertação de mestrado - Faculdade de Ciências Farmacêuticas da Universidade de São Paulo). 2. Mandelbaum SH *et al*. Cicatrização: conceitos atuais e recursos auxiliares. *An Bras Dermatol*. Rio de Janeiro, 2003 Set/Out; 78(5):525-542.

2. Gel com Gluconato de Cálcio

Gluconato de Cálcio	2,5 %
Hidroxipropilmetilcelulose *	2 %
Água Purificada qsp	100 g
* Methocel® E4M Premium.	

3. Gel com Gluconato de Cálcio e Lidocaína

Gluconato de Cálcio	2,5 %
Cloridrato de Lidocaína	2 %
Hidroxipropilmetilcelulose *	2 %
Água Purificada qsp	100 g

Modo de Usar: aplicar nas áreas afetadas a cada 2 ou 3 horas.

Indicações: tratamento de queimaduras por ácido fluorídrico.

Obs.: a aplicação imediata de gluconato de cálcio reduz os danos causados pela exposição da pele ao ácido fluorídrico. Os íons cálcio neutralizam os íons fluoreto, produzindo fluoreto de cálcio, insolúvel. Se houver necrose, deve-se debridar a lesão para permitir a penetração mais profunda do gluconato de cálcio. O ácido fluorídrico, além do uso industrial, é encontrado em soluções para limpeza e removedores de ferrugem.

Ref.: 1. Piraccini BM *et al*. Peri and subungual burns caused by hydrofluoric acid. *Contact Dermatitis*. 2005 Apr; 52(4):230-2. 2. Allen Jr LV (editor). Formulations - Calcium Gluconate 2.5% Topical Gel. *International Journal of Pharmaceutical Compounding*. 2008 May/Jun; 12(3):262.

94 Formulações Magistrais em Dermatologia

17. Dermatite Atópica

A dermatite atópica é uma enfermidade com um componente hereditário, caracterizada por hiper-reatividade imune e cujos sintomas principais são descamação, prurido e erupção cutânea. O paciente tem a pele seca e é conveniente aplicar cremes emolientes que contenham ureia ou ácido láctico depois do banho diário.

No tratamento das lesões exsudativas podem ser utilizados produtos hidratantes e calmantes, e em lesões secas e descamativas pode-se empregar formulações antipruriginosas e/ou corticoides tópicos. Os corticoides sistêmicos em ciclos curtos são úteis em casos agudos e graves.

Os anti-histamínicos antagonistas H_1 são empregados para controlar o prurido, porém estão contraindicados por via tópica devido ao seu efeito fotossensibilizante. Em casos refratários podem ser administrados psicofármacos como a doxepina (antagonista H_1 e H_2), ou antagonistas de receptores H_2 como a cimetidina. O emprego de suplementos de óleos essenciais por via oral ajuda melhorar a pele seca.

Uso Oral
faixa de dosagem diária usual

Cimetidina	600 - 1.200 mg
Cloridrato de Papaverina	100 - 600 mg
Doxepina[1]	10 - 30 mg
Montelucaste[2]	5 - 10 mg
Óleo de Borage	1 - 2 g
Óleo de Prímula	2 - 4 g
Vitamina D3 (colecalciferol)	10 - 2.500 mcg (400 - 100.000 UI)
Lactobacillus acidophillus *	2×10^8 - 20×10^8 UFC
Lactobacillus bifidum *	2×10^8 - 20×10^8 UFC
Lactobacillus bulgaricus *	2×10^8 - 20×10^8 UFC
Lactobacillus casei *	2×10^8 - 20×10^8 UFC
Lactobacillus rhamnosus *	2×10^8 - 20×10^8 UFC

[1] Doxepina: administrada na forma de cloridrato em doses equivalentes à base (28,26 mg de cloridrato de doxepina são aproximadamente equivalentes a 25 mg de doxepina base, FEq=1,13). É um princípio ativo controlado pela Portaria 344 lista C-1 (SVS-MS), com receituário de controle especial em duas vias.
[2] Montelucaste: administrado na forma de sal sódico em doses equivalentes à base (10,38 mg de montelucaste de sódio equivalem aproximadamente a 10 mg de montelucaste base, FEq=1,04).
* Quantidades expressas em UFC (unidades formadoras de colônias): 2×10^8 = duzentos milhões, 20×10^8 = 2 bilhões. Para uso infantil, a dosagem deve ser reduzida à metade. Deve-se usar a relação UFC/g constante no certificado de análise do produto para calcular a quantidade a ser pesada para atender às prescrições.

Exemplos de Fórmulas:

1. Cimetidina

Cimetidina	300 mg
Excipiente qsp	1 cápsula
Mande.....cápsulas	

Posologia: 1 cápsula a cada 12 horas, por 30 dias.

2. Doxepina

Doxepina	5 a 10 mg
Excipiente qsp	1 cápsula
Mande.....cápsulas	

Posologia: 5 mg 2 vezes ao dia (ou 10 mg ao deitar) a 10 mg 3 vezes ao dia.

Produtos Dermatológicos   95

3. Papaverina (cápsulas)

Cloridrato de Papaverina	100 mg
Excipiente qsp	1 cápsula
Mande.....cápsulas	

Posologia: adultos - 1 a 2 cápsulas 2 a 3 vezes ao dia.

4. Papaverina (suspensão)

Cloridrato de Papaverina	100 mg
Veículo qsp	15 ml
Mande em frasco com.....ml	

Posologia: crianças - 100 a 150 mg a dia, divididos em 2 a 3 tomadas.

5. Montelucaste (cápsulas)

Montelucaste	5 - 10 mg
Excipiente qsp	1 cápsula
Mande.....cápsulas	

Posologia: crianças 6 a 14 anos - uma cápsula com 5 mg ao deitar; acima de 15 anos - uma cápsula com 10 mg ao deitar.

Obs.: os leucotrienos são mediadores pró-inflamatórios potentes derivados do ácido araquidônico através da via da 5-lipoxigenase. Dados experimentais sugerem um papel para os cisteinil-leucotrienos na patogênese da dermatite atópica e há, assim, uma base racional para a utilização de agentes farmacológicos para antagonizar os seus efeitos no tratamento dessa patologia. O montelucaste é um potente bloqueador da ação de leucotrienos, que inibe a união destes a seu receptor.

Ref.: 1. Angelova-Fischer I, Tsankov N. Successful treatment of severe atopic dermatitis with cysteinyl leukotriene receptor antagonist montelukast. *Acta Dermatovenerol Alp Pannonica Adriat*. 2005 Sep;14(3):115-9. 2. Capella GL *et al*. A randomized trial of leukotriene receptor antagonist montelukast in moderate-to-severe atopic dermatitis of adults. *European Journal of Dermatology*. 2001, 11(3):209-213. 3. Yanase DJ, David-Bajar K. The leukotriene antagonist montelukast as a therapeutic agent for atopic dermatitis. *J Am Acad Dermatol*. 2001 Jan; 44(1):89-93. 4. Rackal JM, Vender RB. The treatment of atopic dermatitis and other dermatoses with leukotriene antagonists. *Skin Therapy Lett*. 2004 Feb; 9(2):1-5.

6. Vitamina D3

Vitamina D3	1.600 UI
Excipiente qsp	1 cápsula
Mande.....cápsulas	

Posologia: 1 cápsula ao dia.

Ref.: Amestejani M *et al*. Vitamin D supplementation in the treatment of atopic dermatitis: a clinical trial study. *J Drugs Dermatol*. 2012 Mar; 11(3):327-30.

7. Óleo de Borage (Pérolas)

Óleo de Borage	500 mg
Excipiente qsp	1 pérola
Mande.....pérolas	

Posologia: 1 pérola 3 a 4 vezes ao dia.

Indicações: dermatite atópica, dismenorreia e STPM.

8. Óleo de Prímula (Pérolas)

Óleo de Prímula	500 mg
Excipiente qsp	1 pérola
Mande.....pérolas	

Posologia: 2 pérolas 3 a 4 vezes ao dia.

Indicações: dermatite atópica, dismenorreia e STPM.

96 Formulações Magistrais em Dermatologia

Obs.: o óleo de borage é obtido das sementes de *Borago officinalis* (Boraginaceae) e contém ácido gama-linoleico e ácido linoleico, constituintes das membranas dos tecidos e precursores das prostaglandinas. O seu uso tem sido indicado no tratamento coadjuvante da dermatite atópica, esclerose múltipla, dismenorreia e STPM, na forma de "pérolas" com 500 mg (1 pérola contém 120 mg de ácido gama-linoleico e 175 mg de ácido linoleico). O óleo de Prímula, ou *Evening Primrose Oil*, é obtido das sementes de *Oenothera biennis* (Onagraceae) e usado na forma de "pérolas" com 500 mg (1 pérola contém 60 mg de ácido gama-linoleico, 240 mg de ácido linoleico, 85 mg de ácido oleico e 10 mg de vitamina E).

Ref.: Senapati S et al. Evening primrose oil is effective in atopic dermatitis: a randomized placebo-controlled trial. Indian J Dermatol Venereol Leprol. 2008 Sep-Oct; 74(5):447-52.

1. *Pool* de Lactobacilos

Lactobacillus acidophilus	300 milhões UFC
Lactobacillus bifidum	300 milhões UFC
Lactobacillus bulgaricus	300 milhões UFC
Lactobacillus casei	300 milhões UFC
Lactobacillus rhamnosus	300 milhões UFC
FOS qsp	1 cápsula
Mande.....cápsulas	

Posologia: 1 cápsula ao dia, pela manhã.

2. Cápsulas com FOS e Lactobacilos

Lactobacillus acidophilus	300 milhões UFC
Lactobacillus bifidum	300 milhões UFC
Lactobacillus bulgaricus	300 milhões UFC
Lactobacillus casei	300 milhões UFC
Lactobacillus rhamnosus	300 milhões UFC
Inulina qsp	500 mg
Mande.....cápsulas	

Posologia: 1 cápsula ao dia, pela manhã.

Obs.: Lactobacilos são microrganismos que inibem o crescimento de outros microrganismos como *Clostridium perfringens, Bacillus subtilis, Escherichia coli, Proteus vulgaris, Candida albicans* e outros. Auxiliam a manutenção da flora bacteriana intestinal, a estabilização do pH, a síntese de vitamina K e vitaminas do complexo B. Melhora a digestão dos alimentos e a biodisponibilidade dos nutrientes. O seu uso é indicado em infecções intestinais, terapia com antibióticos por tempo prolongado e alergias alimentares. Para uso infantil, a dosagem deve ser reduzida à metade.

FOS (frutooligossacarídeos) são carboidratos compostos por uma molécula de d-glicose e 2 a 4 de d-frutose, não hidrolisáveis pelas enzimas digestivas humanas. São fermentados pelos lactobacilos e bifidobactérias da flora intestinal, sendo, por isso, considerados produto prebiótico, estimulante do crescimento dessas bactérias. Nesta fermentação são produzidos lactato, butirato, propionato e acetato, que reduzem o pH intestinal e, consequentemente, a população de bactérias como *Clostridium* e *E. coli*. É usado como prebiótico na faixa de 4 a 10 g ao dia. A sua ingestão pode estar associada à flatulência, e isto se torna mais flagrante em indivíduos que possuem intolerância à lactose.

Inulina é um polissacarídeo composto por frutose e uma unidade de glicose terminal. Ao contrário dos frutooligossacarídeos, que tem até 10 unidades de frutose, a inulina tem mais de 10 unidades. Não é hidrolisável pelas enzimas digestivas humanas, mas sim por bactérias do trato intestinal como os lactobacilos e as bifidobactérias. Como os frutooligossacarídeos, a inulina é considerada um prebiótico estimulante do crescimento dessas bactérias. É usada na faixa de 4 a 10 g ao dia. Pode ocorrer flatulência, mas com menor frequência em comparação com frutooligossacarídeos.

Ref.: 1. Kim SO et al. Effects of probiotics for the treatment of atopic dermatitis: a meta-analysis of randomized controlled trials. Ann Allergy Asthma Immunol. 2014 Jun 19. S1081-1206(14)00370-6. 2. Panduru M et al. Probiotics and primary prevention of atopic dermatitis: a meta-analysis of randomized controlled studies. J Eur Acad Dermatol Venereol. 2014 Apr 4.

Uso Tópico

concentrações usuais

Ácido Láctico	10 %
Arginina	2,5 %
Cafeína	10 - 30 %
Cetoconazol	2 %
Cloridrato de Doxepina *	5 %
Cloridrato de Naltrexona *	1 %
Cloridrato de Papaverina	1 %
Cromoglicato Dissódico	4 %
Glicerol	20 %
Pimecrolimus	1 %
Tacrolimus	0,03 - 0,1 %
Vitamina B12	0,07 %

* Princípios Ativos controlados pela Portaria 344 lista C-1 (SVS-MS), com receituário de controle especial em duas vias. Para uso tópico, são usadas concentrações do cloridrato de doxepina, sem equivalência com a base.

Exemplos de Fórmulas:

1. Corticosteroides

Ver item 6 - Anti-Inflamatórios Hormonais - Uso Tópico.

2. Gel com Cafeína

Cafeína	10 %
Transcutol	5 %
Gel qsp	60 g

Modo de Usar: aplicar nas lesões 3 a 4 vezes ao dia.

3. Cafeína e Hidrocortisona creme ou loção

Cafeína	30 %
Acetato de Hidrocortisona	0,5 %
Transcutol	5 %
Creme ou Loção Lanette qsp	100 g

Modo de Usar: aplicar 1 a 2 vezes ao dia.

Obs.: a cafeína tem ação antiproliferativa e pode aumentar o efeito da hidrocortisona no tratamento da dermatite atópica.

Ref.: 1. Kaplan RJ et al. Atopic dermatitis: clinical and immunologic aspects and treatment. Postgrad Med. 1978 Dec; 64(6):52-6. 2. Kaplan RJ et al. Topical use of caffeine with hydrocortisone in the treatment of atopic dermatitis. Arch Dermatol. 1978 Jan; 114(1):60-2. 3. Levi-Schaffer F et al. Diethylene glycol monoethyl ether (Transcutol) displays antiproliferative properties alone and in combination with xanthines. Skin Pharmacol 1996; 9(1):53-9.

4. Creme com Cetoconazol

Cetoconazol	2 %
Creme Excipiente qsp	100 g

Modo de Usar: aplicar 1 a 2 vezes ao dia.

5. Creme com Papaverina

Cloridrato de Papaverina	1 %
Creme Excipiente qsp	50 g

Modo de Usar: aplicar 1 a 2 vezes ao dia.

98   Formulações Magistrais em Dermatologia

6. Creme com Cromoglicato 0,21 %

Cromoglicato de Sódio	0,21 %
Creme Base Emoliente qsp	100 g

Modo de Usar: aplicar pequena quantidade do creme nas regiões da pele, afetadas pela dermatite atópica, 1-2 vezes por dia por pelo menos 1 mês.
Indicações: estabilizador de mastócitos em casos de dermatite atópica.

Obs.: no estudo abaixo foi usada uma formulação com baixa concentração de cromoglicato de sódio em um veículo hidrossolúvel, para o tratamento de dermatite atópica de moderada a severa, com significante diminuição nos pontos de eczema.

Ref.: Moore C *et al*. Topical sodium cromoglycate in the treatment of moderate to severe atopic dermatitis. *Ann Allergy Asthma Immunol*. 1998 Nov; 81(5 Pt 1):452-8.

7. Loção com Cromoglicato 4 %

Cromoglicato de Sódio	4 %
Loção Emoliente qsp	100 g

Modo de Usar: aplicar nas regiões afetadas 1 a 2 vezes ao dia.

Indicações: estabilizador de mastócitos em casos de dermatite atópica.

Obs.: no estudo abaixo, o grupo tratado com cromoglicato mostrou melhoria clínica importante, permitindo redução na aplicação de corticoides.

Ref.: Stainer R *et al*. Efficacy and acceptability of a new topical skin lotion of sodium cromoglicate (Altoderm) in atopic dermatitis in children aged 2-12 years: a double-blind, randomized, placebo-controlled trial. *Br J Dermatol*. 2005 Feb; 152(2):334-41.

8. Creme com Doxepina

Cloridrato de Doxepina	5 %
Creme Excipiente qsp	30 g

9. Creme com Doxepina e Triancinolona

Cloridrato de Doxepina	5 %
Acetonido de Triancinolona	0,1 %
Creme Excipiente qsp	30 g

Modo de Usar (formulações acima): aplicar sobre as lesões 2 a 4 vezes ao dia.

Indicações: prurido, em pacientes com dermatite atópica.

10. Creme com Naltrexona

Cloridrato de Naltrexona	1 %
Creme Excipiente qsp	30 g

Modo de Usar: aplicar sobre as lesões 2 vezes ao dia.

Indicações: prurido, em pacientes com dermatite atópica.

Ref.: 1. Fernández Vozmediano JM, Armario Hita JC. Nuevas perspectivas terapéuticas en dermatitis atópica. *Med Cutan Iber Lat Am*. 2011; 39(1):30-36. 2. Sendagorta Cudós E, Lucas Laguna R. Tratamiento de la dermatitis atópica. *Rev Pediatr Aten Primaria*. 2009; 11(15):49-67.

11. Creme com Pimecrolimus

Pimecrolimus	1 %
Creme qsp	30 g

Modo de Usar: aplicar pequena quantidade 2 vezes ao dia.

Indicações: eczema atópico, lesão cutânea refratária de lupus eritematoso sistêmico.

Ref.: 1. Ring J *et al*. Control of atopic eczema with pimecrolimus cream 1% under daily practice conditions: results of a > 2000 patient study. *Journal of the European Academy of Dermatology & Venereology*. 2008 Feb; 22(2):195-203. 2. Rangel LV *et al*. Terapia Tópica com Pimecrolimus em Lesão Cutânea Refratária de Lúpus Eritematoso Sistêmico. *Rev Bras Reumatol*. 2006 Mai/Jun; 46(3):230-233.

12. Tacrolimus Pomada

Tacrolimus	0,03 - 0,1 %
Pomada qsp	30 g

Modo de Usar: adultos (a partir de 16 anos) - tratamento inicial - aplicar a pomada a 0,1 % duas vezes ao dia durante 3 semanas; manutenção - é feita com a pomada a 0,03 %, duas vezes ao dia, até o desaparecimento das lesões; crianças (2 a 15 anos) - tratamento inicial - aplicar a pomada a 0,03 % duas vezes ao dia durante 3 semanas; manutenção - aplicar a pomada a 0,03 % uma vez ao dia até o desaparecimento das lesões.

Indicações: dermatite atópica, psoríase, ptiríase alba, vitiligo.

Ref.: 1. Doss N *et al*. Superiority of tacrolimus 0.1% ointment compared with fluticasone 0.005% in adults with moderate to severe atopic dermatitis of the face: results from a randomized, double-blind trial. *British Journal of Dermatology*. 2009 Aug, 161(2):427-434. 2. Olano DG. Tacrolimus como tratamiento de la dermatitis atópica: estudio piloto observacional en la práctica clínica. *Alergol Inmunol Clin*. 2003; 18:269-273.

13. Creme com Vitamina B12

Vitamina B12	0,07 %
Óleo de Abacate	3 - 5 %
Creme Emoliente qsp	60 g

Modo de Usar: aplicar 2 vezes ao dia nas regiões afetadas.
Indicações: dermatite atópica, psoríase.

Obs.: a vitamina B12 inibe a produção de citocinas pelos linfócitos e, consequentemente, a produção de óxido nítrico, modulando assim a atividade das células T.

Ref.: Stucker M *et al*. Topical vitamin B12 - a new therapeutic approach in atopic dermatitis - evaluation of efficacy and tolerability in a randomized placebo-controlled multicentre clinical trial. *British Journal of Dermatology*. 2004; 150:977-83.

100 **Formulações Magistrais em Dermatologia**

14. Creme com Ácido Láctico

Ácido Láctico	10 %
Creme Excipiente qsp	50 g

Modo de Usar: aplicar 1 a 2 vezes ao dia.

15. Creme com Ácido Láctico e Ureia

Ácido Láctico	5 %
Ureia	10 %
Creme não Iônico qsp	50 g

Modo de Usar: aplicar 1 a 2 vezes ao dia.

Ref.: Valda L *et al.* Dermatitis atópica: Etiopatogenia, diagnóstico y manejo terapéutico. *Revista Hospital Clínico Universidad de Chile.* 2001; 12(2):119-128.

16. Arginina

Cloridrato de Arginina	2,5 %
Pomada qsp	60 g

Modo de Usar: aplicar 2 vezes ao dia nas regiões afetadas.

Indicações: dermatite atópica, pele seca.

Obs.: a arginina promove um aumento significativo do conteúdo de ureia no estrato córneo, melhorando assim a hidratação cutânea.

Ref.: 1. Nenoff P *et al.* Topically applied arginine hydrochloride. Effect on urea content of stratum corneum and skin hydration in atopic eczema and skin aging. *Hautarzt.* 2004 Jan; 55(1):58-64. 2. Wohlrab J *et al.* The influence of L-arginine on the regulation of epidermal arginase. *Skin Pharmacol Appl Skin Physiol.* 2002 Jan/Feb; 15(1):44-54.

17. Emulsão de Glicerol a 20%

Glicerol	20 %
Emulsão Cremosa qsp	100 ml

Modo de Usar: aplicar 2 vezes ao dia nas regiões afetadas.

Indicações: dermatite atópica, pele seca.

Obs.: o glicerol aumenta a hidratação do estrato córneo, diminui os sinais clínicos da inflamação e melhora a função barreira da epiderme. É um princípio ativo seguro e eficaz no alívio dos sintomas da dermatite atópica.

Ref.: 1. Breternitz M *et al.* Placebo-controlled, double-blind, randomized, prospective study of a glycerol-based emollient on eczematous skin in atopic dermatitis: biophysical and clinical evaluation. *Skin Pharmacol Physiol.* 2008; 21(1):39-45. 2 Andersen F *et al.* Comparison of the effect of glycerol and triamcinolone acetonide on cumulative skin irritation in a randomized trial. *J Am Acad Dermatol.* 2007 Feb; 56(2):228-35.

Produtos Dermatológicos   101

18. Discromias

Hipercromias

Uso Oral
faixa de dosagem diária usual

Betacaroteno .... 50 - 100 mg
Licopeno .... 5 - 20 mg
Picnogenol .... 75 mg
Polypodium leucotomos .... 160 - 480 mg
Romã Extrato Seco, Pomegranate .... 250 - 500 mg

Exemplos de Fórmulas:

1. Betacaroteno cápsulas

Betacaroteno   50 mg
Excipiente qsp   1 cápsula
Mande.....cápsulas

Posologia: 1 cápsula 2 vezes ao dia por um período de 2 a 3 semanas, reduzindo-se para 1 cápsula ao dia durante 1 mês.

Indicações: como fotoprotetor sistêmico em doenças fotossensitivas (lupus eritematoso, porfirias).

2. Licopeno

Licopeno   5 a 10 mg
Excipiente qsp   1 cápsula
Mande.....cápsulas

Posologia: 1 cápsula 2 vezes ao dia, antes das principais refeições.

Indicações: como antioxidante e fotoprotetor sistêmico contra a radiação ultravioleta.

Obs.: o licopeno é um carotenoide presente nos tomate, *Solanum lycopersicum* (Solanaceae) e em outros frutos, com ação antioxidante potente. Assim como outros carotenoides, protege as células contra os radicais livres. Sua estrutura química é semelhante à do betacaroteno, mas possui 2 ligações duplas a mais e anéis abertos, o que lhe confere maior ação antioxidante.

Ref.: González S *et al*. The latest on skin photoprotection. *Clinics in Dermatology*. 2008; 26:614-626.

3. Picnogenol

Picnogenol   25 mg
Excipiente qsp   1 cápsula
Mande.....cápsulas

Posologia: 1 cápsula 3 vezes ao dia, às refeições.

Obs.: é um extrato obtido da casca do pinheiro francês (*Pinus maritima*), originário da região costeira do sudeste da França. Contém procianidinas, catequinas e glicosídeos fenólicos, entre outras substâncias.

102 Formulações Magistrais em Dermatologia

Estudos *in vitro* mostraram que o picnogenol tem ação antioxidante e varredora de radicais livres, várias vezes mais potente do que vitamina E e a vitamina C. Além disso, ele recicla a vitamina C, regenera a vitamina E e aumenta as enzimas antioxidantes do sistema endógeno. O picnogenol também protege contra a radiação ultravioleta, sendo por isso usado no tratamento do melasma. O seu uso, entretanto, não dispensa o de fotoprotetores.

Ref.: 1. Ni Z *et al*. Treatment of melasma with Pycnogenol. *Phytother Res*. 2002 Sep; 16(6):567-571. 2. Packer L *et al*. Antioxidant activity and biologic properties of a procyanidin-rich extract from pine *(Pinus maritima)* bark, pycnogenol. *Free Radical Biology & Medicine*. 1999; 27(5-6):704-724.

4. *Polypodium leucotomos* cápsulas

Polypodium leucotomos	160 mg
Excipiente qsp	1 cápsula
Mande.....cápsulas	

Posologia: 1 cápsula 3 vezes ao dia.

Indicações: como fotoprotetor oral na erupção polimórfica à luz e nas fotodermatites idiopáticas. Também é usado na prevenção do fotoenvelhecimento cutâneo.

Obs.: é um extrato seco obtido dos rizomas de uma espécie de samambaia, *Polypodium leucotomos* (Polipodiaceae) com ação fotoprotetora por via oral. Também tem atividade estimuladora dos linfócitos T supressores, anti-inflamatória, nootrópica e antioxidante. O seu uso é contraindicado no diabetes, pois pode induzir hiperglicemia nesses pacientes, e na úlcera gastroduodenal.

Ref.: 1. Tanew A *et al*. Oral administration of a hydrophilic extract of *Polypodium leucotomos* for the prevention of polymorphic light eruption. *J Am Acad Dermatol*. 2012 Jan; 66(1):58-62. 2. Gonzalez S *et al*. Mechanistic insights in the use of a *Polypodium leucotomos* extract as an oral and topical photoprotective agent. *Photochem Photobiol Sci*. 2010 Apr; 9(4):559-63. 3. Caccialanza M *et al*. Photoprotective activity of oral *Polypodium leucotomos* extract in 25 patients with idiopathic photo-dermatoses. *Photodermatol Photoimmunol Photomed*. 2007 Feb; 23(1).46-7.

5. Romã

Romã Extrato Seco	250 mg
Excipiente qsp	1 cápsula
Mande.....cápsulas	

Posologia: 1 cápsula 2 vezes ao dia.

Obs.: o extrato seco das sementes da romã ou pomegranate, *Punica granatum* (Lythraceae), contém 40 % de ácido elágico, um polifenol com potente ação antioxidante, além de outros compostos como a genisteína, um fitoestrógeno. O seu uso tem sido estudado como clareador da pele em hipercromias melanodérmicas e também na profilaxia do câncer de próstata.

Ref.: 1. Bell C, Hawthorne S. Ellagic acid, pomegranate and prostate cancer - a mini review. *J Pharm Pharmacol*. 2008 Feb; 60(2):139-44. 2. Kasai K *et al*. Effects of Oral Administration of Ellagic Acid-Rich Pomegranate Extract on Ultraviolet-Induced Pigmentation in the Human Skin. *J Nutr Sci Vitaminol* (Tokyo). 2006 Oct; 52(5):383-8.

Produtos Dermatológicos   103

2. Uso Tópico

concentrações usuais

Melanodérmicas

Ácido Ascórbico 2-Glicosado, AA2G® ....0,5 - 2 %
Ácido Azelaico ....10 - 20 %
Ácido Fítico ....0,5 - 2 %
Ácido Glicólico ....4 - 8 %
Ácido Kójico ....1 - 3 %
Ácido Mandélico ....2 - 10 %
Ácido Retinoico ....0,05 - 0,1 %
Ácido Tranexâmico ....2 - 3 %
Arbutin, Hidroquinona Beta D-Glucopiranosídeo ....0,5 - 3 %
Extrato de Asafétida ....2 %
Extrato de *M. nigra*, *S. stolonifera*, *S. baicalensis* e *V. vinifera*, Biowhite® ....1 - 4 %
Diglicinato de Azeloil Potássio, Azeloglicina® ....5 - 10 %
Fosfato de Ascorbil Magnésio, VC-PMG® ....1 - 3 %
Haloxyl® ....2 %
Hidroquinona ....2 - 10 %
Palmitato de Ascorbila ....2 - 10 %
Silicato de Alumínio Sintético, Antipollon® HT ....0,5 - 4 %
Skin Whitening Complex® ....2 - 5 %
Sulfato de Zinco ....10 %

Não Melanodérmicas

Ácido Tioglicólico ....2 - 20 %
Ácido Tranexâmico ....3 %
Mesilato de Deferoxamina ....2,5 - 5 %

Hipercromias Melanodérmicas

As formulações clareadoras devem ser usadas à noite, nas regiões hiperpigmentadas. Durante o dia, é importante para o sucesso do tratamento, o uso de fotoprotetores (UV-A + UV-B), não apenas nas manchas como também em toda região adjacente. Após o tratamento, os pacientes deverão continuar com o uso de fotoprotetores (UV-A + UV-B), para evitar recidivas.

Nas associações de um agente clareador com o ácido glicólico ou retinoico, o acompanhamento dos resultados deve ser feito logo no início do tratamento. Em caso de irritação da pele, ou em pacientes com pele muito sensível, pode-se associar um anti-inflamatório como o ácido glicirrhízico ou o alfa bisabolol.

Quando ocorrer uma irritação mais intensa, recomenda-se fazer o uso em separado dos princípios ativos: em primeiro lugar aplicar o ácido glicólico ou retinoico durante alguns minutos, retirando-se em seguida com água corrente, para depois aplicar o agente clareador.

Exemplos de Fórmulas

Obs.: ver também o capítulo de Produtos Cosméticos e Cosmiátricos (princípios ativos despigmentantes e formulações cosmiátricas para hipercromias).

104 **Formulações Magistrais em Dermatologia**

Formulações com Hidroquinona

1. Loção Alcoólica

Hidroquinona	10 %
Propilenoglicol	10 %
Álcool 70 % qsp	100 ml

2. Creme com Ácido Retinoico

Hidroquinona	7 %
Ácido Retinoico	0,05 %
Creme Lanette qsp	60 g

3. Creme com Ác. Retinoico e Dexametasona

Hidroquinona	8 %
Ácido Retinoico	0,05 %
Dexametasona	0,04 %
Creme Lanette qsp	60 g

4. Gel ou Creme com Ácido Glicólico

Hidroquinona	3 %
Ácido Glicólico	6 %
Alfa Bisabolol	0,5 %
Gel de Natrosol ou Creme Lanette qsp	30 g

5. Gel ou Creme com Ácido Glicólico, para Pele Sensível

Hidroquinona	3 %
Ácido Glicólico	4 %
Drieline	2 %
Gel de Natrosol ou Creme Lanette qsp	30 g

Modo de Usar (formulações acima): aplicar nas regiões afetadas à noite. Recomenda-se o uso de fotoprotetor (UV-A + UV-B) durante o dia.

Obs.: as formulações com hidroquinona devem conter um antioxidante como o metabissulfito de sódio.

Formulações com Ácido Kójico

1. Gel com Ácido Glicólico

Ácido Kójico	2 %
Ácido Glicólico	8 %
Gel de Natrosol ou Amigel qsp	30 g

2. Gel ou Creme para Pele Sensível

Ácido Kójico	3 %
Alfa Bisabolol	1 %
Gel ou Creme qsp	30 g

Modo de Usar (formulações acima): aplicar nas regiões afetadas à noite. Recomenda-se o uso de fotoprotetor (UV-A + UV-B) durante o dia.

Formulações com Hidroquinona e Ácido Kójico

1. Associação com Ácido Glicólico

Hidroquinona	3 %
Ácido Kójico	2 %
Ácido Glicólico	6 %
Gel de Natrosol ou Creme Lanette qsp	30 g

2. Associação com Ácido Retinoico

Hidroquinona	3 %
Ácido Kójico	2 %
Ácido Retinoico	0,05 %
Hidrocortisona	1 %
Gel de Natrosol ou Creme Lanette qsp	30 g

Modo de Usar (formulações acima): aplicar nas regiões afetadas à noite. Recomenda-se o uso de fotoprotetor (UV-A + UV-B) durante o dia.

Obs.: as formulações com hidroquinona e ácido kójico devem conter um antioxidante como o metabissulfito de sódio e um quelante como o EDTA.

Produtos Dermatológicos 105

Formulações com Arbutin

1. Gel com Arbutin e VC-PMG

Arbutin	3 %
VC-PMG	1 %
Gel de Natrosol qsp	60 g

2. Creme ou Loção com Antipollon HT

Arbutin	1 %
Antipollon HT	1 %
Creme ou Loção Cremosa qsp	60 g

3. Creme com Arbutin e Antipollon HT

Arbutin	2 %
Antipollon HT	5 %
Palmitato de Ascorbila	10 %
Creme Excipiente qsp	100 g

4. Loção com Arbutin e Ácido Kójico

Arbutin	1,5 %
Ácido Kójico	2 %
Ácido Ascórbico 2-Glicosado	0,5 %
Loção Cremosa qsp	100 ml

Modo de Usar (formulações acima): aplicar nas regiões afetadas à noite. Recomenda-se o uso de fotoprotetor (UV-A + UV-B) durante o dia.

Outras Formulações Clareadoras

1. Creme com Ácido Azelaico

Ácido Azelaico	15 %
Creme Excipiente qsp	60 g

2. Gel com VC-PMG

VC-PMG	1 %
Gel de Natrosol ou Amigel qsp	30 g

3. Creme com Antipollon HT

Esqualano	4 %
Óleo de Jojoba	3 %
Vitamina E	0,1 %
Antipollon HT	4 %
Creme Excipiente qsp	60 g

4. Loção com Biowhite

Biowhite	2 %
Arbutin	1,5 %
Thalasferas com Vitamina C	8 %
Loção Cremosa qsp	100 ml

5. Formulações com Ácido Fítico

Ácido Fítico	1 %
Ácido Glicólico	5 %
Creme Excipiente qsp	30 g
ou Gel de Natrosol qsp	30 g
ou Gel de Amigel qsp	30 g
Obs.: pH entre 4 e 4,5	

6. Formulações com Ácido Fítico

Ácido Fítico	2 %
Ácido Mandélico	2 - 10 %
Creme Excipiente qsp	30 g
ou Gel de Natrosol qsp	30 g
ou Gel de Amigel qsp	30 g
Obs.: pH entre 3,5 e 4,5	

7. Gel Fluido com Azeloglicina

Azeloglicina	6 %
Ácido Ascórbico 2-Glicosado	0,5%
Gel Fluido qsp	30 ml

8. Creme com Asafétida

Extrato de Asafétida	2 %
Creme Hidratante qsp	30 g

Modo de Usar (formulações acima): aplicar nas regiões afetadas à noite. Recomenda-se o uso de fotoprotetor (UV-A + UV-B) durante o dia.

Ref. (asafétida): Allen Jr LV. Basics of Compounding for Skin Discolorations. *International Journal of Pharmaceutical Compounding*. 2004 Sep/Oct; 8(5):376-380.

106 Formulações Magistrais em Dermatologia

9. Despigmentante com *Skin Whitening Complex®*

Skin Whitening Complex	5 %
Creme Excipiente qsp	50 g

Modo de Usar: aplicar nas regiões afetadas à noite. Recomenda-se o uso de fotoprotetor (UV-A + UV-B) durante o dia.

Obs.: é um complexo despigmentante vegetal que contém extrato de uva ursi, rico em arbutin; biofermentado de *Aspergillus* com ação quelante de íons cobre, essencial para a atividade da tirosina; extrato de *grape fruit*, rico em ácido cítrico e ácido málico, com ação esfoliante suave e que auxiliam na eliminação de células pigmentadas; extrato de arroz, rico em oligossacarídeos com ação hidratante; e ácido fítico, que também tem ação clareadora.

Ref.: Haddad AL *et al.* A clinical, prospective, randomized, double-blind trial comparing skin whitening complex with hydroquinone vs. placebo in the treatment of melasma. *Int J Dermatol.* 2003 Feb; 42(2):153-6.

10. Creme ou Serum com Ácido Tranexâmico

Ácido Tranexâmico	3 %
Creme ou Serum qsp	30 g

11. Ácido Tranexâmico e Nicotinamida

Ácido Tranexâmico	2 %
Nicotinamida	2 %
Creme qsp	30 g

Modo de Usar: aplicar nas áreas afetadas pela manhã e à noite. Recomenda-se o uso de fotoprotetor (UV-A + UV-B) durante o dia.

Obs.: o ácido tranexâmico é um agente antifibrinolítico eficaz no tratamento de episódios hemorrágicos. Tem ação inibidora da síntese de melanina, por redução da atividade da tirosinase e possivelmente pela interferência com a interação dos melanócitos e queratinócitos através da inibição do sistema plasmina-plasminogênio. Tem também a capacidade de quelar o ferro existente na hemossiderina, sendo por isso usado também nas hipercromias não melanodérmicas, como no clareamento de olheiras. A associação com nicotinamida proporciona um clareamento mais uniforme da hiperpigmentação.

Ref.: 1. Steiner D *et al.* Estudo de avaliação da eficácia do ácido tranexâmico tópico e injetável no tratamento do melasma. *Surgical & Cosmetic Dermatology.* 2009; 1(4):174-177. 2. Lee do H *et al.* Reduction in facial hyperpigmentation after treatment with a combination of topical niacinamide and tranexamic acid: a randomized, double-blind, vehicle-controlled trial. *Skin Res Technol.* 2014 May; 20(2):208-12.

12. Solução de Sulfato de Zinco a 10%

Sulfato de Zinco Heptaidratado	10 %
Propilenoglicol	5 %
Água Preservada qsp	100 ml

Modo de Usar: aplicar nas manchas 2 vezes ao dia, durante 2 meses. Usar fotoprotetor (UV-A + UV-B) durante a exposição à luz solar.

Indicações: melasma (o sulfato de zinco é usado por sua ação antioxidante).

Ref.: Sharquie KE *et al.* Topical 10% zinc sulfate solution for treatment of melasma. *Dermatol Surg.* 2008 Oct; 34(10):1346-9.

Produtos Dermatológicos 107

13. Creme com 4-N-butilresorcinol

Butilresorcinol	0,1 %
Creme Excipiente qsp	30 g

Modo de Usar: aplicar duas vezes ao dia.

14. Sérum com 4-N-butilresorcinol

Butilresorcinol	0,3 %
Sérum qsp	30 ml

Modo de Usar: aplicar à noite, ao deitar.

Indicações: melasma.

Obs.: deve-se usar fotoprotetor com proteção contra UVA e UVB durante o dia, com FPS de acordo com o fototipo do paciente.

Ref.: 1. Huh SY *et al*. The Efficacy and Safety of 4-n-butylresorcinol 0.1% Cream for the Treatment of Melasma: A Randomized Controlled Split-face Trial. *Ann Dermatol,* 22(1):21-25, 2010. 2. Steiner D *et al*. Treatment of melasma: systematic review. *Surgical & Cosmetic Dermatology*; 1(2):87-94, 2009. 3. Khemis A *et al*. Evaluation of efficacy and safety of rucinol serum in patients with melasma: a randomized controlled trial. *Br J Dermatol*. 2007 May; 156(5):997-1004.

15. Clareador para Recidivas de Melasma

Ácido Tranexâmico	3 %
Arbutin	5 %
Skin Whitening Complex	5 %
Thalasferas com Vitamina C	5 %
Vitamina E	1 %
Ácido Ferúlico	1 %
Alfa Bisabolol	1 %
Gel de Natrosol qsp	30 g

Modo de Usar: aplicar nas regiões afetadas à noite. Durante o dia, recomenda-se o uso de fotoprotetor.

Ref.: Lin FH *et al*. Ferulic acid stabilizes a solution of vitamins C and E and doubles its photoprotection of skin. *J Invest Dermatol*. 2005 Oct; 125(4):826-32.

Hipercromias não Melanodérmicas

1. Gel com Ácido Tioglicólico 10 - 20 %

Ácido Tioglicólico	1,5 - 3 g
Propilenoglicol	10 g
Goma Xantana	0,3 g
Água destilada qsp	15 g

Modo de Usar: como *peeling* para hipercromias periorbitais, na concentração de 10%, aplicado em 5 sessões, com intervalo de 15 dias entre as sessões - aplicar o gel na pele limpa, deixar no máximo por 10 minutos e lavar com água abundante ou solução neutralizadora com bicarbonato de sódio. Hiperpigmentações de membros inferiores desencadeadas por insuficiência venosa, dermatite ocre de estase - mesmo procedimento, que pode ser realizado semanalmente até a resolução da hiperpigmentação. Caso não apresente reações colaterais severas, as aplicações seguintes de ácido tioglicólico podem ser de até 20 minutos. Deve ser utilizado sob supervisão médica.

108 Formulações Magistrais em Dermatologia

Ref.: 1. Costa A *et al*. Peeling de gel de ácido tioglicólico 10%: opção segura e eficiente na pigmentação infraorbicular constitucional. *Surg Cosmet Dermatol*. 2010; 2(1):29-33. 4. Souza DM *et al*. Periorbital hyperchromia. *Surg Cosmet Dermatol* 2011; 3(3):233-9. 2. Goldman N *et al*. Tratamento das Hiperpigmentações de Membros Inferiores Desencadeadas por Insuficiência Venosa Através do Ácido Tioglicólico. *Revista da Sociedade Brasileira de Medicina Estética*. 2003; 14:16-20. 3. Tullii R *et al*. El papel del ácido tioglicólico en las pigmentaciones férricas. *Rev Panam Flebol Linfol*. 2001 Jun; 41:57-63.

2. Serum com Ácido Tioglicólico 2,5 %

Ácido Tioglicólico	2,5 %
Serum qsp	10 ml
Mande em frasco *roll on*	

Modo de Usar: aplicar uma vez ao dia.

Indicações: hiperpigmentação periorbital.

3. Bastão com Ácido Tioglicólico 2,5 %

Ácido Tioglicólico	2,5 %
Polietilenoglicol 4.000	40 %
Polietilenoglicol 1.500	5 %
Polietilenoglicol 400 qsp	1 bastão

Ref.: Souza DM *et al*. Comparação entre ácido tioglicólico 2.5%, hidroquinona 2%, haloxyl 2% e peeling de ácido glicólico 10% no tratamento da hiperpigmentação periorbital. *Surg Cosmet Dermatol*. 2013; 5(1):4651.

4. Deferoxamina Creme

Mesilato de Deferoxamina	2,5 %
Creme não Iônico qsp	20 g

Modo de Usar: aplicar nas regiões afetadas 2 vezes ao dia.

Indicações: púrpura traumática em cirurgias, hematomas.

Ref.: Reinharez D. Pigmentation following sclerosis. *Phlebologie*. 1983 Oct/Dec; 36(4):337-44.

5. Gel com Haloxyl

Haloxyl	2 %
Cafeisilane	3 %
Nodema	3 %
Gel de Pemulen qsp	15 ml

6. Emulsão com Haloxyl

Haloxyl	2 %
CoffeeSkin	3 %
Ginkgo biloba ext. glicólico	3 %
Emulsão de Olivem qsp	15 ml

7. Serum com Haloxyl

Haloxyl	2 %
Thalasferas com vitamina C	8 %
Hamamelis ext. glicólico	3 %
Camomila ext. glicólico	3 %
Serum qsp	15 ml

Modo de Usar (formulações acina): aplicar nas áreas afetadas pela manhã e à noite.

Ref.: 1. Souza DM *et al*. Comparação entre ácido tioglicólico 2.5%, hidroquinona 2%, haloxyl 2% e peeling de ácido glicólico 10% no tratamento da hiperpigmentação periorbital. *Surg Cosmet Dermatol*. 2013; 5(1):4651.

Hipocromias

Uso Oral

faixa de dosagem diária usual

Fenilalanina .... 50 - 100 mg/kg
Ginkgo biloba Extrato Seco (24 %) .... 120 mg
Methoxsalen .... 10 - 20 mg
Polypodium leucotomos .... 250 - 750 mg
Quelina .... 100 mg
Trioxsalen, Trisoralen .... 5 - 10 mg

Exemplos de Fórmulas:

1. Methoxsalen

Methoxsalen	10 a 20 mg
Excipiente qsp	1 cápsula
Mande.....cápsulas	

2. Trisoralen

Trisoralen	5 a 10 mg
Excipiente qsp	1 cápsula
Mande.....cápsulas	

Posologia: 10 a 20 mg de methoxsalen ou 5 a 10 mg de trisoralen 2 horas antes da exposição à luz ultravioleta A (320 - 400 nm). As exposições devem ser progressivas, começando nos primeiros dias com 1 a 2 minutos (1 a 2 joules/cm^2) até o máximo de 30 minutos (15 a 20 joules/cm^2) ao final de 14 dias (duração do tratamento). No caso de não se dispor de fontes artificiais de ultravioleta A, poderá ser usada a luz solar desde que observadas as exposições progressivas, recobrindo em seguida as áreas vitiliginosas com fotoprotetor (UV-A + UV-B).

Indicações: vitiligo, psoríase.

Efeitos Colaterais: ocasionalmente os psoralenos podem provocar irritação gástrica, náuseas e, às vezes, vertigens e excitação nervosa. Mais raramente podem provocar disfunções hepáticas. Em longo prazo e com largo uso, podem provocar alterações actínicas da pele, câncer e catarata.

Precauções: não devem ser administrados em crianças com menos de 12 anos e em pacientes com doenças fotossensitivas, como as porfirias e o lupus eritematoso. Não se devem administrar outras drogas fotossensibilizantes concomitantemente.

Obs.: a sensibilidade da pele à radiação aparece 1 hora após a administração, alcança o máximo após 2 horas e desaparece ao término de 8 horas. Por esta razão dá-se preferência ao tratamento noturno, com fontes de UV-A, evitando-se assim o risco de queimaduras solares com exposições incorretas à luz do sol. Os psoralenos devem ser empregados somente sob supervisão médica.

3. Suplemento de Fenilalanina

Fenilalanina	500 mg
Excipiente qsp	1 cápsula
Mande.....cápsulas	

Posologia: 50 a 100 mg/kg ao dia e exposição à luz solar ou UV-A, 30 a 50 minutos após a administração. Outro esquema utilizado é de 50 a 200 mg/kg 3 vezes por semana, também com exposição à luz solar ou UV-A, 30 minutos após a administração.

4. Creme ou Gel com Fenilalanina

| Fenilalanina | 10 % |
| *Cold Cream* ou Gel qsp | 50 g |

Modo de Usar: aplicar nas manchas antes da exposição solar ou à radiação UV-A, juntamente com o suplemento de fenilalanina por via oral.

110 **Formulações Magistrais em Dermatologia**

Ref.: 1. Camacho F *et al.* Oral and topical L-phenylalanine, clobetasol propionate, and UVA/sunlight - a new study for the treatment of vitiligo. *J Drugs Dermatol*. 2002 Sep; 1(2):127-31. 2. Siddiqui AH *et al.* L-phenylalanine and UVA irradiation in the treatment of vitiligo. *Dermatology*. 1994; 188(3):215-8. 3. Antoniou C *et al.* Vitiligo therapy with oral and topical phenylalanine with UVA exposure. *Int J Dermatol*. 1989 Oct; 28(8):545-7.

5. *Ginkgo biloba*

Ginkgo biloba Extrato Seco	60 mg
Excipiente qsp	1 cápsula
Mande.....cápsulas	

Posologia: 1 cápsula 2 vezes ao dia.

Indicações: como antirradicais livres, no tratamento do vitiligo.

Obs. o extrato seco de Ginkgo é obtido das folhas de *Ginkgo biloba* (Ginkgoaceae) e padronizado para conter 24 % de glicosídeos flavonídicos e 6% de lactonas terpênicas (ginkgólidos e bilobálidos). Suas ações farmacológicas se traduzem por aumento da irrigação tissular, ativação do metabolismo energético (melhor captação e utilização da glicose, normalização do consumo de oxigênio), diminuição do risco trombótico microcirculatório e ação antirradicais livres. O seu uso está indicado no tratamento de distúrbios cognitivos, sequelas de acidentes vasculares cerebrais, alterações vasculares periféricas e distúrbios neurosensoriais de causa vascular em oftalmologia ou otorrinolaringologia. É usado no tratamento do vitiligo por sua ação antioxidante e captadora de radicais livres formados na pele, responsáveis pela degradação da melanina.

Ref.: 1. Szczurko O *et al. Ginkgo biloba* for the treatment of vitilgo vulgaris: an open label pilot clinical trial. *BMC Complement Altern Med*. 2011 Mar; 11:21. 2. Parsad D *et al.* Effectiveness of oral Ginkgo biloba in treating limited, slowly spreading vitiligo. *Clin Exp Dermatol*. 2003 May; 28(3):285-7.

6. *Polypodium leucotomos* cápsulas

Polypodium leucotomos	250 mg
Excipiente qsp	1 cápsula
Mande.....cápsulas	

Posologia: vitiligo - 1 cápsula 3 vezes ao dia; fotodermatoses - 1 cápsula 2 vezes ao dia.

Indicações: vitiligo. Também é usado como fotoprotetor oral na erupção polimórfica à luz, nas fotodermatites idiopáticas e na prevenção do fotoenvelhecimento cutâneo.

Obs.: é um extrato seco obtido dos rizomas de uma espécie de samambaia, *Polypodium leucotomos* (Polipodiaceae) com atividade estimuladora dos linfócitos T supressores, anti-inflamatória, nootrópica, antioxidante e fotoprotetora por via oral. Parece atenuar o curso de enfermidades imunológicas de maneira favorável em processos como vitiligo, artrite reumatoide, psoríase, esclerose múltipla ou esclerodermias. O seu uso é contraindicado no diabetes, pois pode induzir hiperglicemia nesses pacientes, e na úlcera gastroduodenal.

Ref.: 1. Palomino OM. Current knowledge in *Polypodium leucotomos* effect on skin protection. *Arch Dermatol Res*. 2015 Apr;307(3):199-209. 2. Nestor M *et al.* Polypodium leucotomos as an Adjunct Treatment of Pigmentary Disorders. *J Clin Aesthet Dermatol*. 2014 Mar; 7(3):13-7. 3. Middelkamp-Hup MA *et al.* Treatment of vitiligo vulgaris with narrow-band UVB and oral Polypodium leucotomos extract: a randomized double-blind placebo-controlled study. *J Eur Acad Dermatol Venereol*. 2007 Aug; 21(7):942-50.

Produtos Dermatológicos   111

7. *Ginkgo biloba* e *Polypodium leucotomos*

Ginkgo biloba Extrato Seco	40 mg
Polypodium leucotomos	250 mg
Excipiente qsp	1 cápsula
Mande.....cápsulas	

Posologia: 1 cápsula 3 vezes ao dia.

Indicações: vitiligo. Também é usado como fotoprotetor oral na erupção polimórfica à luz, nas fotodermatites idiopáticas e na prevenção do fotoenvelhecimento cutâneo.

8. Quelina

Quelina	100 mg
Excipiente qsp	1 cápsula
Mande.....cápsulas	

Posologia: 1 cápsula ao dia, 1 hora antes da exposição ao sol (15 min).

Indicações: vitiligo, psoríase.

Obs.: é um furocromo encontrado nos frutos e sementes de *Ammi visnaga* (Apiaceae), estudado e usado como tratamento fotoquimioterapêutico na psoríase e no vitiligo. Forma um complexo molecular de coloração escura com o DNA das células da pele, porém com baixa taxa de fotoligação. Com a irradição subsequente (365 nm), ele forma um composto fotoconjugado. A quelina é menos fototóxica que os psoralenos, podendo ser utilizada com mais segurança.

Ref.: Hofer A *et al.* Long-term results in the treatment of vitiligo with oral khellin plus UVA. *Eur J Dermatol.* 2001; 11(3):225-9.

Uso Tópico
concentrações usuais

Diidroxiacetona	1 - 10 %
Eritrulose	1 - 5 %
Essência de Bergamota	10 - 20 %
Fenilalanina	10 - 20 %
Methoxsalen	0,1 - 1 %
Quelina	1 - 4 %
Tacrolimus	0,1 %
Trioxsalen, Trisoralen	0,01 - 0,1 %

Exemplos de Fórmulas:

1. Loção com Methoxsalen

Methoxsalen	1 %
Propilenoglicol	50 %
Álcool Etílico qsp	50 ml

2. Loção com Trioxsalen

Trioxsalen	0,1 %
Propilenoglicol	50 %
Álcool Etílico qsp	50 ml

Modo de Usar (formulações acima): aplicar somente nas manchas vitiliginosas, uma vez por semana, seguida de exposição à luz solar ou UV-A, por não mais que 1 minuto. Logo após, recobrir os locais da aplicação com fotoprotetor (UV-A + UV-B).

112 **Formulações Magistrais em Dermatologia**

Indicações: para induzir a pigmentação em pequenas áreas vitiliginosas.

Precauções: com as aplicações tópicas podem aparecer bolhas e a fotossensibilidade persistir por vários dias, daí a importância do uso de fotoprotetores (UV-A + UV-B). Deve se utilizada sob supervisão médica.

3. Loção com Diidroxiacetona

Diidroxiacetona	10 %
Acetona	qs
Loção Cremosa qsp	100 ml

4. Loção com Diidroxiacetona e Eritrulose

Diidroxiacetona	5 %
Eritrulose	2 %
Loção Cremosa qsp	100 ml

Modo de Usar (formulações acima): aplicar nas manchas vitiliginosas 1 a 2 vezes ao dia. Devem-se recobrir as áreas circunvizinhas com fotoprotetor (UV-A + UV-B).

Indicações: vitiligo.

5. Loção com Essência de Bergamota

Essência de Bergamota	20 %
Loção Alcoólica qsp	10 ml

6. Loção com Bergamota e Diidroxiacetona

Essência de Bergamota	10 %
Diidroxiacetona	10 %
Álcool Etílico	30 %
Água Destilada qsp	100 ml

Modo de Usar (formulações acima): aplicar nas manchas vitiliginosas e, 15 minutos após, expor à luz solar ou UV-A por 1 minuto. As aplicações devem ser feitas em dias alternados, aumentando o tempo de exposição gradativamente até produzir eritema, quando as aplicações deverão ser espaçadas. Após as exposições, recobrir os locais de aplicação com fotoprotetor (UV-A + UV-B).

Indicações: vitiligo.

7. Tacrolimus Pomada

Tacrolimus	0,1 %
Pomada qsp	30 g

Modo de Usar: aplicar pequena quantidade 2 vezes ao dia.

Indicações: vitiligo, dermatite atópica, psoríase, ptiríase alba.

Ref.: 1. Tamler C *et al*. Pomada de tacrolimo 0,1% no tratamento de vitiligo: série de casos. *An Bras Dermatol*. 2011; 86(1):169-71. 2. Lepe V *et al*. A double-blind randomized trial of 0.1% tacrolimus vs. 0.05% clobetasol for the treatment of childhood vitiligo. *Arch Dermatol*. 2003 May; 139(5):581-5. 3. Tanghetti EA. Tacrolimus ointment 0.1% produces repigmentation in patients with vitiligo: results of a prospective patient series. *Cutis*. 2003 Feb; 71(2):158-62. 3. Smith DA *et al*. Repigmentation of vitiligo with topical tacrolimus. *Dermatology*. 2002; 205:301-303.

Produtos Dermatológicos   113

8. Pseudocatalase

Cloreto de Manganês	1 g
Cloreto de Cálcio Anidro	0,7 g
Bicarbonato de Sódio	11 g
Água Destilada	14,5 ml
Creme Evanescente	452 g

Modo de Usar: aplicar 2 vezes ao dia.

Indicações: vitiligo. O creme com pseudocatalase é usado para remover os peróxidos formados na pele, responsáveis pela despigmentação em pacientes com vitiligo. Os resultados começam a aparecer após 2 a 4 meses de uso.

Ref.: 1. Schallreuter KU *et al.* Treatment of vitiligo with a topical application of pseudocatalase and calcium in combination with short-term UVB exposure: a case study on 33 patients. *Dermatology.* 1995; 190(3):223-9. 2. Schallreuter KU *et al.* Successful treatment of oxidative stress in vitiligo. *Skin Pharmacol Appl Skin Physiol.* 1999 May/Jun; 12(3):132-8. 3. Schallreuter KU *et al.* Rapid initiation of repigmentation in vitiligo with Dead Sea climatotherapy in combination with pseudocatalase (PC-KUS). *Int J Dermatol.* 2002 Aug; 41(8):482-7.

9. Quelina

Quelina	1 - 4 %
Álcool Etílico 50 % qsp	60 ml

Modo de Usar: aplicar 1 vez ao dia nas lesões 30 minutos antes da exposição à radiação solar ou UVA, durante 10 a 15 minutos. Deve-se usar fotoprotetor com FPS alto sobre as regiões não afetadas.

Indicações: vitiligo, psoríase.

Obs.: também pode ser formulado em gel de carbopol hidroalcoólico, cremes hipoalergênicos ou loções hipoalergênicas.

Ref.: 1. Hofer A *et al.* Long-term results in the treatment of vitiligo with oral khellin plus UVA. *Eur J Dermatol.* 2001; 11(3):225-9. 2. Vargas N *et al.* Vitíligo bilateral: tratamiento con tacrolimus 0.1% y kelina 3%. *Revista Colombiana de Dermatología y Cirugía Dermatológica.* 2007; 15(3):224-226.

19. Eczemas
concentrações usuais

Alcatrão de Hulha, Coal Tar	1 - 5 %
Cafeína	5 - 10 %
Colestiramina	5 - 10 %
D-Pantenol	2 - 5 %
Fomblin® HC-25 (peso molecular aproximado 3.200)	0,1 - 2 %
Ictiol	2 - 5 %
Óleo de Borage	1 - 5 %
Óleo de Cade	5 - 10 %
Óleo de Calêndula (Marigold Oil)	1 - 5 %
Óleo de Rosa Mosqueta	2 - 10 %
Óxido de Zinco	5 - 50 %
Resorcina	2 - 5 %
Simeticone, Óleo de Silicone	3 - 10 %

114 **Formulações Magistrais em Dermatologia**

Exemplos de Fórmulas:

1. Corticosteroides

Ver item 6 - Anti-Inflamatórios Hormonais - Uso Tópico.

2. Creme com Cafeína e Corticoide

Cafeína	5 %
Acetato de Hidrocortisona	1 %
Creme Excipiente qsp	30 g

Modo de Usar: aplicar 1 a 2 vezes ao dia.

Indicações: eczemas.

3. Loção com Óleo de Cade e Borage

Óleo de Cade	8 %
Óleo de Borage	4 %
Loção Cremosa qsp	50 ml

Modo de Usar: aplicar 2 a 3 vezes ao dia.

Indicações: eczemas.

4. Pomada com Coal Tar e Resorcina

Coal Tar	3 %
Resorcina	5 %
Óxido de Zinco	15 %
Cânfora	1 %
Pomada qsp	100 g

Modo de Usar: aplicar 2 vezes ao dia.

Indicações: eczemas crônicos.

5. Creme com Coal Tar e Óleo de Cade

Coal Tar	3 %
Óleo de Cade	5 %
Alantoína	1 %
Mentol	1 %
Creme Excipiente qsp	100 g

Modo de Usar: aplicar 2 vezes ao dia.

Indicações: eczemas crônicos.

6. Creme com Coal Tar e Ácido Salicílico

Coal Tar	5 %
Ácido Salicílico	5 %
Creme Excipiente qsp	100 g

Modo de Usar: aplicar à noite.

Indicações: eczemas crônicos.

7. Pasta de Lassar com Ictiol

Ictiol	3 %
Óleo de Oliva	10 %
Pasta de Lassar qsp	100 g

Modo de Usar: amolecer em banho-maria e aplicar nos locais afetados, 2 vezes ao dia.

Indicações: eczemas em fase subaguda.

8. Pasta com Óxido de Zinco

Óxido de Zinco	50 g
Óleo de Amêndoas	50 ml

Modo de Usar: em aplicação local após troca de fralda.

Indicações: dermatite amoniacal, assaduras.

9. Pasta D'Água com Pantenol e Alantoína

D-Pantenol	2 %
Alantoína	1 %
Pasta D'Água qsp	30 g

Modo de Usar: aplicar 2 a 3 vezes ao dia, após limpeza do local.

Indicações: dermatite amoniacal, eczemas.

Produtos Dermatológicos 115

10. Creme com Óleo de Rosa Mosqueta

Óleo de Rosa Mosqueta	10 %
Óleo de Calêndula	5 %
Alantoína	1 %
Creme Excipiente qsp	50 g

Modo de Usar: aplicar na região afetada 2 a 3 vezes ao dia.

Indicações: dermatite amoniacal, eczemas.

11. Creme com Óxido de Zinco e Silicone

Óxido de Zinco	10 %
Óleo de Silicone	5 %
Creme Excipiente qsp	50 g

Modo de Usar: aplicar 1 a 2 vezes ao dia.

Indicações: dermatite de contato, eczema amoniacal, assaduras.

12. Creme Barreira com Silicone

Óleo de Silicone	10 %
Creme Excipiente qsp	100 g

Modo de Usar: aplicar nas mãos várias vezes ao dia.

Indicações: prevenção de eczema de contato nas mãos.

13. Creme Barreira com Fomblin

Fomblin HC-25	2 %
Creme Excipiente qsp	100 g

Modo de Usar: aplicar várias vezes ao dia.

Indicações: prevenção de eczema de contato nas mãos.

14. Creme com Óxido de Zinco

Óxido de Zinco	15 %
Vitamina A	500.000 UI %
Vitamina D	40.000 UI %
Vitamina E	0,3 %
Creme Excipiente qsp	100 g

Modo de Usar: em aplicação local após troca de fralda.

Indicações: eczema amoniacal, assaduras.

15. Gel Creme com D-Pantenol

D-Pantenol	5 %
Óleo Mineral	10 %
Polietilenoglicol 400	15 %
Pluronic F-127	20 %
Água Purificada qsp	100 g

Modo de Usar: aplicar 2 a 3 vezes ao dia.

Indicações: eczemas, assaduras, irritações menores da pele.

Ref.: Allen Jr LV (editor). Formulations - Dexpanthenol 5% Gel-Cream. *International Journal of Pharmaceutical Compounding*. 2010 Mar/Apr; 14(2):155.

16. Pomada com Colestiramina

Resina de Colestiramina	6,5 g
Polietilenoglicol 4.000	30 g
Polietilenoglicol 400 qsp	100 g

Modo de Usar: em aplicação local após troca de fralda.

Indicações: dermatite amoniacal, assaduras, irritações perianais.

116 Formulações Magistrais em Dermatologia

Ref.: 1. Allen Jr LV (editor). Formulations - Cholestyramine 6.5% Ointment. *International Journal of Pharmaceutical Compounding*. 2001 Jan/Feb; 5(1):42. 2. White CM *et al*. Cholestyramine ointment to treat buttocks rash and anal excoriation in an infant. *Ann Pharmacother*. 1996 Sep; 30(9):954-956. 3. Senon G *et al*. Treatment of severe perianal cutaneous lesions in hospitalized neonates: Orabase ointment interest. *J Gynecol Obstet Biol Reprod* (Paris). 2005 Feb; 34(1 Suppl):S84-8. 4. Paoletti J. Head-To-Toe Slutions: A Quick Review of Current Therapies. *International Journal of Pharmaceutical Compounding*. 2004 Sep/Oct; 8(5):345-352.

20. Fotoprotetores

Fotoprotetores são preparados que incluem um ou mais filtros solares, que são substâncias que oferecem uma proteção adequada da pele frente à radiação solar. São capazes de absorver ou refletir parte da radiação solar e são utilizados para a prevenção dos efeitos dessa radiação.

Radiação Ultravioleta e a Pele

O espectro ultravioleta pode ser classificado em 3 categorias, de acordo com o comprimento de onda:

1. UV-A (320 - 400 nm): causa eritema fraco, tem alto poder melanógeno, menor conteúdo energético em relação ao UV-B e é a radiação responsável pela pigmentação direta da pele. A radiação UV-A é atualmente subclassificada em UV-A1 ou UV-A longos (340 a 400 nm) e UV-A2 ou UV-A curtos (320 a 340 nm).
2. UV-B (280 - 320 nm): tem alto poder eritematógeno e é a radiação responsável pelas queimaduras solares (eritema, edema e bolhas).
3. UV-C (200 - 280 nm): é a radiação mais nociva, devido à sua grande energia; essa radiação é absorvida pelas camadas mais altas da atmosfera e praticamente não chega à superfície terrestre. É também emitida por fontes artificiais e tem poder eritematógeno e pouco pigmentógeno.

Efeitos da Radiação Ultravioleta na Pele

UV-A (320-400 nm) - é a radiação responsável pelo bronzeado direto da pele, com eritema fraco. A reação máxima do eritema é atingida em 72 horas, após exposição ao sol. Pode causar efeitos alérgicos de fotossensibilização e envelhecimento cutâneo prematuro fotoinduzido (dá origem a radicais livres que desestruturam o colágeno e a elastina).

UV-B (280-320 nm) - é a radiação responsável direta pelo eritema. A reação máxima de eritema é atingida em 6 a 20 horas após exposição. Também induz à formação de melanina (bronzeado indireto) e torna a camada córnea mais espessa. Pode provocar alterações no DNA e, em longo prazo e com exposição frequente, pode causar câncer de pele.

Fototipos de Pele

As características físicas das pessoas permitem estabelecer o grau de sensibilidade à exposição solar e prever as consequências da exposição à radiação ultravioleta. São classificados geralmente em 5 ou 6 grupos.

Produtos Dermatológicos 117

Tipo	Cor	Sensibilidade	Consequências da Exposição ao UV
I. Pele branca clara, sardenta, olhos azuis.		Muito sensível (sensibilidade máxima)	Sempre se queimam e quase nunca se bronzeiam.
II. Pele branca, olhos azuis, verdes ou castanhos claros, cabelos louros ou ruivos.		Muito sensível	Sempre se queimam e bronzeiam ligeiramente.
III. Pele morena clara, cabelos ruivos ou castanhos.		Sensível	Queimam-se moderadamente, bronzeiam-se de forma gradual e uniforme.
IV. Pele morena escura, cabelos castanhos escuros e olhos escuros.		Pouco sensível	Queimam-se pouco, bronzeiam-se bastante.
V. Pele parda, olhos e cabelos escuros.		Muito pouco sensível	Raramente se queimam, bronzeiam-se muito.
VI. Pele Negra.		Muito pouco sensível (sensibilidade mínima)	Quase nunca se queimam, a pele é profundamente pigmentada.

Melanogênese

É o processo de produção e distribuição da melanina na epiderme. A melanina é sintetizada a partir de um aminoácido, a tirosina, por ação da tirosinase, através de várias reações químicas. Este processo ocorre nos melanossomas das células pigmentadas. A melanina é uma molécula química complexa (biopolímero) responsável pela cor da pele e do cabelo. Existem dois tipos de melanina:

1. Eumelaninas: pigmentos pardos a negros, que proporcionam as colorações escuras.
2. Feomelaninas: pigmentos amarelos a avermelhados, que proporcionam as colorações claras.

Os dois tipos de melaninas se encontram em todos os indivíduos e formam combinações complexas que dão origem aos múltiplos matizes.

Síntese de Vitamina D

A vitamina D é uma vitamina lipossolúvel obtida por irradiação ultravioleta do 7-desidrocolesterol na pele. Encontrada no homem e em animais superiores, é essencial para a absorção de cálcio e fósforo no organismo e para a formação dos ossos e dentes.

Fatores que Influenciam a Ação da Radiação Ultravioleta

A atmosfera terrestre absorve parte da radiação ultravioleta e, dependendo do ângulo de incidência sobre a Terra, esta pode ser mais ou menos absorvida. Até as 10 horas da manhã e após as 16 horas da tarde, a radiação UV-B é mais absorvida do que a radiação UV-A. Entre esses horários a radiação UV-B é pouco absorvida e atinge a superfície terrestre em grande quantidade. Por isso deve-se evitar a exposição solar entre as 10 e as 16 horas. A camada de ozônio impede a passagem da radiação UV- C.

Outros fatores como a estação do ano, a latitude, a altitude sobre nível do mar e o efeito de superfícies refletoras como água, areia ou neve, afetam a quantidade de radiação UV-B que alcança a Terra naquele momento.

118 Formulações Magistrais em Dermatologia

Filtros Solares

Filtros solares são substâncias que aplicadas sobre a pele, a protegem da radiação ultravioleta, impedindo a passagem de determinados comprimentos de onda. São usados nos protetores solares, fotoprotetores (UV-A + UV-B), bronzeadores e nos cosméticos destinados à prevenção do envelhecimento cutâneo precoce.

Classificação dos Filtros Solares

Os filtros solares são classificados em 3 grupos, segundo o espectro de absorção da radiação ultravioleta:

1. Filtros UV-A: são indicados para a prevenção do envelhecimento cutâneo precoce (elastose actínica), uma vez que cerca de 50% da radiação UV-A atinge as células germinativas e 35% a derme, acelerando este fenômeno.
2. Filtros UV-B: são usados nos protetores solares, para evitar os efeitos eritematógenos da luz solar, e também nos bronzeadores, por permitir a passagem da radiação UV-A e promover, portanto, o bronzeamento da pele.
3. Filtros UV-A + UV-B: são os chamados bloqueadores solares, que conferem proteção não somente às queimaduras solares, como também aos efeitos da luz solar no vitiligo, cloasma, porfiria, lupus eritematoso e aos efeitos fotodinâmicos, fotossensibilizantes e fototóxicos de diversas drogas.

Mecanismo de Ação dos Filtros Solares

Os fotoprotetores podem ser classificados, por seu modo de ação, em físicos e químicos.

Filtros Físicos

São substâncias opacas que refletem a luz, impedindo que as radiações atinjam a pele. São usados principalmente o óxido de zinco e o dióxido de titânio, disponíveis também na forma micronizada para uma melhor aceitação cosmética, isoladamente ou em associação aos fotoprotetores químicos.

Filtros Químicos

São substâncias capazes de absorver a radiação ultravioleta, impedindo, assim, os danos causados pela radiação na pele. A absorção da energia provoca alteração da configuração dos elétrons do fotoprotetor, por ressonância dos grupos aromáticos. Quando os elétrons voltam à configuração original, a energia absorvida é liberada na forma de radiação visível e calor.

Produtos Dermatológicos 119

Filtro Solar	faixa de absorção	pico de absorção	concentrações usuais
Ácido Fenilbenzimidazol Sulfônico, Ensulizol (Eusolex® 232, Neo Heliopan® Hydro, Parsol® HS)	UV-B	300 nm	1 - 4 %
Associação de Ensulizol com Sulizobenzona (benzofenona-4) (Filtro UVA/B Merck® Hidrossolúvel)	UV-A e UV-B	-	5 - 20 %
Avobenzona, Butilmetoxidibenzoil Metano (Eusolex® 9020, Parsol® 1789, Neo Heliopan® 357, Uvinul®)	UV-A 1 340 - 400 nm	360 nm	1 - 5 %
Diidroxibenzofenona, Benzofenona-1 (Uvinul® 400)	UV-A		2 - 6 %
Dióxido de Titânio	filtro físico	-	1 - 10 %
Dióxido de Titânio Micronizado (transparente)	filtro físico	-	1 - 10 %
Isopropildibenzoilmetano (Eusolex® 8020)	UV-A	350 nm	1 - 3 %
Metilbenzilideno Cânfora (Eusolex® 6300, Neo Heliopan® MBC, Parsol® HS)	UV-B	300 nm	1 - 6 %
Metoxicinamato de Isoamila (Neo Heliopan® E100)	UV-B	305 nm	1,5 - 7,5 %
Metoxicinamato de Octila (Escalol® 557, Eusolex® 2292, Neo Heliopan® AV, Parsol® MCX, Uvinul® MC80, Tinosorb® OMC)	UV-B 300 a 310 nm	306 nm	2 - 7,5 %
Octil Dimetil PABA (Escalol® 507, Eusolex® 6007, Padimate® O)	UV-B	310 nm	1 - 8 %
Octocrileno (Escalol® 597, Eusolex® OCR, Neo Heliopan® 303, Uvinul® N 539)	UV-A e UV-B	-	7 - 10 %
Oxibenzona, Benzofenona-3 (Escalol® 567, Eusolex® 4360, Tinosorb® B3)	UV-A 320 - 360 nm UV-B 290 - 320 nm	-	2 - 6 %
Óxido de Zinco	filtro físico	-	0,5 - 5 %
Óxido de Zinco Micronizado (transparente)	filtro físico	-	0,5 - 5 %
PABA, Ácido Para-Aminobenzoico	UV-B 280 a 320 nm	290 nm	2 - 10 %
Salicilato de Homomentila, Homosalato	UV-B 300 - 310 nm	-	4 - 10 %
Salicilato de Octila, Salicilato de Etil Hexila (Escalol® 587, Neo Heliopan® OS)	UV-B	300 nm	3 - 5 %

Radiação Infravermelha

A radiação infravermelha é responsável pela sensação de calor e sua energia provoca a dilatação dos vasos sanguíneos, que provoca uma vermelhidão imediata com aspecto marmoreado da pele que desaparece em 1 hora, sem deixar vestígios. A radiação infravermelha pode acentuar os efeitos da radiação UV-B.

Filtro Infravermelho concentração usual

Nitreto de Boro .... 5 %

O nitreto de boro é um pó fino semelhante ao talco, que proporciona melhor espalhamento dos cosméticos em que é incorporado e sensação sedosa à pele. Como o dióxido de titânio, reflete a luz solar inclusive na faixa do infravermelho. É usado em formulações fotoprotetoras para complementar a prevenção do eritema imediato.

120 Formulações Magistrais em Dermatologia

Fator de Proteção Solar (FPS e FPUVA)

A eficácia dos filtros solares depende das características da pele do indivíduo e é avaliada por um índice denominado Fator de Proteção Solar (FPS), que exprime a relação existente entre o tempo de desenvolvimento de eritema com o uso do filtro solar e o desenvolvimento do mesmo eritema sem o uso do filtro solar.

Determinação do FPS

O FPS é determinado através de testes "in vivo" com voluntários e se refere à proteção contra a radiação UV-B, uma vez que avalia o eritema formado. O FPS de uma formulação não expressa o grau de proteção contra a radiação UV-A.

Eficácia dos Fotoprotetores

A eficácia dos fotoprotetores depende de vários fatores como: faixa de absorção da radiação ultravioleta, resistência à água e ao suor, estabilidade do produto antes e depois de aplicado, não penetração cutânea, composição do excipiente etc.

A eficácia dos fotoprotetores depende mais da frequência das aplicações do que do FPS propriamente dito. Os valores de FPS não aumentam proporcionalmente a proteção UV-B e o risco potencial aumenta com a concentração dos princípios ativos.

- FPS 15 absorve 93 % da radiação
- FPS 30 absorve 97 % da radiação
- FPS 70 absorve 99 % da radiação

O FDA (*Food and Drug Administration*) considera atualmente que o FPS máximo dos filtros solares não deve exceder a 30. Com o aumento do FPS aumenta a concentração de filtros solares e, consequentemente, o risco potencial de reações adversas, como sensibilização cutânea. O uso de fotoprotetores deve ser evitado em bebês até 6 meses por sua absorção, metabolização e risco de toxicidade.

Fatores que Influenciam o FPS

Os filtros solares não são igualmente eficientes e nenhum filtro solar atinge sozinho um FPS elevado. Filtros químicos hidrossolúveis e lipossolúveis associados potencializam seus efeitos aumentando o FPS da formulação, principalmente em situações de suor excessivo, onde os filmes oleosos podem perder sua continuidade.

A associação de filtros químicos com filtros físicos também aumenta o FPS, permite reduzir a quantidade de filtros químicos e diminui, consequentemente, os riscos de irritação. Além disso, filtros físicos como o óxido de zinco e o dióxido de titânio têm ação anti-inflamatória.

Princípios Ativos e Matérias-Primas

Alguns princípios ativos dermatológicos e/ou matérias-primas utilizadas nas formulações podem causar alteração no espectro de absorção dos filtros solares. O resultado pode ser tanto benéfico, aumentando o FPS, quanto danoso, reduzindo-o.

Produtos Dermatológicos 121

Muitos ésteres graxos apresentam a capacidade de aumentar o fator de proteção solar, principalmente pela capacidade de solubilizar os filtros químicos, que podem apresentar problemas de baixa solubilidade ou até mesmo recristalização.

Excipientes

Outros fatores além do tipo de filtro podem influir na eficácia de um produto antissolar, como por exemplo, a composição do excipiente:

Excipientes	Características
Loções Hidroalcoólicas	Proporcionam a menor proteção. O álcool etílico presente resseca a pele.
Óleos	Excipiente clássico, ainda usual, principalmente em formulações com FPS baixo. Proporcionam maior proteção que as loções hidroalcoólicas.
Géis Hidrossolúveis	Podem ser aquosos ou alcoólicos. Proporcionam o mesmo efeito protetor loções hidroalcoólicas.
Géis Lipossolúveis	São formulações oleosas gelificadas. Proporcionam maior proteção que os óleos tradicionais.
Emulsões Cremosas "óleo em água" (O/A)	Proporcionam alta proteção. São as mais usuais, pela estabilidade das formulações e facilidade de aplicação.
Emulsões Cremosas "água em óleo" (A/O)	Apresentam a maior proteção possível, porém trazem o desconforto da oleosidade excessiva.
Bastão	Composições cerosas que podem ser utilizadas para proteção da face e dos lábios.

Quantidade Aplicada Sobre a Pele

Quanto maior a quantidade de produto aplicada sobre a pele, melhor é a proteção obtida. Também é muito importante a viscosidade do produto, uma vez que os mais viscosos proporcionam maior efeito protetor. Outros fatores, como o ato de se esfregar ou enxugar com toalha, o suor, a imersão em água e as atividades físicas, diminuem o FPS, mesmo das preparações resistentes à água ou à prova d'água.

Determinação da Resistência à Água

As várias metodologias disponíveis visam determinar a quantidade de filtro solar residual na pele ou em substrato adequado. Após um determinado período de tempo em contato com a água verifica-se a quantidade de filtro presente. Quanto maior a quantidade de filtro residual maior a proteção e a resistência do produto na água. Segundo o tempo de resistência à imersão, o produto poderá ser considerado "resistente à água" ou "impermeável à água".

Fator de Proteção UVA (FPUVA)

É a razão entre a dose mínima pigmentária em uma pele protegida por um protetor solar com filtro UVA e a dose mínima pigmentária na mesma pele, desprotegida. As recomendações de agências reguladoras como o FDA e a Comissão da Comunidade Europeia são de que os protetores solares devem apresentar um fator de proteção UVA de no mínimo 1/3 do FPS. Essas agências também preconizam que a absorção da radiação UVA ultrapasse o comprimento de onda de 370 nm, para o produto ser considerado um protetor solar de amplo espectro (UVB + UVA).

122 Formulações Magistrais em Dermatologia

Características das Formulações

Os fotoprotetores devem apresentar amplo espectro de absorção UV-B e os bloqueadores amplo espectro UV-A e UV-B. Podem também conter filtro infravermelho, para evitar que esta radiação potencialize os efeitos do ultravioleta. As formulações devem ser suficientemente viscosas para facilitar a aplicação e formar uma película sobre a pele, permitindo, assim, uma boa proteção. Não devem ser irritantes, alergênicas ou fotossensibilizantes.

Irritabilidade

Testes para avaliar o potencial de irritabilidade são indispensáveis nos produtos solares, pois o risco potencial que os mesmos apresentam é bastante considerável. São fatores com potencial de irritabilidade: altas concentrações dos filtros solares, tipo de emulsionantes e emolientes utilizados, presença de substâncias fotossensibilizantes, conservantes, corantes e fragrâncias, sensibilidade específica do indivíduo e exposição excessiva ao sol.

Ácido Para-Aminobenzoico (PABA) e derivados

O PABA foi um dos primeiros filtros solares a ser comercializado, era utilizado em veículo alcoólico e associado a muitas reações adversas, além de manchar a roupa. Já os ésteres do PABA, especialmente o octil dimetil PABA (Padimate® O), são compatíveis com diversas substâncias e registram menor incidência de efeitos adversos.

Formulações PABA Free

Não possuem ácido para aminobenzoico ou seus derivados em sua composição. Essas substâncias podem manchar as roupas ou a pele, alguns pacientes podem manifestar dermatite de contato e pode haver reação alérgica cruzada com anestésicos (benzocaína, procaína) e sulfas.

Aplicação dos filtros solares

Os filtros solares químicos devem ser aplicados em todas as áreas do corpo que serão expostas ao sol e devem ser reaplicados após duas horas de exposição contínua ou após mergulhos, exercícios físicos e transpiração excessiva.

Protetor Solar Infantil

A exposição à luz solar na infância parece ser o maior fator de risco para o desenvolvimento do câncer de pele. Recomenda-se, portanto, a utilização de filtros solares desde a infância.

O uso de protetores solares em crianças exige consideração especial, devido as suas características cutâneas peculiares e à maior proporção de superfície corporal em relação ao volume. O FDA não recomenda o uso de protetores solares em crianças com menos de seis meses de idade, devido à maior absorção percutânea. Esses produtos devem ser específicos e preferencialmente conter somente filtros físicos, o que reduz significativamente o potencial alergênico do produto.

Exemplos de Fórmulas:

Fotoprotetores UV-B

Produtos Dermatológicos   123

1. Loção Hidratante Fotoprotetora

Filtro Solar UV-B qsp	FPS 15
Loção Hidratante qsp	100 ml

2. Creme Fotoprotetor com Neutracolor

Filtro Solar UV-B qsp	FPS 10
Creme com Neutracolor qsp	100 g

3. Loção Cremosa Fotoprotetora

Filtro Solar UV-B qsp	FPS 10
Loção Cremosa qsp	100 ml

4. Loção Cremosa Paba *Free*

Filtro Solar UV-B Paba *Free* qsp	FPS 10
Loção Cremosa qsp	100 ml

5. Fotoprotetor Físico para Pele Acneica

Dióxido de Titânio Micronizado	5 %
Extrato de Aloe	2 %
Óleo de Melaleuca	5 %
Gel Cremoso qsp	100 g

6. Fotoprotetor para Pele Acneica

Filtro Solar UV-B qsp	FPS 10
Loção *Oil Free* qsp	100 ml

7. Filtro Solar e Base para Maquiagem

D-Pantenol	2 %
Neutracolor	qs
Filtro Solar UV-B qsp	FPS 20
Creme Hidratante qsp	50 g

8. Loção com Nitreto de Boro

Dióxido de Titânio	10 %
Nitreto de Boro	5 %
Filtro Solar UV-B qsp	FPS 15
Loção Hidratante qsp	100 ml

Modo de Usar: aplicar uma ou mais vezes ao dia nas áreas expostas ao sol e sempre que a sudorese for muito intensa.

Fotoprotetores (UV-A + UV-B)

1. Fotoprotetor (UV-A + UV-B) FPS 15

Filtros UV-A e UV-B qsp	FPS 15
Dióxido de Titânio Micronizado	2 %
Loção Hidratante qsp	100 ml

2. Fotoprotetor (UV-A + UV-B) FPS 20

Filtros UV-A e UV-B qsp	FPS 20
Dióxido de Titânio Micronizado	2 %
Loção Hidratante qsp	100 ml

3. Fotoprotetor (UV-A + UV-B) FPS 30

Filtros UV-A e UV-B qsp	FPS 30
Dióxido de Titânio Micronizado	2 %
Loção Hidratante qsp	100 ml

4. Fotoprotetor (UV-A + UV-B) para as Mãos

Filtros UV-A e UV-B qsp	FPS 15
Óleo de Silicone	3 %
Creme Hidratante qsp	100 g

5. Fotoprotetor (UV-A + UV-B) com Óxido de Zinco

Filtros UV-A e UV-B qsp	FPS 30
Óxido de Zinco Micronizado	3 %
Loção Hidratante qsp	100 ml

6. Fotoprotetor (UV-A + UV-B) e Base para Maquiagem

Filtros UV-A e UV-B qsp	FPS 30
Neutracolor	qs
Gel Base qsp	100 g

Modo de Usar: aplicar uma ou mais vezes ao dia nas áreas expostas ao sol e sempre que a sudorese for muito intensa.

124 **Formulações Magistrais em Dermatologia**

Antioxidantes Tópicos

concentrações usuais

Ácido Lipoico	1 - 5 %
Extrato Glicólico de Chá Verde	5 - 10 %
Extrato de Café, *Coffeeberry Extract*	0,1 - 1 %
Thalasferas com Vitamina C	5 - 15 %
Vitamina C	5 - 15 %
Vitamina E	1 - 5 %

Exemplos de Fórmulas:

1. Serum com Chá Verde

Extrato Glicólico de Chá Verde	10 %
Ácido Alfa Lipoico	1 %
Thalasferas com Vitamina C	15 %
Vitamina E Oleosa	3 %
Óleo de Sementes de Uva	3 %
Serum de Pemulen 0,3 % qsp	100 ml

Modo de Usar: aplicar no rosto e nos locais que serão expostos ao sol, 1 a 2 vezes ao dia.

2. Loção após Sol com Chá Verde

Extrato Glicólico de Chá Verde	8 %
Ácido Alfa Lipoico	1 %
Ácido Hialurônico	1 %
D-Pantenol	2 %
Manteiga de Manga	1 %
Loção Hidratante qsp	100 ml

Modo de Usar: Aplicar no corpo e no rosto, após exposição ao sol.

Indicações: proteção antioxidante contra a radiação UV.

Ref.: 1. Elmets CA *et al*. Cutaneous photoprotection from ultraviolet injury by green tea polyphenols. *Journal of the American Academy of Dermatology*. 2001 Mar; 44(3):425-432. 2. Lin JY *et al*. UV photoprotection by combination topical antioxidants vitamin C and vitamin E. *J Am Acad Dermatol*. 2003 Jun; 48(6):866-74.

3. Creme *anti-aging* com Ácido Lipoico

Ácido Lipoico	5 %
Creme não Iônico qsp	30 g

4. Loção *anti-aging* com Ácido Lipoico

Ácido Lipoico	5 %
Loção não Iônica qsp	30 ml

Modo de Usar: aplicar no rosto 1 a 2 vezes ao dia.

Ref.: Beitner H. Randomized, placebo-controlled, double blind study on the clinical efficacy of a cream containing 5% alpha-lipoic acid related to photoageing of facial skin. *Br J Dermatol*. 2003 Oct; 149(4):841-849.

5. Vitamina C Tópica

Vitamina C	15 %
Vitamina E	1 %
Ácido Ferúlico	0,5 %
Serum de Pemulen 0,3 % qsp	30 ml

Modo de Usar: aplicar.....gotas no rosto 1 a 2 vezes ao dia.

Indicações: proteção da pele contra o fotodano, *anti-aging*.

Ref.: Lin FH *et al*. Ferulic acid stabilizes a solution of vitamins C and E and doubles its photoprotection of skin. *J Invest Dermatol*. 2005 Oct; 125(4):826-32.

Produtos Dermatológicos 125

6. Creme com Idebenona, Chá Verde e *Coffeberry*

Idebenona	0,5 - 1 %
Extrato Glicólico de Chá Verde	5 %
Coffeeberry Extract	1 %
Creme não Iônico qsp	30 g

Modo de Usar: aplicar no rosto e locais que expostos ao sol, 1 a 2 vezes ao dia.

Ref.: Farris P. Idebenone, green tea, and Coffeeberry extract: new and innovative antioxidants. *Dermatol Ther*. 2007 Sep/Oct; 20(5):322-9.

Bronzeadores e Aceleradores do Bronzeamento

concentrações usuais

Acetiltirosinato de Metilsilanol, Tyrosilane® C ....3 - 6 %
Complexo com Tirosina, Adenosina e Colágeno, Unipertan®.....................2 - 5 %
Complexo com Tirosina, Riboflavina e Colágeno, Unitan® ....2 - 5 %
Óleo de Cenoura ....1 - 5 %
Óleo de Urucum ....1 - 5 %

Autobronzeadores

Diidroxiacetona ....1 - 10 %
Eritrulose ....1 - 5 %

Exemplos de Fórmulas:

1. Creme Antissolar para a Praia e Piscina

Filtro Solar UV-B qsp	FPS 8
Óleo de Silicone	3 %
Creme *Waterproof* qsp	100 g

2. Loção Bronzeadora

Filtro Solar UV-B qsp	FPS 8
Vitamina E	0,5 %
Loção Cremosa *Waterproof* qsp	100 ml

3. Óleo Bronzeador com Óleo de Urucum

Filtro Solar UV-B qsp	FPS 8
Óleo de Urucum	5 %
Óleo Mineral qsp	100 ml

4. Óleo Bronzeador com Óleo de Cenoura

Filtro Solar UV-B qsp	FPS 8
Óleo de Cenoura	5 %
Óleo Mineral qsp	100 ml

Modo de Usar: aplicar antes de se expor ao sol, com o corpo seco. Reaplicar a cada 2 horas ou sempre que se banhar.

5. Creme Pré-Bronzeamento

Unipertan	5 %
Extrato de Camomila	2 %
Lubrajel	5 %
Creme qsp	100g

6. Loção Pré-Bronzeamento

Tyrosilane C	4 %
Extrato de Calêndula	2 %
Lubrajel	5 %
Loção Cremosa qsp	100g

Modo de Usar: como hidratante 1 vez ao dia, após o banho, a partir de 1 semana antes da exposição ao sol. O seu uso após os dias de exposição ao sol aumenta a duração do bronzeado.

126 **Formulações Magistrais em Dermatologia**

7. Filtro Solar com Acelerador

Unitan	5 %
Óleo de Urucum	3 %
Filtro Solar UV-B qsp	FPS 8
Creme ou Loção Cremosa qsp	100g

8. Filtro Solar com Acelerador

Unipertan	3 %
Óleo de Cenoura	3 %
Filtro Solar UV-B qsp	FPS 8
Creme ou Loção Cremosa qsp	100g

Modo de Usar: aplicar antes de se expor ao sol, com o corpo seco. Reaplicar a cada 2 horas ou sempre que se banhar.

Autobronzeadores

1. Loção Autobronzeadora

Diidroxiacetona	5 %
Loção Cremosa qsp	100 ml

2. Autobronzeador Assoc.

Diidroxiacetona	3,5 %
Eritrulose	1,5 %
Creme ou Loção Cremosa qsp	100 g

Modo de Usar: aplicar uniformemente nas áreas desejadas, com o corpo seco (usar luvas para aplicação).

Ref.: 1. Draelos ZD. Self-tanning lotions: are they a healthy way to achieve a tan? *Am J Clin Dermatol.* 2002; 3(5):317-8. 2. Rajatanavin N *et al.* Dihydroxyacetone: a safe camouflaging option in vitiligo. *Int J Dermatol.* 2008 Apr; 47(4):402-6.

Fotoprotetores Labiais

1. Batom Fotoprotetor

Filtros UV-A e UV-B qsp	FPS 15
Massa Excipiente qsp	1 batom

Modo de Usar: aplicar nos lábios várias vezes ao dia.

2. Batom Fotoprotetor

Filtros UV-A e UV-B qsp	FPS 30
Massa Excipiente qsp	1 batom

Modo de Usar: aplicar nos lábios várias vezes ao dia.

Fotoprotetores Orais

faixa de dosagem diária usual

Betacaroteno	50 - 100 mg
Licopeno	5 - 20 mg
Polypodium leucotomos	160 - 480 mg

Exemplos de Fórmulas:

1. Betacaroteno cápsulas

Betacaroteno	50 mg
Excipiente qsp	1 cápsula
Mande.....cápsulas	

Posologia: 1 cápsula 2 vezes ao dia por um período de 2 a 3 semanas, reduzindo-se para 1 cápsula ao dia durante 1 mês.

Indicações: como fotoprotetor sistêmico em doenças fotossensitivas (lupus eritematoso, porfirias) e como bronzeador oral.

Produtos Dermatológicos 127

2. Licopeno

Licopeno	5 a 10 mg
Excipiente qsp	1 cápsula
Mande.....cápsulas	

Posologia: 1 cápsula 2 vezes ao dia, antes das principais refeições.

Indicações: como antioxidante e fotoprotetor sistêmico contra a radiação ultravioleta.

Obs.: o licopeno é um carotenoide presente nos tomate, *Solanum lycopersicum* (Solanaceae) e em outros frutos, com ação antioxidante potente. Assim como outros carotenoides, protege as células contra os radicais livres. Sua estrutura química é semelhante à do betacaroteno, mas possui 2 ligações duplas a mais e anéis abertos, o que lhe confere maior ação antioxidante.

Ref.: González S *et al*. The latest on skin photoprotection. *Clinics in Dermatology*. 2008; 26:614-626.

3. *Polypodium leucotomos* cápsulas

Polypodium leucotomos	160 mg
Excipiente qsp	1 cápsula
Mande.....cápsulas	

Posologia: 1 cápsula 3 vezes ao dia.

Indicações: como fotoprotetor oral na erupção polimórfica à luz e nas fotodermatites idiopáticas. Também é usado na prevenção do fotoenvelhecimento cutâneo.

Obs.: é um extrato seco obtido dos rizomas de uma espécie de samambaia, *Polypodium leucotomos* (Polipodiaceae) com ação fotoprotetora por via oral. Também tem atividade estimuladora dos linfócitos T supressores, anti-inflamatória, nootrópica e antioxidante. O seu uso é contraindicado no diabetes, pois pode induzir hiperglicemia nesses pacientes, e na úlcera gastroduodenal.

Ref.: 1. Caccialanza M *et al*. Photoprotective activity of oral *Polypodium leucotomos* extract in 25 patients with idiopathic photo-dermatoses. *Photodermatol Photoimmunol Photomed*. 2007 Feb; 23(1):46-7. 2. Gonzalez S *et al*. Mechanistic insights in the use of a *Polypodium leucotomos* extract as an oral and topical photoprotective agent. *Photochem Photobiol Sci*. 2010 Apr; 9(4):559-63. 3. Tanew A *et al*. Oral administration of a hydrophilic extract of *Polypodium leucotomos* for the prevention of polymorphic light eruption. *J Am Acad Dermatol*. 2012 Jan; 66(1):58-62.

Produtos para Uso Pós-Solar

1. Creme para Eritema Solar

Extrato de *Centella asiatica*	5 %
Óleo de Calêndula	5 %
Creme Hidratante qsp	100 g

Modo de Usar: aplicar 2 a 3 vezes ao dia, nas regiões afetadas.

2. Creme para Queimaduras Solares

Alantoína	0,5 %
D-Pantenol	2 %
Vitamina A	400.000 UI %
Vitamina D	30.000 UI %
Creme Hidratante qsp	100 g

Modo de Usar: aplicar 1 a 2 vezes ao dia, nas regiões afetadas.

128 **Formulações Magistrais em Dermatologia**

3. Loção após Sol

Polawax	4,5 %
Estearato de Butila	4,5 %
Óleo Mineral	3 %
Propilenoglicol	4 %
Ureia	4 %
Ácido Láctico	1,5 %
Mentol	0,2 %
Cânfora	0,2 %
Água Destilada qsp	100 ml

Modo de Usar: aplicar 1 a 2 vezes ao dia, nas regiões afetadas. É uma emulsão altamente viscosa, hidratante, emoliente e refrescante.

4. Loção após Sol com Calamina

Calamina	10 %
Alfa Bisabolol	1 %
Mentol	0,2 %
Fucogel	5 %
Vitamina A	150.000 UI
Loção Cremosa qsp	100 ml

Modo de Usar: aplicar 1 a 2 vezes ao dia, nas regiões afetadas.

21. Foliculite da Barba

faixa de dosagem diária usual

Eritromicina Base	1 - 3 %
Fosfato de Clindamicina [1]	1 - 2 %
Lactato de Amônio	12 %

[1] Clindamicina: usada na forma de fosfato de clindamicina, em concentrações equivalentes à base (1,19 g de fosfato de clindamicina é aproximadamente equivalente a 1 g de clindamicina base, FEq=1,19).

Exemplos de Fórmulas:

1. Formulações com Clindamicina

Fosfato de Clindamicina ,	1,2 %
Loção Cremosa qsp	100 ml
ou Gel de Carbopol qsp	100 g

Modo de Usar: aplicar 1 vez ao dia.

2. Formulações com Eritromicina

Eritromicina Base	2 %
Loção Cremosa qsp ou	100 ml
Gel de Carbopol Alcoólico 30 % qsp	100 g

Modo de Usar: aplicar 1 vez ao dia.

3. Loção com Clindamicina

Fosfato de Clindamicina	1,2 %
Ácido Salicílico	0,5 %
Azuleno	0,03 %
Loção Hidroalcóolica qsp	100 ml

Modo de Usar: aplicar após a barba

4. Loção com Eritromicina

Eritromicina Base	2 %
Alfa Bisabolol	0,5 %
Extrato de Própolis	2 %
Loção Hidroalcóolica qsp	100 ml

Modo de Usar: aplicar após a barba

5. Gel com Lactato de Amônio

Lactato de Amônio	12 %
PCA-Na	2 %
Alfa Bisabolol	1 %
Gel de Carbopol qsp	60 g

Modo de Usar: aplicar à noite, lavando o rosto pela manhã.

6. Loção após Barba

Lactato de Amônio	12 %
Alantoína	0,2 %
Triclosan	0,1 %
Loção Hidroalcoólica qsp	100 ml

Modo de Usar: aplicar após a barba.

Produtos Dermatológicos 129

22. Hidroses

concentrações usuais

Abscents®	2 - 5 %
Ácido Bórico	1 - 3 %
Ácido Tânico	2 - 6 %
Alúmen de Potássio	2 - 5 %
Bicarbonato de Sódio	1 - 10 %
Cloreto de Alumínio	5 - 20 %
Cloridrato de Alumínio, Cloridróxido de Alumínio	5 - 20 %
Formol	1 - 5 %
Glicopirrolato	0,5 - 2 %
Glutaraldeído	2 - 10 %
Metenamina	5 %
Sesquicloridrato de Alumínio, Aloxicoll®	15 %
Sulfato de Alumínio	1 - 10 %

Exemplos de Fórmulas:

1. Desodorante Antiperspirante

Cloridrato de Alumínio	7 %
Irgasan	0,5 %
Alantoína	0,5 %
Sorbitol	2 %
Álcool 70 % qsp	100 ml

Modo de Usar: aplicar após o banho.

Indicações: hiperidrose axilar, bromidrose.

2. Antiperspirante não Alcoólico

Cloridrato de Alumínio	5 %
Ureia	5 %
Dehyquart A	0,5 %
Água Destilada qsp	100 ml

Modo de Usar: aplicar 1 a 2 vezes ao dia, de preferência após o banho.

Indicações: hiperidrose axilar, bromidrose.

3. Desodorante Antiperspirante

Cloridrato de Alumínio	10 %
Eritromicina	2 %
Alantoína	0,5 %
Essência	qs
Solução Hidroalcoólica qsp	100 ml
Mande em Frasco *Spray*	

Modo de Usar: aplicar 2 vezes ao dia.

Indicações: hiperidrose, bromidrose.

4. Desodorante Antiperspirante

Cloridrato de Alumínio	10 %
Óleo de Melaleuca	1 %
Alantoína	0,5 %
Sorbitol	2 %
Solução Hidroalcoólica qsp	100 ml
Mande em Frasco *Spray*	

Modo de Usar: aplicar 1 a 2 vezes ao dia.

Indicações: hiperidrose, bromidrose.

5. Creme para Hiperidrose das Mãos

Sulfato de Alumínio	1 %
Propilenoglicol	5 %
Creme Excipiente qsp	100 g

Modo de Usar: aplicar nas mãos 2 a 3 vezes ao dia.

Indicações: hiperidrose palmar.

6. Loção com Metenamina

Metenamina	5 %
Hidroxietilcelulose	1 %
Água Destilada qsp	100 ml

Modo de Usar: aplicar 1 vez ao dia, após o banho.

Indicações: hiperidrose localizada.

130 Formulações Magistrais em Dermatologia

7. Loção para Hiperidrose das Mãos

Ácido Salicílico	1 %
Formol	1 %
Álcool Canforado	5 %
Alcoolato de Lavanda	25 %
Álcool 60 % qsp	100 ml

Modo de Usar: aplicar nas mãos 3 a 4 vezes ao dia.

Indicações: hiperidrose palmar.

8. Creme ou Loção com Glicopirrolato

Glicopirrolato	1 %
Propilenoglicol	qs
Creme ou Loção qsp	100 ml

Modo de Usar: aplicar 1 vez ao dia, após o banho.

Indicações: hiperidrose localizada.

Obs.: a formulação com glicopirrolato pode ser manipulada também em água purificada e embalada em frasco *roll-on*, para facilitar a aplicação. Glucopirrolato é um antimuscarínico com estrutura de amônio quaternário, que atua bloqueando os receptores de acetilcolina.

Ref.: 1. Glasnapp A, Schroeder B. Topical Therapy *for* Localized Hyperhidrosis. *International Journal of Pharmaceutical Compounding.* 2001 Jan/Feb; 5(1):28-29. 2. Albornoz López R *et al.* Formulación de glicopirrolato tópico en hiperhidrosis. *Farm Hosp.* 2008; 32(6):358-63. 3. Gago Sánchez AI *et al.* Glicopirrolato: un tratamiento efectivo y seguro para la hiperhidrosis. Tenerife: LII Congreso Nacional de la SEFH. 2007; 31(n.º ext.1):75.

9. Talco Antisséptico e Desodorante

Carbonato de Cálcio	5 %
Galato Básico de Bismuto	0,3 %
Timol	0,1 %
Óxido de Zinco	10 %
Talco qsp	100 g

Modo de Usar: aplicar após o banho.

Indicações: desodorante.

11. Talco Antisséptico

Iodeto de Potássio	1 %
Calamina	2 %
Óxido de Zinco	2 %
Mentol	0,5 %
Alantoína	0,5 %
Amido	30 %
Talco qsp	100 g

Modo de Usar: aplicar 1 a 2 vezes ao dia.

Indicações: hiperidrose, bromidrose.

10. Talco Antisséptico e Desodorante

Ácido Bórico	2 %
Óxido de Zinco	10 %
Subgalato de Bismuto	1 %
Subnitrato de Bismuto	1 %
Talco qsp	100 g

Modo de Usar: aplicar após o banho.

Indicações: desodorante.

12. Loção Desodorante e Refrescante para os Pés

Mentol	0,5 %
Ácido Bórico	2 %
Irgasan	0,5 %
Formol	1 %
Essência de Citronela	4 %
Álcool 60 % qsp	100 ml

Modo de Usar: aplicar nos pés 1 a 2 vezes ao dia, após o banho.

Indicações: hiperidrose, bromidrose plantar.

Produtos Dermatológicos 131

13. Solução Antiperspirante para os Pés

Alúmen de Potássio	4 %
Água Destilada qsp	200 ml

Modo de Usar: aplicar nos pés após o banho. Por ser irritante e levemente corrosiva, não deve ser usada em tratamentos prolongados.

Indicações: hiperidrose plantar.

15. Talco Antisséptico para os Pés

Ácido Salicílico	2 %
Ácido Bórico	3 %
Óxido de Zinco	35 %
Ácido Tartárico	10 %
Talco Mentolado qsp	100 g

Modo de Usar: aplicar nos pés após o banho.

Indicações: hiperidrose plantar.

17. Talco Desodorante com Bicarbonato

Bicarbonato de Sódio	10 %
Ácido Bórico	3 %
Óxido de Zinco	10 %
Talco qsp	100 g

Modo de Usar: aplicar 1 a 2 vezes ao dia.

Indicações: desodorante.

14. Solução Antisséptica para os Pés e as Mãos

Glutaraldeído	5 %
Bicarbonato de Sódio	0,8 %
Água Destilada qsp	100 ml

Modo de Usar: aplicar nos pés e nas mãos após o banho.

Indicações: hiperidrose palmar e plantar.

16. Talco Desodorizante para os pés

Abscents	5 %
Óxido de Zinco	35 %
Estearato de Magnésio	5 %
Irgasan	0,2 %
Talco qsp	100 g

Modo de Usar: aplicar nos pés após o banho.

Indicações: hiperidrose plantar.

18. Gel com Peróxido de Benzoíla

Peróxido de Benzoíla	5 %
Propilenoglicol	6 ml
Gel Carbopol qsp	60 g

Modo de Usar: aplicar nos pés após o banho.

Indicações: bromidrose.

Uso Interno

1. Oxibutinina (cápsulas)

Cloridrato de Oxibutinina	2,5 a 5 mg
Excipiente qsp	1 cápsula
Mande.....cápsulas	

Posologia: 2,5 mg ao deitar durante 1 semana, seguir com 2,5 mg 2 vezes ao dia da 2ª a 6ª semana e 5 mg 2 vezes ao dia da 7ª a 12ª semana.

Indicações: hiperidrose facial e das axilas.

Obs.: a oxibutinina tem ação anticolinérgica, pode acarretar retenção urinária, diminuição da motilidade gastrointestinal, boca seca e alterações do ritmo cardíaco. Os idosos são mais sensíveis a seus efeitos

132 Formulações Magistrais em Dermatologia

colaterais. Devem-se tomar precauções em pacientes com glaucoma, obstrução intestinal, constipação, megacólon, colite ulcerativa grave e miastenia. Não deve ser usado em pacientes com disfunção hepática, hipertiroidismo, problemas coronários, taquicardia, hipertensão e hérnia de hiato, pois apresentam piora com o uso da droga. Não deve ser usado, ainda, em gestantes e lactentes. A oxibutinina pode interagir com outras drogas anticolinérgicas, incluindo alguns anti-histamínicos. O efeito no sistema nervoso é aumentado se o paciente estiver em uso de barbitúricos e anticonvulsivantes.

Ref.: 1. Wolosker N *et al*. The use of oxybutynin for treating facial hyperhidrosis. *An Bras Dermatol*. 2011; 86(3):451-6. 2. Wolosker N *et al*. The Use of Oxybutynin for Treating Axillary Hyperhidrosis. *Annals of Vascular Surgery*. 2011 Nov; 25(8).

Bromidrose Plantar

Diversas recomendações podem ser feitas para o controle da bromidrose como lavar os pés com sabonete antibacteriano, esfregando fortemente para remover o excesso de queratina. Secar os pés especialmente entre os dedos podendo usar um secador de cabelos para isso. Trocar as meias frequentemente e deixar os sapatos secar naturalmente em ambiente ventilado pelo menos por um dia antes de usá-los novamente.

Podem ser usados produtos como talcos antissépticos e desodorantes com cloridrato de alumínio. Também podem ser usadas formulações com peróxido de benzoíla para inibir o crescimento bacteriano. Outro procedimento eficaz é banhar os pés em chá preto durante 20 a 30 minutos, que tem efeito desodorante e impede a transpiração, ao menos temporariamente, ou banhos com vinagre. Para problemas mais severos são recomendadas soluções com alumínio, antibióticos tópicos aplicados pela manhã e ao deitar, como a eritromicina a 2 % ou a clindamicina a 1 %, e loções com glutaraldeído.

23. Hiperqueratose, Ictiose
concentrações usuais

Ácido Glicólico	4 - 10 %
Ácido Láctico	5 - 15 %
Ácido Retinoico	0,05 - 0,1 %
Ácido Salicílico	2 - 10 %
Gluconolactona	2 - 10 %
Lactato de Amônio	12 %
N-Acetilcisteína	10 %
Óleo de Rosa Mosqueta	2 - 10 %
Resorcina	2 - 5 %
Ureia, Carbamida	10 - 20 %

Exemplos de Fórmulas:

1. Ácido Retinoico 0,1 %

Ácido Retinoico	0,1 %
Creme ou Loção Cremosa qsp	100 g

Modo de Usar: aplicar à noite nos locais afetados. Aplicar creme hidratante durante o dia ou, se as aplicações forem feitas em áreas expostas ao sol, fotoprotetor (UV-A + UV-B).

Indicações: hiperqueratose, hiperqueratose folicular (loção), ictiose.

2. Vaselina Salicilada

Ácido Salicílico	4 %
Vaselina Branca qsp	100 g

Modo de Usar: aplicar à noite nos locais afetados.

Indicações: hiperqueratose, ictiose.

Produtos Dermatológicos 133

3. Creme com Ureia e Ácido Salicílico

Ureia	20 %
Ácido Salicílico	3 %
Óleo de Amêndoas	10 %
Creme Excipiente qsp	100 g

Modo de Usar: aplicar à noite nos locais afetados. Aplicar creme ou loção hidratante durante o dia.

Indicações: hiperqueratose, ictiose.

5. Creme com Ácido Glicólico

Ácido Glicólico	10 %
Creme não Iônico qsp	50 g

Modo de Usar: aplicar 1 a 2 vezes ao dia.

Indicações: hiperqueratose.

7. Gel com Lactato de Amônio

Lactato de Amônio	12 %
PCA-Na	2 %
Alfa Bisabolol	1 %
Gel de Carbopol qsp	60 g

Modo de Usar: aplicar 2 vezes ao dia.

Indicações: ictiose, xerodermia.

9. Gel Queratolítico

Ácido Salicílico	6 %
Propilenoglicol	60 %
Álcool	20 %
Gel de Natrosol qsp	30 g

Modo de Usar: aplicar à noite e retirar pela manhã, por 3 a 5 dias.

Indicações: hiperqueratose, ictiose.

4. Pomada com Ácido Salicílico e Resorcina

Ácido Salicílico	4 %
Resorcina	5 %
Alantoína	1 %
Creme ou Pomada qsp	100 g

Modo de Usar: aplicar à noite nos locais afetados.

Indicações: hiperqueratose, ictiose.

6. Creme com Ácido Láctico

Ácido Láctico	10 %
Creme não Iônico qsp	50 g

Modo de Usar: aplicar 1 a 2 vezes ao dia.

Indicações: hiperqueratose.

8. Solução de Jessner

Resorcina	14 %
Ácido Salicílico	14 %
Ácido Láctico 85 %	14 ml
Álcool 95 % qsp	100 ml

Modo de Usar: aplicar 1 a 2 vezes ao dia.

Indicações: hiperqueratose, *peelings*.

10. Creme com Rosa Mosqueta

Óleo de Rosa Mosqueta	2 %
Ácido Láctico	5 %
Ureia	10 %
Creme não Iônico qsp	50 g

Modo de Usar: aplicar 1 a 2 vezes ao dia.

Indicações: hiperqueratose, ictiose, xerodermia.

Obs. (gel queratolítico): com a melhora, as aplicações devem ser espaçadas. Durante o dia, deve-se usar creme ou loção hidratante. Não se deve recobrir mais do que 20 % da superfície corpórea, para prevenir a absorção excessiva do ácido salicílico, que pode resultar em salicilismo.

134 **Formulações Magistrais em Dermatologia**

11. Creme Queratolítico com Rosa Mosqueta

Ácido Salicílico	5 %
Betametasona (como valerato)	0,1%
Óleo de Rosa Mosqueta	5 %
Creme Excipiente qsp	50 g

Modo de Usar: aplicar 1 a 2 vezes ao dia, por 5 dias.

Indicações: hiperqueratose, ictiose.

13. Loção para Ictiose em Neonatos

N-Acetilcisteína	10 %
Loção Hipoalergênica qsp	100 ml

Modo de Usar: aplicar 2 vezes ao dia nas regiões afetadas.

Indicações: ictiose em neonatos.

Ref.: Sarýcý SÜ *et al*. Topical N-acetyl cysteine treatment in neonatal ichthyosis. *The Turkish J of Pediatrics*. 2003; 45:245-247.

12. Creme Queratolítico com Ureia

Ureia	15 %
Ácido Salicílico	8 %
Alfa Bisabolol	1 %
Creme Excipiente qsp	50 g

Modo de Usar: aplicar 1 a 2 vezes ao dia.

Indicações: hiperqueratose, ictiose.

14. Creme para Ictiose

N-Acetilcisteína	10 %
Creme Hidratante qsp	100 g

Modo de Usar: aplicar 2 vezes ao dia nas regiões afetadas.

Indicações: ictiose.

Ref.: Redondo P, Bauza A. Topical N-acetylcysteine for lamellar ichthyosis. *Lancet*. 1999 Nov; 354(9193):1880.

Obs.: a N-acetilcisteína tem ação antiproliferativa em queratinócitos humanos e pode ser utilizada no tratamento da ictiose e outras doenças hiperproliferativas da pele.

15. Creme ou Loção com Gluconolactona

Gluconolactona	10 %
Óleo de Amêndoas	5 %
Creme ou Loção qsp	100 ml

Modo de Usar: aplicar 1 a 2 vezes ao dia.

Indicações: ictiose, xerodermia.

16. Gel Creme com Gluconolactona

Gluconolactona	4 %
Óleo de Sementes de Maracujá	5 %
Gel Creme de Hostacerin qsp	100 ml

24. Hirsutismo

Uso Oral

faixa de dosagem diária usual

Acetato de Ciproterona	2 mg
Cimetidina	200 - 1.000 mg
Espironolactona	25 - 100 mg
Finasterida	1 mg
Flutamida	125 - 250 mg
Sabal serrulata, Serenoa repens, Saw Palmetto Extrato Seco	160 - 320 mg

Obs.: o uso da cimetidina e da espironolactona no tratamento do hirsutismo, alopecia, acne e dermatite seborreica, tem sido feito procurando aproveitar a ação antiandrogênica dessas substâncias.

Produtos Dermatológicos 135

Exemplos de Fórmulas:

1. Flutamida

Flutamida	125 mg
Excipiente qsp	1 cápsula
Mande.....cápsulas	

Posologia: 1 cápsula 2 vezes ao dia.

2. Finasterida

Finasterida	1 mg
Excipiente qsp	1 cápsula
Mande.....cápsulas	

Posologia: 1 cápsula ao dia.

Obs.: a flutamida é um antiandrógeno não esteroidal que atua por inibição da captação celular dos andrógenos e pela inibição da ligação destes hormônios com seus receptores. Inicialmente usada no tratamento paliativo do carcinoma prostático vem sendo usada, tanto por via oral como tópica, para o tratamento e controle de diversas condições relacionadas ao hiperandrogenismo feminino, como acne, seborreia, hirsutismo e alopecia androgênica feminina. É importante lembrar a hepatotoxicidade da flutamida. Já foram constatados casos de hepatite medicamentosa que evoluíram para insuficiência hepática severa, às vezes fatal. Apesar da flutamida não apresentar potencial mutagênico, o seu uso, mesmo tópico, em mulheres com potencial de engravidar, deve ser acompanhado de medidas anticoncepcionais. Por precaução, devem ser feitos testes de função hepática nos pacientes em tratamento prolongado.

3. Cimetidina

Cimetidina	300 mg
Excipiente qsp	1 cápsula
Mande.....cápsulas	

Posologia: 1 cápsula de 6 em 6 horas.

4. Espironolactona

Espironolactona	100 mg
Excipiente qsp	1 cápsula
Mande.....cápsulas	

Posologia: 1 cápsula 1 a 2 vezes ao dia, durante 6 meses, seguido de um descanso de 3 meses.

Obs.: por sua ação antiandrogênica, o uso da cimetidina ou da espironolactona requerem acompanhamento ginecológico periódico.

5. Ciproterona e Etinil Estradiol

Acetato de Ciproterona	2 mg
Etinil Estradiol	35 mcg
Excipiente qsp	1 cápsula
Mande 21 cápsulas	

Posologia: 1 cápsula ao dia durante 21 dias, a partir do 1º dia da menstruação. Após um intervalo de 7 dias, inicia-se novo ciclo de tratamento. É usada no tratamento de manifestações androgênicas da mulher como acne, alopecia androgênica e hirsutismo, particularmente na síndrome de ovário policístico.

6. Saw Palmetto

Saw Palmetto Ext. Seco	160 mg
Excipiente qsp	1 cápsula
Mande.....cápsulas	

Posologia: 1 cápsula 2 vezes ao dia, após as refeições.

Ref.: Paoletti J. Head-To-Toe Slutions: A Quick Review of Current Therapies. *International Journal of Pharmaceutical Compounding*. 2004 Sep/Oct; 8(5):345-352.

136 **Formulações Magistrais em Dermatologia**

Uso Tópico

concentrações usuais

Acetato de Medroxiprogesterona	0,2 %
Espironolactona	1 - 2 %
Finasterida	1 %
Flutamida	1 - 2 %
Progesterona	1 - 2 %

Exemplos de Fórmulas:

1. Pomada com Medroxiprogesterona

Acetato de Medroxiprogesterona	0,2 %
Lanolina-Vaselina qsp	30 g

Modo de Usar: aplicar 1 vez ao dia.

2. Creme com Espironolactona

Espironolactona	2 %
Creme Excipiente qsp	30 g

Modo de Usar: aplicar 1 a 2 vezes ao dia.

3. Loção com Flutamida

Flutamida	2 %
Loção Hidroalcoólica qsp	60 ml

Modo de Usar: aplicar à noite nas regiões afetadas.

4. Loção com Finasterida

Finasterida	1 %
Loção Hidroalcoólica qsp	60 ml

Modo de Usar: aplicar à noite nas regiões afetadas.

Obs.: apesar da flutamida não apresentar potencial mutagênico, o seu uso, mesmo tópico, em mulheres com potencial de engravidar, deve ser acompanhado de medidas anticoncepcionais.

5. Loção com Progesterona

Progesterona	2 %
Espironolactona	2 %
Loção Hidroalcoólica qsp	60 ml

Modo de Usar: aplicar 1 a 2 vezes ao dia.

25. Língua Nigra Vilosa

concentrações usuais

Ácido Retinoico	0,05 - 0,1 %
Ácido Salicílico	2 - 10 %
Resina de Podofilina	10 - 20 %
Ureia, Carbamida	10 - 20 %

Exemplos de Fórmulas:

1. Tintura de Podofilina em Álcool

Resina de Podofilina	20 %
Álcool qsp	10 ml

Modo de Usar: pincelar cuidadosamente a área atingida 1 vez por semana.

2. Solução com Ureia

Ureia	20 %
Água Destilada qsp	30 ml

Modo de Usar: aplicar na língua alguns minutos antes de raspar com uma escova de dentes macia.

Produtos Dermatológicos 137

3. Ácido Retinoico

Ácido Retinoico	0,05 %
Propilenoglicol qsp	50 ml

Modo de Usar: aplicar com uma espátula 1 a 2 vezes ao dia.

Indicações (formulações acima): língua nigra vilosa.

4. Gel com Ácido Salicílico

Ácido Salicílico	6 %
Gel de Natrosol qsp	50 g

Modo de Usar: aplicar com uma espátula 1 a 2 vezes ao dia.

26. Onicopatias

concentrações usuais

Ácido Benzoico	2 - 10 %
Ácido Retinoico	1 %
Ácido Salicílico	2 - 5 %
Bifonazol	1 %
Ciclopirox Olamina	8 %
Fluconazol	1 - 2 %
Formol	2 - 10 %
Glutaraldeído	10 %
Griseofulvina	5 %
Hydroxyprolisilane® C	2 - 5 %
Iodo Metaloide	1 - 2,5 %
Liquor Carbonis Detergens (LCD)	15 %
Methiosilane® C	1 - 6 %
Óleo de Cravo	0,5 %
Óleo de Melaleuca	2 - 5 %
Onymyrrhe®	3 - 5 %
Propionato de Clobetasol	8 %
Psodermax®	3 - 5 %
Timol	2 %
Tioconazol	28 %
Ureia	20 - 40 %
Vitamina A	1 - 2 %

Exemplos de Fórmulas:

1. Solução com Timol

Timol	2 %
Sorbitol	4 %
Álcool Absoluto qsp	50 ml

2. Solução com Glutaraldeído

Glutaraldeído	10 %
Tween 80	0,1 %
Solução Aquosa pH 7-8 qsp	20 ml

Modo de Usar (formulações acima): aplicar com um pincel ou cotonete nas unhas afetadas, 1 a 2 vezes ao dia.

Indicações: onicomicose, paroníquias e onicólise.

Ref. (glutaraldeído): Rosales Zábal JM, Muñoz Beltrán JC. Formulación Magistral en Atención Primaria. *Medicina de Familia*. 2001 Mar; 2(1):53-58.

138 **Formulações Magistrais em Dermatologia**

3. Solução com Timol e Iodo Metaloide

Timol	2 %
Iodo Metaloide	2 %
Ácido Benzoico	4 %
Ácido Salicílico	4 %
Álcool Absoluto qsp	50 ml

4. Solução com Formol e Iodo

Formol	2 %
Iodo Metaloide	2 %
Iodeto de Potássio	4 %
Ácido Salicílico	4 %
Glicerina	4 %
Ácido Benzoico	4 %
Álcool/Éter qsp	30 ml

Modo de Usar (formulações acima): aplicar com um pincel ou cotonete nas unhas afetadas, 1 a 2 vezes ao dia.

Indicações: onicomicose, paroníquias e onicólise.

5. Fluconazol em DMSO

Fluconazol	2 %
DMSO qsp	30 ml

Modo de Usar: aplicar 2 a 3 vezes ao dia sobre as unhas, com um pincel ou cotonete.

Indicações: onicomicoses por dermatófitos e leveduras.

6. Loção ou Esmalte com Tioconazol

Tioconazol	28 %
Loção ou Esmalte para as Unhas qsp	10 ml

Modo de Usar: aplicar 1 vez ao dia sobre as unhas, com um pincel ou cotonete.

Indicações: onicomicoses por dermatófitos e leveduras.

7. Unguento com Griseofulvina

Griseofulvina	5 %
Vaselina Líquida	5 ml
Vaselina Sólida qsp	20 g

Modo de Usar: aplicar 2 vezes ao dia sobre as unhas, com um pincel ou cotonete.

Indicações: onicomicoses por dermatófitos.

8. Ciclopirox Olamina 8 %

Ciclopirox Olamina	0,8 g
Verniz Ungueal qsp	10 ml

Modo de Usar: aplicar nas unhas previamente lixadas, em dias alternados, diminuindo as aplicações gradativamente, após 1 mês de uso.

Indicações: onicomicoses por dermatófitos.

Ref. (griseofulvina): Callabed J. Fórmulas Magistrales en Pediatría. Barcelona: Acofarma, 2011.

9. Creme com Bifonazol e Ureia

Bifonazol	1 %
Ureia	40 %
Creme Excipiente qsp	10 g

10. Creme com Bifonazol

Bifonazol	1 %
Creme Excipiente qsp	10 g

Modo de Usar: aplicar 1 vez ao dia em quantidade suficiente para cobrir a unha com uma camada delgada do creme e ocluir com uma fita adesiva impermeável. A cada troca de curativo, banhar em água morna, lixar a unha e aplicar novamente o creme, com a unha seca. A duração do tratamento com esta associação é de 7 a 14 dias, até a remoção química da unha afetada, e deve ser seguido de um tratamento com creme de bifonazol a 1%, isoladamente, durante 4 semanas.

Produtos Dermatológicos 139

Indicações: onicomicose.

Obs.: a pele ao redor da unha deve ser protegida com vaselina sólida ou pasta com óxido de zinco, que ajuda a controlar a irritação cutânea.

Ref.: 1. Friedman-Birnbaum R *et al*. Treatment of onychomycosis: a randomized, double-blind comparison study with topical bifonazole-urea ointment alone and in combination with short-duration oral griseofulvin. *International Journal of Dermatology*. 1997; 36(1):67. 2. Arenas R, Ruiz-Esmenjaud J. Tratamiento quirúrgico de las onicomicosis. Una revisión crítica. Presentado en el 20° Congreso Mundial de Dermatología, 1-5 julio, 2002, París. In.: http://www.dcmq.com.mx/num0303/tratamiento.html em 13 de julho de 2010.

11. Pomada Queratolítica para as Unhas

Ureia	20 - 40 %
Anidrido Silícico	10 %
Parafina	5 %
Lanolina Anidra	20 %
Vaselina Sólida qsp	20 g

Modo de Usar: proteger a cutícula e aplicar a pomada nas unhas. Deixar por 5 a 7 dias em oclusão.

Indicações: onicomicose (remoção química das unhas).

12. Verniz com Clobetasol 8 % para Psoríase Ungueal

Propionato de Clobetasol	0,8 g
Acetato de Etila	3,3 ml
Gantrez® ES-435	3 ml
Álcool Isopropílico qsp	10 ml

Modo de Usar: aplicar diariamente à noite durante 3 semanas e, após este período, duas vezes por semana durante 9 meses.

Obs.: o Gantrez® ES-435 pode ser substituído pelo Gantrez® ES-425 e, neste caso, substituir também o álcool isopropílico pelo álcool etílico absoluto. Gantrez® ES-435 e Gantrez® ES-425 fazem parte de uma série de copolímeros n-butil éster de polimetilvinil éter / ácido maleico (*Butyl Ester of PVM/MA Copolymer*) com diferentes pesos moleculares.

Ref.: Sánchez Regaña M *et al*. Treatment of nail psoriasis with 8% clobetasol nail lacquer: positive experience in 10 patients. *J Eur Acad Dermatol Venereol*. 2005 Sep; 19(5):573-7.

13. Loção para Psoríase Ungueal

Liquor Carbonis Detergens (LCD)	15 %	Óleo de Melaleuca	5 %
Ureia	10 %	DMSO	3 %
Vitamina A	1 %	Álcool Etílico 20 % qsp	15 ml
Psodermax	3 %	Fornecer em caneta aplicadora	

Modo de Usar: aplicar sobre as unhas afetadas 2 vezes ao dia.

140 Formulações Magistrais em Dermatologia

Obs.: Psodermax® é um produto que contém fragmentos de interleucina-4 (IL-4) e de interleucina-10 (IL-10), usados topicamente para o tratamento da psoríase, onde há desequilíbrio entre a resposta dos linfócitos T-helper 1 (Th1) e linfócitos T-helper 2 (Th2). Os fragmentos de IL-4 e IL-10 modulam a resposta imune para o padrão Th2, aumentando o número de células regulatórias e resposta humoral e diminuindo o padrão Th1, que envolve respostas imunes celulares granulomatosas. É usado em cremes, géis e loções nas concentrações de 3 a 5%.

14. Formulações para Psoríase Ungueal (uso conjunto)

a. Loção para Controle

Ácido Retinoico	1 %
DMSO	5 %
Psodermax	3 %
Vitamina A	2 %
Álcool Etílico 20 % qsp	15 ml

Fornecer em caneta aplicadora

Modo de Usar: aplicar 2 vezes ao dia apenas na zona psoriática ungueal.

b. Loção Reestruturadora

Methiosilane C	5 %
Hydroxyprolisilane C	5 %
Ceramidas	2 %
Óleo de Cravo	0,5 %
Vitamina A	2 %
Transcutol	5 %
Álcool Etílico 40 % qsp	15 ml

Fornecer em caneta aplicadora

Modo de Usar: aplicar 2 vezes ao dia apenas na zona cuticular ungueal.

15. Loção para Unhas Frágeis

Formol	16 ml
Carbonato de Cálcio	4 g

Modo de Usar: aplicar 1 vez ao dia com um pincel ou cotonete, protegendo as cutículas.

Indicações: onicólise e onicomadese.

16. Esmalte para Unhas Frágeis

Formol	10 %
Esmalte Base qsp	10 ml

Modo de Usar: aplicar 1 vez ao dia com um pincel, protegendo as cutículas.

Indicações: onicólise e onicomadese.

17. Esmalte Fortalecedor

Carbonato de Cálcio	10 %
Formol	5 %
Óleo de Cravo	0,5 %
Óleo de Melaleuca	0,5 %
Esmalte Base qsp	10 ml

Modo de Usar: aplicar 2 vezes por semana.

Indicações: prevenção de onicomicoses ou recidivas.

18. Base para as Unhas

Ácido Acético	2,5 %
Ácido Salicílico	2 %
Benzocaína	0,5 %
Fenol	0,5 %
Resorcina	1 %
Base para Unhas qsp	10 ml

Modo de Usar: como base sob o esmalte.

Indicações: prevenção de onicomicoses ou recidivas. Esperar 1 hora antes de aplicar o esmalte colorido por cima.

Produtos Dermatológicos 141

19. Onymyrrhe

Onymyrrhe   10 ml

Modo de Usar: aplicar 1 vez ao dia sobre as unhas, com um pincel ou cotonete.

Indicações: fragilidade ungueal, onicofagia.

20. Solução para Onicofagia

Tintura de Aloe   10 ml

Modo de Usar: aplicar 1 a 2 vezes ao dia sobre as unhas, com um pincel ou cotonete.

Indicações: onicofagia.

Obs.: Onymyrrhe - deve ser aplicado com massagem sobre as unhas, em seu leito quando for o caso, e principalmente sobre a matriz das unhas. O seu uso deve ser feito após a retirada de esmaltes e completa limpeza das mãos e das unhas. Pode ser aplicado puro ou diluído em propilenoglicol ou soluções alcoólicas, nas concentrações de 3 a 5 %. Devem-se lavar as mãos após 3 a 5 minutos de aplicação, a fim de remover o excesso do produto. O tempo de 5 minutos não deverá ser excedido, para evitar que as unhas fiquem manchadas. No caso de se optar por um tratamento conjunto com endurecedores das unhas, como por exemplo esmaltes contendo formol ou queratina, o onymyrrhe deverá ser aplicado antes, retirado após 3 a 5 minutos e, a seguir, poderá ser aplicado o esmalte endurecedor (nunca simultaneamente).

21. Onymyrrhe Assoc.

Onymyrrhe	2 %
Ureia	5 %
Óleo de Lavanda	0,5 %
Óleo de Melaleuca	1 %
Propilenoglicol	5 %
Álcool 70 % qsp	15 ml

Fornecer em caneta aplicadora

Modo de Usar: aplicar nas unhas 1 a 2 vezes ao dia.

Indicações: fortalecimento das unhas e prevenção de onicomicoses.

22. Onymyrrhe Assoc.

Onymyrrhe	10 %
Methiosilane C	5 %
Propilenoglicol	5 %
Álcool 70 % qsp	15 ml

Fornecer em caneta aplicadora

Modo de Usar: aplicar nas unhas 1 a 2 vezes ao dia.

Indicações: fortalecimento das unhas.

Suplementos Nutricionais para Unhas Frágeis

1. Cápsulas com Biotina

Biotina	2,5 mg
Excipiente qsp	1 cápsula
Mande.....cápsulas	

Posologia: 1 cápsula ao dia, durante 6 a 12 meses.

2. Cápsulas com Metionina, Cistina e Cisteína

Metionina	200 mg
Cisteína	100 mg
Cistina	50 mg
Excipiente qsp	1 cápsula
Mande.....cápsulas	

Posologia: 1 cápsula 2 a 3 vezes ao dia, às refeições.

Ref.: Costa IMC *et al.* Síndrome das unhas frágeis. *Anais Bras Dermatol.* 2007; 82(3):263-270.

Obs.: a síndrome das unhas frágeis é queixa comum, caracterizada por aumento da fragilidade das lâminas ungueais. Afeta quase 20% da população geral, sendo mais comum em mulheres. Ocorre por distúrbios nos fatores de adesão intercelular das unhas, que se manifestam clinicamente como

142 **Formulações Magistrais em Dermatologia**

onicosquizia (descamação lamelar da borda livre ungueal) e onicorrexe, alteração na matriz ungueal caracterizada por alteração da espessura da lâmina ungueal.

Mesmo sendo tão usual e afetando os pacientes de maneira importante em seu cotidiano, o tratamento das unhas frágeis avançou pouco nas últimas décadas e ainda se baseia principalmente no uso da biotina. A princípio, poucos trabalhos demonstravam tratamentos efetivos para a síndrome das unhas frágeis. Após a verificação de ser a biotina, na dose de 30 mg/dia, útil no tratamento da recomposição dos cascos de cavalos, o uso de 2,5 mg/dia de biotina em humanos demonstrou, por meio da microscopia eletrônica, auxiliar na melhora dos pacientes com síndrome das unhas frágeis.

Formulações com Silício

O silício faz parte da estrutura da elastina, colágeno, proteoglicanos e glicoproteínas. As formulações com silício orgânico ou com fitoterápicos contendo silício orgânico em sua composição são utilizadas para o fortalecimento de unhas, cabelos e cartilagens e como *anti-aging* oral para aumentar a hidratação e a elasticidade da pele. Sua suplementação visa suprir deficiências que ocorrem principalmente com a idade.

1. Cavalinha

Cavalinha Extrato Seco	500 mg
Excipiente qsp	1 cápsula
Mande.....cápsulas	

Posologia: 1 cápsula 2 vezes ao dia.

2. Silício Quelato

Silício Quelato	10 mg
Excipiente qsp	1 cápsula
Mande.....cápsulas	

Posologia: 1 cápsula 2 vezes ao dia.

Obs.: os extratos de cavalinha são obtidos das partes aéreas de *Equisetum arvense* (Equisetaceae). Contêm compostos solúveis de silício, taninos, saponinas (equisetonina), flavonoides (isoquercetina, equisetrina e canferol), alcaloides (nicotina, palustrina e outros), vitamina C e minerais (Ca, Mg, Na, F, Mn, S, P, Cl, K etc.). Tem ação remineralizante, diurética, hemostática e anti-inflamatória.

3. Exsynutriment®

Exsynutriment®	100 a 300 mg
Excipiente qsp	1 cápsula
Mande.....cápsulas	

Posologia: 1 cápsula ao dia, em jejum, durante 3 a 6 meses.

4. Nutricolin®

Nutricolin®	100 a 300 mg
Excipiente qsp	1 cápsula
Mande.....cápsulas	

Posologia: 1 cápsula ao dia, em jejum, durante 3 a 6 meses.

Obs.: Exsynutriment® é um composto biodisponível formado por ácido ortosilícico ligado aminoácidos (100 mg de Exsynutriment® contêm 1,67 mg de silício). Nutricolin® é um composto biodisponível formado por ácido ortosilícico estabilizado com colina (100 mg de Nutricolin® contêm entre 1,3 a 1,7 mg de silício).

5. SiliciuMax®

SiliciuMax®	100 a 300 mg
Excipiente qsp	1 cápsula
Mande.....cápsulas	

Posologia: 1 cápsula ao dia, em jejum, durante 3 a 6 meses.

Obs.: SiliciuMax® é um composto biodisponível formado por ácido ortosilícico estabilizado com maltodextrina (100 mg de SiliciuMax® contêm 1,63 mg de silício).

Produtos Dermatológicos 143

27. *Peelings* Químicos (Esfoliantes Químicos)

concentrações usuais

Ácido Glicólico	30 - 70 %
Ácido Láctico	10 - 85 %
Ácido Mandélico	30 - 50 %
Ácido Retinoico	1 - 10 %
Ácido Salicílico	10 - 30 %
Ácido Tricloroacético	10 - 90 %
Resorcina	30 - 60 %

Exemplos de Fórmulas:

1. *Peeling* com Ácido Glicólico

Solução ou Gel de Ácido Glicólico 30 a 70 % - 30 ml

Indicações: *peeling* de moderado a severo, dependendo da concentração e da oleosidade da pele, para queratose senil, queratose actínica, cicatrizes superficiais, rugas e linhas de expressão, seborreia da face e acne comedoniana. Deve ser aplicado em consultório, sob supervisão médica.

Técnica para aplicação do *peeling* facial com ácido glicólico a 30 %: aplicar o *peeling* após limpeza da pele e deixar por 1 a 10 minutos, dependendo do tipo de pele. Lavar em seguida com água corrente.

Técnica para aplicação do *peeling* facial com ácido glicólico a 70 %: lavar a pele com sabonete neutro, aplicar uma loção adstringente, aplicar o ácido glicólico em toda a face e pescoço (iniciar nas regiões oleosas) e deixar por 2 a 3 minutos (peles finas e sensíveis), ou 3 a 5 minutos (peles normais) ou 5 a 7 minutos (peles grossas e oleosas), a critério médico.

A neutralização é feita com solução de bicarbonato de sódio (1 a 10 %), lavando-se em seguida com água corrente ou soro fisiológico. Aplicar se necessário um gel ou loção com corticoide ou anti-inflamatórios como o ácido glicirrhízico a 0,2 % associado ou não ao alfa bisabolol a 0,5 %.

Obs.: deve-se tomar cuidado com o tempo de aplicação do ácido glicólico (em virtude das suas ações), principalmente nas concentrações maiores. Embora seja um produto seguro em comparação aos outros usados em *peelings*, podem ocorrer efeitos colaterais indesejáveis, como eritema persistente, hiperpigmentação, aumento da predisposição ao herpes simples e, eventualmente, pode deixar cicatrizes hipertróficas. Pode-se associar nitrato de estrôncio na faixa de 10 a 20 %, para diminuir a irritação causada pelo ácido glicólico.

Ref.: 1. Fischer TC *et al*. Chemical peels in aesthetic dermatology: an update 2009. *J Eur Acad Dermatol Venereol*. 2010 Mar; 24(3):281-92. 2. Zhai H *et al*. Strontium nitrate suppresses chemically-induced sensory irritation in humans. *Contact Dermatitis*. 2000 Feb; 42(2):98-100.

2. *Peeling* com Ácido Láctico

Ácido Láctico	10 a 85 %
Hidroxietilcelulose (Natrosol®)	3 %
Solução Hidroalcoólica qsp	30 ml

Indicações: *peeling* de moderado a severo, dependendo da concentração e da oleosidade da pele, para queratose senil, queratose actínica, cicatrizes superficiais, rugas e linhas de expressão, seborreia da face e acne comedoniana.

144 **Formulações Magistrais em Dermatologia**

Modo de Usar (sob supervisão médica): aplicar após limpeza da pele por 1 a 10 minutos, dependendo do tipo de pele ou da concentração de ácido láctico. Neutralizar com solução de bicarbonato de sódio (1 a 10%) e lavar em seguida com água corrente. Aplicar, se necessário, gel ou loção com corticoide, associado ao ácido glicirrhízico a 2% e/ou alfa bisabolol a 0,5%.

Ref.: Magalhães GM *et al*. Peeling de ácido láctico no tratamento do melasma: avaliação clínica e impacto na qualidade de vida. *Surg Cosmet Dermatol*. 2010; 2(3):173-9.

3. *Peeling* com Ácido Mandélico

Ácido Mandélico	30 a 50 %
Gel de Natrosol 0,5 % qsp	30 ml

Indicações: *peeling* superficial para o tratamento de problemas comuns de pele como acne, fotoenvelhecimento e pigmentação irregular. Sua molécula é maior que a do ácido glicólico, o que permite uma penetração mais lenta e uniforme na pele. É um princípio ativo mais seguro que outros para ser aplicado em peles negras ou morenas.

Modo de Usar (sob supervisão médica): aplicações quinzenais de 5 minutos. Lavar em seguida com água corrente.

Obs.: antes do *peeling*, a pele deverá ser desengordurada com solução alcoólica ou acetona. Após o *peeling*, podem ser necessárias compressas com água fria para diminuir a sensação de ardor. Na manipulação do gel, pode ser empregado o polietilenoglicol 400 para ajudar na solubilização do ácido mandélico. Também pode ser formulado em álcool absoluto com 20 % de etoxidiglicol (dietilenoglicol monoetil éter).

Ref.: Taylor MB. Summary of Mandelic Acid for the Improvement of Skin Conditions. *Cosmetic Dermatology*. 1999 Jun; 12:26-28.

4. *Peeling* de Ácido Retinoico

Ácido Retinoico	1 a 10 %
Gel qsp	30 ml

Indicações: *peeling* superficial para o tratamento da acne, seborreia da face, manchas solares, cicatrizes superficiais, queratose actínica, rugas finas, linhas de expressão e estrias.

Modo de Usar: aplicações semanais de até 30 minutos. Pode ser formulado também em gel fluido ou em propilenoglicol. Deve ser aplicado em consultório, sob supervisão médica.

Obs.: o ácido retinoico melhora as características da pele, diminui a queratose actínica, proporciona uma dispersão mais uniforme dos grânulos de melanina, formação de novas fibras de colágeno na derme, aumento do fluxo sanguíneo e aumento da permeabilidade da epiderme. No caso das rugas, o efeito mais evidente é constatado em rugas finas e em linhas de expressão. Durante o dia, recomenda-se o uso de fotoprotetores.

Ref.: 1. Odo MEY, Chichierchio AL. Práticas em Cosmiatria e Medicina Estética. 2ª ed. São Paulo: Tecnopress, 1999. 2. Kadunc B *et al*. Tratado de Cirurgia Dermatológica, Cosmiatria e Laser. Rio de Janeiro: Elsevier, 2012.

Produtos Dermatológicos   145

5. *Peeling* com Ácido Salicílico

Ácido Salicílico	20 a 30 %
Álcool 95 % qsp	30 ml

Indicações: *peeling* superficial para o tratamento da acne comedoniana, inflamatória e seborreia da face.

Modo de Usar (sob supervisão médica): aplicações semanais de 7 a 10 minutos. Lavar em seguida com água corrente.

Obs.: antes do *peeling*, a pele deverá ser desengordurada com solução alcoólica ou acetona. Após o *peeling*, podem ser necessárias compressas com água fria para diminuir a sensação de ardor. O ácido salicílico também é usado para *peeling* dos braços e mãos (manchas senis, queratose actínica, rugas e perda de elasticidade da pele) na forma de pasta a 50 %.

6. *Peeling* com Ácido Tricloroacético

Ácido Tricloroacético	10 a 90 %
Água qsp	20 ml

Indicações: *peeling* de suave a forte, dependendo da concentração.

- 10 a 25 %: usadas em *peelings* superficiais para tratamento da acne comedogênica, seborreia da face, rugas finas e linhas de expressão.
- 25 a 50 %: usadas em *peelings* de média profundidade para tratamento de rugas, cicatrizes superficiais, queratose actínica e discromias pigmentares.
- 50 a 90 %: usadas em *peelings* profundos, com a finalidade de destruir os tecidos até o nível da derme reticular, para tratamentos de rejuvenescimento cutâneo, remoção de tatuagens, verrugas e condiloma acuminato.

Modo de Usar (em consultório, sob supervisão médica):

- *peelings* superficiais - em aplicações semanais ou quinzenais, conforme a concentração e o tempo de exposição, a critério médico.
- *peelings* de média profundidade - em aplicações mensais, conforme a concentração e o tempo de exposição, a critério médico.
- *peelings* profundos - aplicar na região a ser tratada, protegendo as áreas adjacentes com uma camada fina de vaselina.

Antes da aplicação a pele deve ser limpa e desengordurada. A neutralização pode ser feita com solução de bicarbonato de sódio 5 a 10 %, após a exposição.

7. Máscara com Ácido Tricloroacético

Ácido Tricloroacético	15 a 35 %
Silicato de Alumínio	10 %
Sorbitol	5 %
Glicerol	5 %
Colágeno Hidrolisado	0,5 %
Óxido de Zinco	2 %
Água de Flor de Laranjeiras qsp	20 ml

Indicações: *peeling* de suave a forte, dependendo da concentração.

146 Formulações Magistrais em Dermatologia

Modo de Usar (sob supervisão médica): aplicar com a pele limpa e desengordurada. Retirar com água após 2 a 15 minutos.

Obs.: a associação com hidratantes (sorbitol, glicerol e colágeno) e um anti-inflamatório (óxido de zinco) proporciona uma ação mais suave e segura.

8. *Peeling* com Fenol (Fórmula de Baker-Gordon)

Fenol 88 %	3 ml
Água Purificada	2 ml
Óleo de Cróton	3 gotas
Sabão Líquido	8 gotas

9. *Peeling* com Fenol (Fórmula de Hetter)

Fenol 88 %	4 ml
Água Purificada	6 ml
Óleo de Cróton	2 gotas
Sabão Líquido	16 gotas

Indicações: clareamento da pele, rugas, hiperpigmentação ou pigmentação heterogênea, tratamento da acne, cicatrizes, lentigos actínicos, queratoses solares e seborreicas.

Modo de Usar: aplicar a solução de fenol com algodão, gaze ou cotonete, na pele previamente desengordurada, a critério médico. O desengorduramento é importante para haver penetração uniforme do fenol.

Obs.: o óleo de cróton é obtido das sementes de *Croton tiglium* (Euphorbiaceae). Tem ação irritante e vesicante e é usado para aumentar a capacidade do fenol em coagular a queratina da pele. O sabão líquido é utilizado para emulsificar as gorduras presentes na pele, facilitando a penetração do fenol.

Ref.: 1. Velasco MVR *et al*. Rejuvenescimento da pele por peeling químico: enfoque no peeling de fenol. *An Bras Dermatol*. 2004 Jan/Fev; 79(1):91-99. 2. Vasconcelos BN *et al*. Estudo comparativo de hemifaces entre 2 *peelings* de fenol (fórmulas de Baker-Gordon e de Hetter), para a correção de rítides faciais. *Surg Cosmet Dermatol*. 2013; 5(1):40-44.

10. *Peeling* com Resorcina

Resorcina	30 a 60 %
Veículo qsp	30 g

Indicações: *peeling* superficial de moderado a severo, dependendo da concentração. É particularmente indicado para pessoas com manchas escuras na pele e cicatrizes de acne.

Modo de Usar (sob supervisão médica): aplicações semanais ou quinzenais de 30 a 60 minutos.

Obs.: a resorcina tem ação queratolítica, antipruriginosa, antisseborreica e antisséptica. Também é usada em cremes, pomadas e loções alcoólicas, nas concentrações de 2 a 5%, geralmente associada a outros princípios ativos, para o tratamento da acne, eczema, hiperqueratose e psoríase.

11. Solução de Jessner

Resorcina	14 %
Ácido Salicílico	14 %
Ácido Láctico (85 %)	14 %
Álcool 95 % qsp	100 ml

Indicações: *peeling* superficial para eliminar manchas da pele, rugas finas e linhas de expressão, e no tratamento da acne, seborreia da face e hiperqueratoses.

Produtos Dermatológicos 147

Modo de Usar (sob supervisão médica): aplicar o *peeling* após limpeza da pele.

Obs.: o seu uso pode ser conjugado com o *peeling* de ácido tricloroacético a 35 %, para média profundidade. Na primeira etapa usa-se a solução de Jessner para diminuir a espessura e a compactação do extrato córneo e, em seguida, a solução de ácido tricloroacético. Após o procedimento, aplicar compressas de água gelada para diminuir a sensação dolorosa e, eventualmente, utilizar um anti-inflamatório e/ou analgésico.

Formulações Pré-*Peelings*

Formulações para Estimular a Renovação Celular

1. Ácido Retinoico e Ácido Glicirrhízico

Ácido Retinoico	0,05 %
Ácido Glicirrhízico	0,5 %
Creme ou Loção Cremosa qsp	60 ml

2. Ácido Retinoico e Bisabolol

Ácido Retinoico	0,025 %
Alfa Bisabolol	1 %
Gel qsp	50 g

Modo de Usar: aplicar à noite nas regiões afetadas. Recomenda-se o uso de fotoprotetores (UV-A + UV-B) durante o dia.

3. Ácido Glicólico e Ácido Glicirrhízico

Ácido Glicólico	5 a 10 %
Ácido Glicirrhízico	0,5 %
Gel ou Loção qsp	100 ml

4. Ácido Glicólico e Drieline

Ácido Glicólico	4 %
Drieline	1 %
Gel qsp	30 g

Modo de Usar: aplicar à noite durante alguns minutos e remover em seguida com água corrente. Aumentar o tempo de contato com a pele, de acordo com a sensibilidade individual. Recomenda-se o uso de fotoprotetores (UV-A + UV-B) durante o dia.

Formulações para Renovação Celular e Clareamento

1. Associação com Hidroquinona e Ácido Glicirrhízico

Hidroquinona	3 a 5 %
Ácido Glicólico	5 %
Ácido Glicirrhízico	1 %
Creme ou Gel qsp	50 g

2. Associação com Hidroquinona e Ácido Kójico

Hidroquinona	3 a 5 %
Ácido Glicólico	6 %
Ácido Kójico	2 %
Fucogel	3 %
Creme ou Gel qsp	30 g

3. Associação com Hidroquinona e Dexametasona

Hidroquinona	3 a 5 %
Ácido Retinoico	0,025 %
Dexametasona	0,04 %
Creme ou Gel qsp	50 g

4. Associação com Hidroquinona e Hidrocortisona

Hidroquinona	3 a 5 %
Ácido Retinoico	0,05 %
Hidrocortisona	1 %
Creme ou Gel qsp	30 g

Modo de Usar: usar à noite nas regiões hiperpigmentadas. Durante o dia, usar fotoprotetor (UV-A + UV-B) nas manchas hipercrômicas e nas regiões adjacentes.

148 Formulações Magistrais em Dermatologia

Formulações Pós-*Peelings*

Formulações para Uso em Consultório, Pós-Peeling Imediato

1. Loção Pós-*Peeling*

Ácido Fítico	2 %
Acetato de Clostebol	0,5 %
Sulfato de Neomicina	0,5 %
Extrato Glicólico de Camomila	3 %
Alfa Bisabolol	0,5%
Água Destilada qsp	100 ml

Modo de Usar: aplicar com um chumaço de algodão após a neutralização do *peeling*. Deixar por 10 minutos.

2. Máscara Descongestionante

Cloridrato de Nafazolina	0,1 %
D-Pantenol	2 %
Alantoína	2 %
Extrato Glicólico de Hamamelis	2 %
Extrato Glicólico de *Mimosa tenuiflora*	2 %
Máscara Gel qsp	50 g

Modo de Usar: aplicar após a loção pós-*peeling*, por 10 minutos, como descongestionante e hidratante.

3. Máscara Pós-*Peeling* (pele mista ou oleosa)

Alfa Bisabolol	0,5%
Extrato Glicólico de Algas Marinhas	2 %
Biodynes	3 %
Passion Flower Oil	1 %
Máscara Gel qsp	50 g

4. Máscara Pós-*Peeling* (pele seca ou normal)

Ácido Glicirrhízico	0,5 %
Extrato Glicólico de *Aloe vera*	5 %
Alantoína	1 %
Óleo de Calêndula	5 %
Máscara Cremosa qsp	50 g

Modo de Usar: aplicar após a loção pós-*peeling*, por 10 minutos, como anti-inflamatório e hidratante.

Formulações Pós-Peeling com Corticoides

1. Creme Pós-*Peeling* (pele seca e normal)

Hidrocortisona	0,5 %
Extrato Glicólico de *Aloe vera*	2 %
Ácido Hialurônico	2 %
Creme Hidratante qsp	30 g

2. Loção Pós-*Peeling* (pele mista ou oleosa)

Hidrocortisona	0,5 %
Extrato de Confrey	3 %
Drieline	2 %
Loção Hidratante qsp	30g

3. Creme Pós-*Peeling* Hipoalergênico

Desonida	0,05 %
Óleo de Prímula	2 %
Alantoína	0,5 %
Creme Hipoalergênico qsp	30 g

4. Gel Pós-*Peeling*

Alfa Bisabolol	2 %
Hidrocortisona	0,5 %
Fucogel	3 %
Gel de Natrosol qsp	30 g

Modo de Usar: aplicar 2 vezes ao dia, durante 7 a 10 dias.

Formulações Hidratantes Pós-Peeling

1. Loção Hidratante Pós-*Peeling*

Alfa Bisabolol	1 %
Alantoína	1 %
Óleo de Cereja	2 %
Óleo de Calêndula	2 %
Loção Hidratante qsp	30 ml

2. Loção Hidratante Pós-*Peeling*

Ácido Glicirrhízico	0,2 %
Azuleno	0,02 %
D-Pantenol	1 %
Óleo de Prímula	3 %
Loção Hidratante qsp	30 ml

Produtos Dermatológicos   149

3. Loção Pós-*Peeling*

Ácido Glicirrhízico	0,2 %
Hydroxyprolisilane C	2 %
Sulfato de Condroitina	1 %
Extrato Glicólico de *Ginseng*	2 %
Loção Hidratante *Oil Free* qsp	30 ml

4. Loção Pós-*Peeling*

Drieline	1 %
Azuleno	0,02 %
Biodynes	2 %
Extrato Glicólico de Calêndula	2 %
Loção Hidratante *Oil Free* qsp	30 ml

Modo de Usar: aplicar 3 vezes ao dia durante 7 a 10 dias.

5. Gel com Óleo de Macadâmia

Óleo de Macadâmia	3 %
Ácido Hialurônico	1 %
Gel de Hostacerin qsp	50 g

6. Loção com Biodynes

Biodynes	4 %
Óleo de Calêndula	2 %
Loção Hidratante não Iônica qsp	100 ml

Modo de Usar: aplicar pela manhã e sempre que sentir necessário, após liberação pelo médico para o uso de hidratantes.

Formulações Pós-Peeling Tardio

1. Gel com Ácido Retinoico

Ácido Retinoico	0,025 %
Alfa Bisabolol	1 %
Gel qsp	50 g

2. Loção com Ácido Glicólico

Ácido Glicólico	10 %
PCA-Na	3 %
Loção qsp	60 ml

3. Gel com Ácido Glicólico

Ácido Glicólico	10 %
Ácido Hialurônico	2 %
Drieline	1 %
Gel de Natrosol qsp	50 g

4. Creme com Ácido Glicólico e Mimosa

Ácido Glicólico	10 %
Extrato de *Mimosa tenuiflora*	3 %
Alfa Bisabolol	0,5 %
Creme não Iônico qsp	50 g

Modo de Usar: aplicar à noite nas regiões afetadas. Recomenda-se o uso de fotoprotetores (UV-A + UV-B) durante o dia.

Formulações para Limpeza da Pele

1. Sabonete Gel Pós-*Peeling*

Extrato Glicólico de *Aloe vera*	4 %
Alfa Bisabolol	0,5 %
Sabonete Gel qsp	60 g

2. Sabonete Líquido Pós-*Peeling*

Extrato Glicólico de Camomila	2 %
Alfa Bisabolol	0,5 %
Sabonete Líquido qsp	60 ml

Modo de Usar (formulações acima): como sabonete para higiene do rosto, de manhã e à noite.

150 **Formulações Magistrais em Dermatologia**

3. Leite de Limpeza Pós-*Peeling*

Extrato Glicólico de Calêndula	3 %
Ácido Glicirrhízico	0,1 %
Leite de Limpeza qsp	50 ml

Modo de Usar: como leite de limpeza para higiene do rosto, de manhã e à noite.

4. Loção de Limpeza Pós-*Peeling*

Álcool Cetílico	3 %
Álcool Estearílico	2 %
Lauril Sulfato de Sódio	0,5 %
Extrato de Camomila	3 %
Propilenoglicol	20 %
Água Destilada qsp	150 ml

Modo de Usar: como loção de limpeza para higiene do rosto, de manhã e à noite.

28. Pênfigo

1. Potaba (Para Amino Benzoato de Potássio)

Potaba	500 mg
Mande.....cápsulas	

Posologia: 2 a 4 cápsulas (1 a 2 gramas) 6 vezes ao dia, juntamente com alimentos.

Indicações: pênfigo, esclerodermias, dermatomiosite, líquen escleroso e doença de Peyronie.

2. Gel com Pilocarpina 4 %

Pilocarpina	4 %
Gel qsp	60 ml

Modo de Usar: aplicar nas lesões.

Indicações: o uso tópico de agonistas colinérgicos é feito para acelerar a epitelização das lesões bolhosas do pênfigo vulgar.

Ref.: Iraji F, Yoosefi A. Healing effect of Pilocarpine gel 4% on skin lesions of pemphigus vulgaris. *Int J Dermatol*. 2006 Jun; 45(6):743-6.

29. Psoríase

Uso Oral

faixa de dosagem diária usual

Clofazimina	50 - 100 mg
Colchicina	0,5 - 1,5 mg
D-Penicilamina	100 - 200 mg
Metotrexato	2,5 - 25 mg
Methoxsalen	10 - 20 mg
Picnogenol	150 - 300 mg
Quelina	100 mg
Trioxsalen, Trisoralen	5 - 10 mg

Obs.: colchicina - princípio ativo incluído na RDC nº 354, de 18 de dezembro de 2003 (substâncias de baixo índice terapêutico) pela RDC nº 232, de 17 de agosto de 2005.

Produtos Dermatológicos 151

Exemplos de Fórmulas:

1. Methoxsalen

Methoxsalen	10 a 20 mg
Excipiente qsp	1 cápsula
Mande.....cápsulas	

2. Trisoralen

Trisoralen	5 a 10 mg
Excipiente qsp	1 cápsula
Mande.....cápsulas	

Posologia: 10 a 20 mg de methoxsalen ou 5 a 10 mg de trisoralen 2 horas antes da exposição à luz ultravioleta A (320 - 400 nm). As exposições devem ser progressivas, começando nos primeiros dias com 1 a 2 minutos (1 a 2 joules/cm2) até o máximo de 30 minutos (15 a 20 joules/cm2), ao final de 14 dias (duração do tratamento). No caso de não se dispor de fontes artificiais de ultravioleta A, poderá ser usada a luz solar, desde que sejam observadas as exposições progressivas e se proteja a pele com fotoprotetor (UV-A + UV-B) logo após a exposição.

Indicações: psoríase, vitiligo.

Efeitos Colaterais: ocasionalmente os psoralenos podem provocar irritação gástrica e náuseas, e às vezes vertigens e excitação nervosa. Mais raramente podem provocar disfunções hepáticas. Em longo prazo e com largo uso, podem provocar alterações actínicas da pele, câncer e catarata.

Precauções: não devem ser administrados em crianças com menos de 12 anos e em pacientes com doenças fotossensitivas, como as porfirias e o lupus eritematoso. Não se devem administrar outras drogas fotossensibilizantes concomitantemente.

Obs.: a sensibilidade da pele à radiação aparece 1 hora após a administração, alcança o máximo após 2 horas e desaparece ao término de 8 horas. Por esta razão dá-se preferência ao tratamento noturno, com fontes de UV-A, evitando-se assim o risco de queimaduras solares com exposições incorretas à luz do sol. Os psoralenos devem ser empregados somente sob supervisão médica.

3. D-Penicilamina

D-Penicilamina	100 mg
Excipiente qsp	1 cápsula
Mande.....cápsulas	

Posologia: 100 a 200 mg ao dia.

Indicações: artrite psoriática, artrite reumatoide, esclerodermias.

4. Metotrexato

Metotrexato	2,5 mg
Excipiente qsp	1 cápsula
Mande.....cápsulas	

Posologia: terapia inicial - 2,5 a 25 mg por semana; manutenção - 2,5 mg por semana.

Indicações: psoríase em placa, eritrodermia psoriática.

Obs. (penicilamina): é um agente alquilante e forma complexos com o DNA, impedindo sua replicação.

Obs. (metotrexato): é um agente antifolato que reduz a síntese de DNA e RNA e, consequentemente, inibe a divisão celular. Este efeito citotóxico ocorre, principalmente, nas células em que ocorre proliferação rápida. Alguns efeitos adversos como estomatite, alopecia, alterações digestivas e depressão medular com citopenia são decorrentes da falta de folato e podem ser prevenidos ou tratados com ácido fólico. Deve ser administrado com 1 a 2 mg/dia de ácido fólico para prevenir os efeitos gastrointestinais ou da depressão medular.

Não é nefrotóxico, mas se houver insuficiência renal o acúmulo pode acarretar dano hepático ou cerebral, de origem tóxica. A excreção de metotrexato pode ser intensificada através da hidratação adequada e da alcalinização da urina. Pode ocorrer pneumonite por hipersensibilidade. Recomenda-se monitorização

152 Formulações Magistrais em Dermatologia

periódica através de provas bioquímicas e hematológicas basais. Ò seu uso é contraindicado na gravidez (ação teratogênica e prejuízo no desenvolvimento fetal) e lactação.

5. Clofazimina

Clofazimina	50 a 100 mg
Excipiente qsp	1 cápsula
Mande.....cápsulas	

Posologia: terapia Inicial - 50 a 100 mg 3 vezes ao dia durante 4 dias; manutenção - 50 mg 2 vezes por semana, durante 6 meses.

Indicações: psoríase, lupus eritematoso, doença de Crohn, hanseníase, leishmaniose.

6. Colchicina

Colchicina	0,5 mg
Excipiente qsp	1 cápsula
Mande.....cápsulas	

Posologia: 0,5 a 1,5 mg ao dia, a critério médico.

Indicações: psoríase, gota, amiloidose, dermatite herpetiforme, dermatomiosites, esclerodermia, púrpura trombocitopênica idiopática, queloides, síndrome de Behçet e vasculite necrotizante.

Obs.: devem-se tomar extremas precauções no processo de manipulação das formulações com colchicina e também no seu uso, visto que dosagens acima de 6 mg podem ser letais.

7. Sulfasalazina

Sulfasalazina	500 mg
Excipiente qsp	1 cápsula
Mande.....cápsulas	
Mande.....cápsulas com revestimento entérico.	

Posologia: 1 cápsula ao dia durante uma semana, aumentando 500 mg a cada semana, até o máximo de 3 g ao dia, divididos em 2 a 4 tomadas.

Indicações: artrite reumatoide, artrite psoriática, psoríase pustulosa e psoríase em placas.

Obs.: também é indicada na colite ulcerativa crônica, diverticulite e doença de Crohn. A sulfasalazina diminui a absorção de ácido fólico e interfere com seu metabolismo, de modo que a sua suplementação pode ser necessária.

8. Quelina

Quelina	100 mg
Excipiente qsp	1 cápsula
Mande.....cápsulas	

Posologia: 1 cápsula ao dia, 1 hora antes da exposição ao sol (15 min).

Indicações: psoríase, vitiligo.

Produtos Dermatológicos 153

Obs.: é um furocromo encontrado nos frutos e sementes de *Ammi visnaga* (Apiaceae), estudado e usado como tratamento fotoquimioterapêutico na psoríase e no vitiligo. Forma um complexo molecular de coloração escura com o DNA das células da pele, porém com baixa taxa de fotoligação. Com a irradição subsequente (365 nm), ele forma um composto fotoconjugado. A quelina é menos fototóxica que os psoralenos, podendo ser utilizada com mais segurança.

Ref.: Fattah AA *et al*: Preliminary Report on the Therapeutic Effect of Khellin in Psoriasis. *Dermatologica.* 1983; 167(2):109-110.

9. Picnogenol

Picnogenol	50 mg
Excipiente qsp	1 cápsula
Mande.....cápsulas	

Posologia: 1 cápsula 3 vezes ao dia.

Indicações: psoríase.

Obs.: é um composto extraído da casca de *Pinus maritima* e contém procianidinas, glicosídeos fenólicos e ésteres de ácidos orgânicos. Tem ação antioxidante e protetora sobre a parede vascular da microcirculação. Um de seus principais componentes, a catequina, tem a capacidade de proteger a elastina e o colágeno contra a atividade das enzimas elastase e colagenase, liberadas durante o processo inflamatório. Devido a essa atividade, seu uso previne a flacidez e a falta de elasticidade da pele.

Ref.: Belcaro G *et al*. Improvement in signs and symptoms in psoriasis patients with Pycnogenol® supplementation. *Panminerva Med*. 2014; 56:41-8.

Uso Tópico
concentrações usuais

Ácido Láctico	10 - 15 %
Ácido Salicílico	2 - 10 %
Alantoína	0,2 - 2 %
Aloe vera (mucilagem)	70 %
Aminofilina	4 %
Antralina, Ditranol, Cignolina	0,1 - 2 %
Cafeína	10 %
Calcipotriol	0,005 %
Capsaicina	0,025 %
Coal Tar, Alcatrão de Hulha	1 - 5 %
Colchicina	0,25 - 1 %
Liquor Carbonis Detergens (LCD)	5 - 20 %
Methoxsalen	0,1 - 1 %
Metotrexato	0,1 - 1 %
Óleo de Cade	5 - 10 %
Piritionato de Zinco	0,25 %
Quelina	1 - 4 %
Resorcina	2 - 5 %
Tacrolimus	0,1 - 0,5 %
Ureia, Carbamida	10 - 40 %
Vitamina B12	0,07 %

154 **Formulações Magistrais em Dermatologia**

Exemplos de Fórmulas:

Corticosteroides Isolados

Ver item 6 Anti-Inflamatórios Hormonais - Uso Tópico.

Corticosteroides Associados

1. Creme com Betametasona, Ácido Salicílico e Ureia

Betametasona (como dipropionato)	0,05 %
Ácido Salicílico	10 %
Ureia	15 %
Creme Excipiente qsp	100 g

Modo de Usar: aplicar a noite e retirar pela manhã.

2. Creme com Fluocinolona, Coal Tar, Ácido Salicílico e Enxofre Precipitado

Acetonido de Fluocinolona	0,05 %
Coal Tar	2 %
Enxofre Precipitado	3 %
Ácido Salicílico	1 %
Creme Excipiente qsp	100 g

Modo de Usar: aplicar a noite e retirar pela manhã. Caso seja aplicado durante o dia, evitar exposição à luz solar.

3. Creme com Clobetasol e Antralina

Propionato de Clobetasol	0,01 %
Antralina	0,5 %
Creme não Iônico qsp	50 g

Modo de Usar: aplicar 1 a 2 vezes ao dia.

4. Creme com Clobetasol e Ureia

Propionato de Clobetasol	0,05 %
Ureia	20 %
Creme Excipiente qsp	50 g

Modo de Usar: aplicar 1 a 2 vezes ao dia nas regiões afetadas.

Formulações com Agentes Redutores para Psoríase

1. Creme com Coal Tar

Coal Tar	1 - 2 %
Creme Excipiente qsp	100 g

Modo de Usar: uso local à noite, com remoção pela manhã. Pode ser aplicado também em associação a exposições progressivas de luz ultravioleta (método de Goeckerman).

2. Creme com Antralina

Antralina	0,4 %
Ácido Salicílico	2 %
Creme Excipiente qsp	100 g

Modo de Usar: uso local à noite, com remoção pela manhã. Pode ser aplicado também em associação a exposições progressivas de luz ultravioleta (método de Ingram).

Obs. (antralina): como é uma substância altamente irritante, deve ser evitado o contato com as mucosas. O uso de cremes com corticoides durante o dia pode ser feito, para melhorar a irritação cutânea.

3. Creme com Óleo de Cade

Óleo de Cade	8 %
Ácido Salicílico	3 %
Resorcina	2 %
Creme Excipiente qsp	100 g

Modo de Usar: aplicar 1 a 2 vezes ao dia nas regiões afetadas.

4. Pomada com Coal Tar e Óleo de Cade

Coal Tar	3 %
Óleo de Cade	2 %
Vaselina Sólida qsp	100 g

Modo de Usar: uso local à noite, com remoção pela manhã.

Produtos Dermatológicos   155

5. Pomada com Coal Tar e Ácido Salicílico

Coal Tar	5 %
Ácido Salicílico	3 %
Pomada Simples qsp	100 g

Modo de Usar: aplicar 1 a 2 vezes ao dia nas regiões afetadas.

7. Creme com LCD

Liquor Carbonis Detergens	5 %
Ácido Salicílico	2 %
Alantoína	1 %
Creme Excipiente qsp	100 g

Modo de Usar: uso local após o banho. Para psoríase do couro cabeludo, substituir o excipiente por xampu.

6. Creme com LCD, Enxofre e Ác. Salicílico

Liquor Carbonis Detergens	4 %
Enxofre Precipitado	3 %
Ácido Salicílico	3 %
Creme Excipiente qsp	100 g

Modo de Usar: aplicar 2 a 3 vezes ao dia nas regiões afetadas.

8. LCD em *stick*

Liquor Carbonis Detergens	1,25 ml
Propilenoglicol	3,5 g
Estearato de Sódio	0,5 g

Modo de Usar: aplicar sobre a região afetada 2 vezes ao dia até a melhora. Diminuir as aplicações progressivamente.

Obs.: o tratamento pode ser combinado com exposição à luz ultravioleta (método de Goeckerman), para suprimir síntese de DNA epidérmico.

Ref.: 1. Pardasani AG *et al*. Treatment of Psoriasis: An Algorithm-Based Approach for Primary Care Physicians. *Am Fam Physician*. 2000; 61(3):725-733. 2. Allen Jr LV (editor). Formulations - *International Journal of Pharmaceutical Compounding*. 2000 Sep/Oct; 4(5):378.

Formulações com Ureia

1. Creme com Ureia

Ureia	10 %
Creme Excipiente qsp	50 g

Modo de Usar: aplicar 2 a 3 vezes ao dia nas regiões afetadas.

Indicações: psoríase, ictiose, hiperqueratose, eczemas, dermatite atópica.

2. Loção Cremosa com Ureia

Ureia	15 %
Loção Cremosa qsp	100 ml

Modo de Usar: aplicar 1 a 2 vezes ao dia nas regiões afetadas.

Indicações: psoríase, ictiose, hiperqueratose, eczemas, dermatite atópica.

3. Loção Cremosa com Ureia e *Centella asiatica*

Ureia	5 %
Extrato de *Centella asiatica*	1 %
Vitamina E	5 %
Óleo de Rosa Mosqueta	5 %
Glicerina	10 %
Loção Cremosa qsp	100 ml

Modo de Usar: aplicar 2 vezes ao dia nas regiões afetadas.

Indicações: psoríase, ictiose, hiperqueratose, eczemas, dermatite atópica.

156 Formulações Magistrais em Dermatologia

Formulações para o Couro Cabeludo

1. Xampu com Antralina

Antralina	0,25 - 0,5 %
Xampu Base qsp	100 ml

Modo de Usar: aplicar 1 vez ao dia no couro cabeludo e friccionar até produzir bastante espuma, enxaguando em seguida.

Indicações: psoríase do couro cabeludo.

2. Xampu com Óleo de Cade

Óleo de Cade	2 %
Ácido Salicílico	2 %
Xampu Base qsp	100 ml

Modo de Usar: aplicar no couro cabeludo e friccionar até produzir bastante espuma. Deixar por 10 minutos e enxaguar bem. Aplicar 2 a 3 vezes por semana.

Indicações: psoríase do couro cabeludo, seborreia.

Obs.: o xampu com óleo de cade também pode ser formulado associando-se enxofre precipitado a 3 %.

3. Xampu com LCD

Liquor Carbonis Detergens	5 %
Ácido Salicílico	2 %
Alantoína	0,5 %
Clioquinol	2 %
Irgasan	0,3 %
Xampu qsp	100 ml

Modo de Usar: aplicar no couro cabeludo e friccionar até produzir bastante espuma. Deixar por 10 minutos e enxaguar bem. Aplicar 2 a 3 vezes por semana.

Indicações: psoríase e seborreia do couro cabeludo.

4. Loção Capilar com LCD e Fluocinolona

Liquor Carbonis Detergens	10 %
Acetonido de Fluocinolona	0,01 %
Ácido Salicílico	3 %
Alantoína	1 %
Álcool Isopropílico	20 %
Álcool Etílico qsp	100 ml

Modo de Usar: friccionar no couro cabeludo uma vez ao dia, após o banho.

Indicações: psoríase e seborreia do couro cabeludo.

5. Loção Capilar com Triancinolona, Ureia e Resorcina

Acetonido de Triancinolona	0,1 %
Ureia	10 %
Resorcina	5 %
Creme Lanette	15 %
Água Destilada qsp	100 ml

Modo de Usar: friccionar no couro cabeludo uma vez ao dia, após o banho.

Indicações: psoríase e seborreia do couro cabeludo.

6. Gel com LCD e Ureia

Liquor Carbonis Detergens	5 %
Ureia	20 %
Gel Alcoólico de Carbopol qsp	100 g

Modo de Usar: aplicar 1 a 2 vezes ao dia.

Indicações: psoríase do couro cabeludo.

Obs. (resorcina): para pessoas com cabelos claros ou descoloridos, substituir a resorcina por ácido salicílico a 5 %, pois esta pode manchar os cabelos.

Produtos Dermatológicos 157

7. Loção Capilar com Antralina, LCD e Ácido Salicílico

Antralina	0,2 %
Liquor Carbonis Detergens	3 %
Ácido Salicílico	2 %
Loção Capilar qsp	100 ml

Modo de Usar: friccionar no couro cabeludo uma vez ao dia, após o banho.

Indicações: psoríase do couro cabeludo.

8. *Spray* Tópico com Piritionato de Zinco e Clobetasol

Piritionato de Zinco	1 %
Propionato de Clobetasol	0,05 %
Álcool Isopropílico	20 %
Miristato de Isopropila qsp	100 ml

Modo de Usar: aplicar 1 a 2 vezes ao dia.

Indicações: psoríase do couro cabeludo.

Outras Formulações

1. Creme ou Pomada com Aminofilina 4 %

Aminofilina	4 %
Creme ou Pomada qsp	100 g

Modo de Usar: aplicar 1 a 2 vezes ao dia.

Indicações: psoríase.

Obs.: tem ação inibidora da fosfodiesterase, evitando a hidrólise do AMP-cíclico e regulando a proliferação dos queratinócitos.

Ref.: 1. Man M, Wang F. Treatment of psoriasis with aminophylline. *Int J Dermatol*. 1992 May; 31(5):370-1. 2. Golchai J, Kishavars D. Treatment of psoriasis with topical aminophylline. *Int J Dermatol*. 1994 Dec; 33(12):885.

2. Creme com *Aloe vera* (mucilagem)

Aloe vera (mucilagem)	70 %
Creme Excipiente qsp	100 g

Modo de Usar: aplicar 2 vezes ao dia.

Indicações: psoríase

Ref.: Choonhakarn C *et al.* A prospective, randomized clinical trial comparing topical aloe vera with 0.1% triamcinolone acetonide in mild to moderate plaque psoriasis. *J Eur Acad Dermatol Venereol*. 2010 Feb; 24(2):168-72.

3. Gel ou Creme com Cafeína

Cafeína	10 %
Transcutol	5 %
Gel ou Creme qsp	60 g

Modo de Usar: aplicar nas lesões 3 vezes ao dia.

Obs.: a cafeína tem ação antiproliferativa sobre os queratinócitos.

Ref.: Vali A *et al.* Evaluation of the efficacy of topical caffeine in the treatment of psoriasis vulgaris. *J Dermatolog Treat*. 2005; 16(4):234-7.

158 Formulações Magistrais em Dermatologia

4. Creme com Calcipotriol

Calcipotriol	0,005 %
Creme qsp	50 g

5. Creme com Calcipotriol e Nicotinamida

Calcipotriol	0,005 %
Nicotinamida	4 %
Creme qsp	50 g

Modo de Usar: aplicar 2 vezes ao dia. A quantidade usada durante a semana não deve exceder 100 g.

Indicações: placas psoriáticas.

Obs.: a associação com nicotinamida aumenta a eficácia do calcipotriol.

Ref.: Siadat AH *et al*. Topical nicotinamide in combination with calcipotriol for the treatment of mild to moderate psoriasis: A double-blind, randomized, comparative study. *Adv Biomed Res*. 2013 Nov 30; 2:90.

6. Creme com Capsaicina

Capsaicina	0,025 %
Creme Excipiente qsp	50 g

Modo de Usar: aplicar 3 a 4 vezes ao dia, por 6 semanas, ou a critério médico.

Indicações: psoríase pruriginosa em pacientes com comprometimento neurogênico.

7. Pomada com Colchicina

Colchicina	0,25 - 1 %
Pomada qsp	30 g

Modo de Usar: aplicar pequena quantidade 1 vez ao dia nas regiões afetadas.

Indicações: psoríase em placas, recalcitrante.

Obs.: as pomadas a 0,25 e 0,5 % são mais eficientes sob oclusão. O tratamento tópico com a colchicina pode ser útil quando outras medidas falham no controle das placas psoriáticas localizadas.

Ref.: Kaidbey KH *et al*. Topical colchicine therapy for recalcitrant psoriasis. *Arch Dermatol*. 1975 Jan; 111(1):33-36.

8. Creme com Methoxsalen

Methoxsalen	0,1 - 1 %
Creme Excipiente qsp	50 g

Modo de Usar: aplicar somente nas placas psoriáticas, uma vez por semana, seguida de exposições à luz UV-B de banda estreita.

Indicações: psoríase em placas.

9. Solução Tópica com Methoxsalen

Methoxsalen	0,1 - 1 %
Propilenoglicol	50 ml
Álcool Etílico 96 °GL	50 ml

Modo de Usar: aplicar 1 a 2 vezes ao dia, com exposição à luz solar.

Indicações: psoríase.

Obs.: as formulações com methoxsalen devem ser empregadas sob supervisão médica, bem como as exposições ao UV-B.

Produtos Dermatológicos 159

Ref.: 1. Asawanonda P *et al*. Topical 8-methoxypsoralen enhances the therapeutic results of targeted narrowband ultraviolet B phototherapy for plaque-type psoriasis. *Journal of the European Academy of Dermatology & Venereology*. 2008 Jan; 22(1):50-55. 2. Menter A *et al*. Guidelines of care for the management of psoriasis and psoriatic arthritis: Section 5. Guidelines of care for the treatment of psoriasis with phototherapy and photochemotherapy. *J Am Acad Dermatol*. 2010 Jan; 62(1):114-35.

10. Base Emoliente com Piritionato de Zinco

Piritionato de Zinco	0,25 %
Óleo de Oliva	8 %
Isoestearato de Sorbitano	1 %
Propilenoglicol	5 %
Água Destilada qsp	100 g

Modo de Usar: aplicar nas lesões 2 vezes ao dia.

Indicações: psoríase.

Ref.: Sadeghian G *et al*. Treatment of localized psoriasis with a topical formulation of zinc pyrithione. *Acta Dermatovenerol Alp Pannonica Adriat*. 2011; 20(4):187-90.

11. Pomada com Tacrolimus 0,1 %

Tacrolimus	0,1 %
Pomada qsp	30 g

Modo de Usar: aplicar pequena quantidade a cada 2 ou 3 dias e fazer oclusão.

12. Creme com Tacrolimus e Ácido Salicílico

Tacrolimus	0,3 %
Ácido Salicílico	3 %
Creme Base qsp	30 g

Modo de Usar: aplicar 2 vezes ao dia.

Indicações: psoríase em placas, dermatite atópica, ptiríase alba, vitiligo.

Obs.: a eficácia da pomada com tacrolimus no tratamento da psoríase pode ser aumentada associando ao tratamento um gel com ácido salicílico a 6%, aplicado 2 vezes ao dia.

Ref.: 1. Callabed J. Fórmulas Magistrales en Pediatría. Barcelona: Acofarma, 2011. 2. Carroll CL *et al*. Topical Tacrolimus Ointment Combined With 6% Salicylic Acid Gel for Plaque Psoriasis Treatment. *Arch Dermatol*. 2005; 141:43-46. 3. Scheinfeld N. The use of topical tacrolimus and pimecrolimus to treat psoriasis: A review. *Dermatology Online Journal*. 2004; 10(1):3.

13. Gel com Tacrolimus 0,3 %

Tacrolimus	0,3 %
Gel Base qsp	10 g

Modo de Usar: aplicar 2 vezes ao dia.

14. Creme com Tacrolimus 0,5 %

Tacrolimus	0,5 %
Creme Base qsp	10 g

Modo de Usar: aplicar 2 vezes ao dia.

Ref.: Vissers WH *et al*. Topical treatment of mild to moderate plaque psoriasis with 0.3% tacrolimus gel and 0.5% tacrolimus cream: the effect on SUM score, epidermal proliferation, keratinization, T-cell subsets and HLA-DR expression. *Br J Dermatol*. 2008 Apr; 158(4):705-12. 2. Ortonne JP *et al*. 0.3%

160 Formulações Magistrais em Dermatologia

Tacrolimus gel and 0.5% Tacrolimus cream show efficacy in mild to moderate plaque psoriasis: Results of a randomized, open-label, observer-blinded study. *Acta Derm Venereol*. 2006; 86(1):29-33.

15. Solução com Metotrexato

Metotrexato	0,1 %
Soro Fisiológico qsp	50 ml

Modo de Usar: aplicar em compressas, com ou sem oclusão, 1 a 2 vezes ao dia.

Indicações: psoríase pustulosa, em placa, palmo-plantar e eritrodérmica.

16. Gel com Metotrexato

Metotrexato	0,1 %
Ácido Salicílico	6 %
Transcutol	2 %
Gel qsp	50 g

Modo de Usar: aplicar pequena quantidade 1 vez ao dia nas regiões afetadas.

Indicações: psoríase e outras doenças hiper-proliferativas da pele.

Obs.: a associação com ácido salicílico e transcutol visa aumentar a absorção percutânea do metotrexato, necessária para inibir a síntese de DNA epidérmico.

Ref.: Javadzadeh Y, Hamishehkar H. Enhancing percutaneous delivery of methotrexate using different types of surfactants. *Colloids and Surfaces B: Biointerfaces*. 2011 Feb; 82(2):422-426.

17. Gel com Metotrexato

Metotrexato	0,25 - 1 %
Gel Hidrofílico qsp	100 g

Modo de Usar: aplicar 2 vezes ao dia.

Indicações: psoríase vulgar.

Ref.: 1. Syed TA *et al*. Management of Psoriasis Vulgaris with Methotrexate 0.25% In a Hydrophilic Gel: A Placebo-Controlled, Double-Blind Study. *Journal of Cutaneous Medicine and Surgery*. 2001; 5(4):299-302. 2. Eskicirak B *et al*. The treatment of psoriasis vulgaris: 1% topical methotrexate gel. *Int J Dermatol*. 2006 Aug; 45(8):965-9.

18. Creme com Vitamina B12

Vitamina B12	0,07 %
Óleo de Abacate	3 - 5 %
Creme Emoliente qsp	60 g

Modo de Usar: aplicar 2 vezes ao dia nas regiões afetadas.

Indicações: psoríase, dermatite atópica.

Obs.: a vitamina B12 inibe a produção de citocinas pelos linfócitos e, consequentemente, a produção de óxido nítrico, modulando assim a atividade das células T.

Ref.: Stucker M *et al*. Vitamin B12 Cream Containing Avocado Oil in the Therapy of Plaque Psoriasis. *Dermatology*. 2001; 203:141-7.

Produtos Dermatológicos   161

19. Solução Alcoólica com Eosina

Eosina   2 %
Álcool Etílico 50 % qsp   100 ml

Modo de Usar: aplicar 2 vezes ao dia.

Indicações: psoríase, fase inicial.

Obs.: a eosina tem efeito de curto prazo semelhante aos esteroides tópicos. O baixo custo do tratamento e seus efeitos colaterais limitados sugerem que a eosina pode ser um agente eficaz na fase inicial do tratamento da psoríase. Pode ser usada em dias alternados, em tratamento conjunto com corticoides ou agentes redutores.

Ref.: 1. Tabolli S *et al*. A randomized controlled trial to evaluate short-term treatment with eosin vs. topical steroids in psoriasis. Clin Exp Dermatol. 2009 Apr; 34(3):304-8. 2. Zampetti A *et al*. Topical preparations for the treatment of psoriasis: results of a retrospective study over 15 years. *J Dermatolog Treat*. 2008; 19(3):134-40.

20. Quelina

Quelina   1 - 4 %
Álcool Etílico 50 % qsp   60 ml

Modo de Usar: aplicar 1 vez ao dia nas lesões 30 minutos antes da exposição à radiação solar ou UVA durante 10 a 15 minutos. Deve-se usar fotoprotetor com FPS alto sobre as regiões não afetadas.

Indicações: psoríase, vitiligo.

Obs.: também pode ser formulado em gel de carbopol hidroalcoólico, cremes hipoalergênicos ou loções hipoalergênicas.

Ref.: Fattah AA *et al*: Preliminary Report on the Therapeutic Effect of Khellin in Psoriasis. *Dermatologica*. 1983; 167(2):109-110.

30. Ptiríase Alba   concentrações usuais

Alcatrão de Hulha, Coal Tar..1 - 5 %
Diiodohidroxiquinoleína...1 %
Tacrolimus..0,1 %

Exemplos de Fórmulas:

1. Creme com Coal Tar

Coal Tar   2 %
Diiodohidroxiquinoleína   1 %
Hidrocortisona   0,5 %
Creme Excipiente qsp   60 g

Modo de Usar: aplicar 3 vezes ao dia.

Obs.: a ptiríase alba é uma dermatose mais frequente em crianças e jovens de pele escura.

Ref.: Gonzalez OA *et al*. Treatment of pityriasis alba with a combination of coal tar, diiodohydroxyquinolin and hydrocortisone. *Med Cutan Ibero Lat Am*. 1980; 8(1-3):69-72.

162 **Formulações Magistrais em Dermatologia**

2. Pomada com Tacrolimus

Tacrolimus	0,1 %
Pomada qsp	20 g

Modo de Usar: aplicar pequena quantidade 2 vezes ao dia.

Indicações: ptiríase alba, vitiligo, dermatite atópica, psoríase.

Ref.: Rigopoulos D *et al*. Tacrolimus ointment 0.1% in pityriasis alba: an open-label, randomized, placebo-controlled study. *Br J Dermatol*. 2006 Jul; 155(1):152-5.

31. Púrpuras
concentrações usuais

Digitoxina .... 0,01 - 0,03 %
Mesilato de Deferoxamina .... 2,5 - 5 %
Vitamina K_1, Fitomenadiona .... 1 - 5 %

Exemplos de Fórmulas:

1. Creme com Vitamina K a 1 %

Vitamina K_1	1 %
Alantoína	1 %
Creme Hidratante qsp	50 g

2. Vitamina K para a Área dos Olhos

Vitamina K_1	1 %
Alfa Bisabolol	1 %
Creme para a área dos olhos qsp	30 g

Modo de Usar (formulações acima): aplicar nas regiões afetadas 2 vezes ao dia.

Indicações: púrpura traumática em cirurgias, hematomas, fragilidade vascular, olheiras.

Ref.: Elson MI. Fitomenadiona Tópica (Vitamina K1) no Tratamento de Púrpura Actínica e Traumática. *Revista de Cosmiatria & Medicina Estética*. 1996; 4(1):27-32.

3. Creme com Vitamina K_1 e Vitamina A

Vitamina K_1	1 %
Retinol	0,3 %
Creme Hidratante qsp	50 g

4. Creme com Vitamina K_1 e Vitamina C

Vitamina K_1	5 %
Vitamina C	1 %
Creme Emoliente qsp	50 g

Modo de Usar (formulações acima): aplicar nas regiões afetadas 1 a 2 vezes ao dia.

Indicações: para reduzir a severidade das lesões após tratamentos com Laser.

Ref.: Paoletti J. Head-To-Toe Slutions: A Quick Review of Current Therapies. *International Journal of Pharmaceutical Compounding*. 2004 Sep/Oct; 8(5):345-352.

5. Deferoxamina Creme

Mesilato de Deferoxamina	2,5 %
Creme não Iônico qsp	20 g

Modo de Usar: aplicar nas regiões afetadas 2 vezes ao dia.

Indicações: púrpura traumática em cirurgias, hematomas.

Produtos Dermatológicos   163

6. Creme com Digitoxina e Vitamina A

Digitoxina	0,03 %
Vitamina A Palmitato	100.000 UI %
Vitamina E Acetato	1 %
Creme Hidratante qsp	50 g

Modo de Usar: aplicar nas regiões afetadas 2 vezes ao dia.

Indicações: púrpuras, vasculites purpúricas.

7. Creme com Vitamina K1 e Rutina

Vitamina K_1	1 %
Troxerrutina	2 %
Creme Excipiente qsp	30 g

Modo de Usar: aplicar nas regiões afetadas 2 vezes ao dia.

Indicações: púrpura traumática em cirurgias, hematomas, fragilidade vascular.

32. Queloides e Atenuação de Cicatrizes

concentrações usuais

Alantoína	0,2 - 2 %
Citrato de Tamoxifeno	0,1 %
Extrato de *Allium cepa* (Cebola)	10 %
Heparina	5.000 UI %
Óleo de Rosa Mosqueta	3 - 30 %

Exemplos de Fórmulas:

1. Creme com Tamoxifeno

Citrato de Tamoxifeno	0,1 %
Óleo de Rosa Mosqueta	10 %
Propilenoglicol	qs
Creme Hidratante qsp	50 g

2. Creme com Tamoxifeno Assoc.

Citrato de Tamoxifeno	0,1 %
Alantoína	1 %
Cloridrato de Difenidramina	1 %
Manteiga de Karité	1 %
Creme Excipiente qsp	100 g

Modo de Usar: aplicar 1 a 2 vezes ao dia ou a cada mudança de curativo, por 3 semanas.

Indicações: tratamento de cicatrizes hipertróficas e queloides.

Obs.: o tamoxifeno é um agente não esteroide, com propriedades antiestrogênicas, usado no tratamento do câncer de mama. Por via tópica é utilizado para o tratamento de queloides. A formação de queloides ocorre pela ação exagerada, em alguns pacientes, do fator transformador de crescimento beta (TGF-β) que aumenta a atividade dos fibroblastos e a produção de colágeno, durante o processo de cicatrização. O citrato de tamoxifeno inibe a atividade do fator TGF-β, sendo por isso usado na prevenção e tratamento de queloides.

Podem-se associar formulações com ácido retinoico (0,02 a 0,2 %), quando for necessária renovação celular, ou hidroquinona (1 a 4 %), nas cicatrizes hipercrômicas. Devem ser usados filtros solares se as cicatrizes ou queloides ficarem expostos à luz solar. A difenidramina é usada por sua ação anti-histamínica local (natureza prurítica das cicatrizes queloidais). A alantoína e a manteiga de karité são usadas por sua ação hidratante, emoliente e nutritiva.

Ref.: 1. Glasnapp A. Tamoxifen Citrate - A Potential Therapy for the Treatment of Keloids *International Journal of Pharmaceutical Compounding*. 1999 Sep/Oct; 3(5):380-381. 2. Mikulec AA *et al*. Effect of tamoxifen on transforming growth factor beta1 production by keloid and fetal fibroblasts. *Arch Facial Plast Surg*. 2001 Apr/Jun; 3(2):111-4.

164 **Formulações Magistrais em Dermatologia**

3. Gel com *Allium cepa* e Rosa Mosqueta

Extrato de *Allium cepa*	10 %
Óleo de Rosa Mosqueta	10 %
Alantoína	1 %
Gel Excipiente qsp	20 g

4. Gel com *Allium cepa* e Heparina

Extrato de *Allium cepa*	10 %
Heparina	5.000 UI %
Alantoína	1 %
Gel Excipiente qsp	20 g

Modo de Usar (formulações acima): aplicar 2 a 3 vezes ao dia, massageando suavemente.

Indicações: tratamento de cicatrizes hipertróficas e queloides.

5. Creme para Atenuação de Cicatrizes

Vitamina A	50.000 UI %
Vitamina D	30.000 UI %
Vitamina E	0,2 %
Óleo de Rosa Mosqueta	3 %
Creme Hidratante qsp	50 g

6. Creme para Atenuação de Cicatrizes, com Corticoide

Dexametasona	0,04 %
Extrato de Calêndula	2 %
Extrato de Confrey	2 %
Óleo de Rosa Mosqueta	5 %
Creme Hidratante qsp	50 g

Modo de Usar (formulações acima): aplicar nas regiões afetadas 1 a 2 vezes ao dia, com massagem suave.

Indicações: tratamento de cicatrizes hipertróficas e queloides.

7. Creme para Cicatrizes e Queloides

Acetato de Hidrocortisona	0,5 %
Extrato de *Allium cepa*	10 %
Óleo de Rosa Mosqueta	10 %
DMSO	10 %
Creme Hidrossolúvel qsp	100 g

8. Óleo para Atenuação de Cicatrizes

Óleo de Rosa Mosqueta	30 %
Óleo de Sementes de Uva	10 %
Óleo de Apricot	3 %
Vaselina Líquida qsp	20 ml

Modo de Usar (formulações acima): aplicar nas regiões afetadas 2 a 3 vezes ao dia, com massagem suave.

Indicações: tratamento de cicatrizes hipertróficas e queloides.

33. Queratose Actínica

concentrações usuais

5-Fluoruracil	1 - 5 %
Colchicina	0,5 - 1 %
Diclofenaco Sódico	3 %
Imiquimod	5 %

Exemplos de Fórmulas:

1. Loção com 5-Fluoruracil

5-Fluoruracil	1 %
Propilenoglicol qsp	60 ml

2. Creme com 5-Fluoruracil

5-Fluoruracil	2 - 5 %
Creme Excipiente qsp	60 g

Modo de Usar: aplicar à noite nas regiões afetadas.

Obs.: a formulação a 1 % em propilenoglicol é indicada para lesões no rosto e as formulações em creme (2 a 5%) para outros locais. Utilizar fotoprotetor (UV-A + UV-B) durante o dia.

Produtos Dermatológicos

3. Gel com Colchicina

Colchicina	0,5 - 1 %
Gel de Natrosol qsp	30 g

Modo de Usar: aplicar 2 vezes ao dia nas regiões afetadas.

Obs.: utilizar fotoprotetor (UV-A + UV-B) durante o dia.

Ref.: 1. Grimaitre M *et al.* Topical colchicine therapy for actinic keratoses. *Dermatology.* 2000; 200(4):346-348. 2. Akar A *et al.* Efficacy and safety assessment of 0.5% and 1% colchicine cream in the treatment of actinic keratoses. *J Dermatolog Treat.* 2001 Dec; 12(4):199-203.

4. Gel com Diclofenaco

Diclofenaco Sódico	3 %
Ácido Hialurônico	2,5 %
Etoxidiglicol	10 %
Gel qsp	60 g

Modo de Usar: aplicar 2 vezes ao dia nas regiões afetadas.

Indicações: queratose actínica, queilite actínica.

Obs.: utilizar fotoprotetor (UV-A + UV-B) durante o dia.

Ref.: 1. Rivers JK. Topical 3% Diclofenac in 2.5% Hyaluronan Gel for the Treatment of Actinic Keratoses. *Skin Therapy Letter.* 2004 Jan; 9(1):1-3. 2. Ulrich C *et al.* Management of actinic cheilitis using diclofenac 3% gel: a report of six cases. *J Dermatol.* 2007 May; 156 Suppl 3:43-6. 3. Dirschka T *et al.* Topical 3.0% diclofenac in 2.5% hyaluronic acid gel induces regression of cancerous transformation in actinic keratoses. *J Eur Acad Dermatol Venereol.* 2010 Mar; 24(3):258-63.

5. Creme com Imiquimod

Imiquimod	5 %
Creme qsp	5 g
Mande em sachês monodoses com 250 mg.	

6. Creme com Imiquimod e 5-Fluoruracil

Imiquimod	5 %
5-Fluoruracil	5 %
Creme qsp	5 g
Mande em sachês monodoses com 250 mg.	

Modo de Usar: aplicar o conteúdo de um sachê 2 vezes por semana, com intervalos de 3 ou 4 dias, durante 3 meses.

Obs.: o imiquimod é usado no tratamento da queratose actínica do rosto ou couro cabeludo, isoladamente ou em associação com 5-fluoruracil.

Ref.: 1. Korman N *et al.* Dosing With 5% Imiquimod Cream 3 Times per Week for the Treatment of Actinic Keratosis Results of Two Phase 3, Randomized, Double-blind, Parallel-Group, Vehicle-Controlled Trials. *Arch Dermatol.* 2005; 141:467-473. 2. Price NM. The treatment of actinic keratoses with a combination of 5-fluorouracil and imiquimod creams. *J Drugs Dermatol.* 2007 Aug; 6(8):778-81.

166 Formulações Magistrais em Dermatologia

34. Repelentes de Insetos

concentrações usuais

Dimetilftalato + Dietil toluamida + Etilhexanodiol, Unirep®...............................10 - 50 %
Etil -3- [n-n-butil-n-acetil] - Aminopropionato, Repelente Merck 3535®.................5 - 20 %
Óleo de Andiroba ....1 - 5 %
Óleo de Citronela..3 - 10 %

Exemplos de Fórmulas:

1. Loção Repelente

Unirep	15 %
Loção Cremosa qsp	100 ml

2. Repelente de Insetos para Bebês

Óleo de Citronela	10 ml
Loção Cremosa qsp	100 ml

3. Loção Alcoólica Repelente

Óleo de Citronela	5 %
Álcool 70 % qsp	100 ml

4. Óleo Repelente

Óleo de Citronela	10 %
Óleo de Rícino qsp	100 ml

5. Loção Repelente

Repelente Merck 3535	10 %
Loção Cremosa qsp	100 ml

6. Solução Repelente de Insetos

Repelente Merck 3535	20 %
Solução Base qsp	100 ml

7. Repelente com Óleo de Andiroba

Óleo de Andiroba	5 %
Extrato de *Aloe vera*	2 %
Loção Cremosa qsp	100 ml

8. Repelente com Óleo de Melaleuca

Óleo de Citronela	5 %
Óleo de Melaleuca	1 %
Loção Cremosa qsp	100 ml

Modo de Usar (formulações acima): aplicar nos locais expostos a picadas de insetos, sempre que necessário.

35. Formulações para Picadas de Insetos

1. Gel para Picadas de Insetos

Cânfora	0,2 %
EDTA Dissódico	0,1 %
Gel Alcoólico de Carbopol qsp	100 g

2. Stick para Picadas de Insetos

Cânfora	1 %
Fenol	0,5 %
Mentol	1 %
Base para Stick	qs

Modo de Usar (formulações acima): aplicar quando necessário.

Ref.: 1. Willians AL, Allen Jr LV. Treatment and Prevention of Insect Bites: Mosquitoes. *International Journal of Pharmaceutical Compounding*. 2012 May/Jun; 16(3):210-218.

3. Loção para Picadas de Insetos

Sulfato de Alumínio	20 %
Água Destilada qsp	100 ml

Modo de Usar: em aplicação local logo após as picadas de insetos. Também é utilizada nas reações locais produzidas por organismos marinhos como "águas-vivas".

Produtos Dermatológicos   167

36. Higienização de Ambientes

1. Água Fenicada 5 %

Fenol Cristalizado	5 %
Água Purificada qsp	100 ml

Indicações: desinfecção de superfícies, armários e paredes com mofo.

Modo de Usar: aplicar nas superfícies com um pano umedecido na solução, deixar secar.

2. Loção Antiácaros

Benzoato de Benzila	25 %
Álcool Cetoestearílico	3 %
Laurilsulfato de Trietanolamina qsp	100 ml

Preparo para o Uso: diluir na hora de usar, na proporção de 1 colher de sopa para um litro de água.

Modo de Usar: aplicar a solução diluída 1 vez por semana, pela manhã e em dia ensolarado, com o auxílio de um pano limpo, esponja ou pulverizador, nos móveis, colchões, almofadas, cortinas, pisos etc., após aspirar adequadamente o pó do ambiente. Deixar o ambiente exposto à aeração e ao calor, e no final da tarde proceder a uma nova aspiração, cuidadosamente. Repetir semanalmente este procedimento durante 3 meses, e após este período reduzir para 1 aplicação mensal. Deve-se aproveitar o dia da aplicação para trocar as roupas de cama.

Ácaros

São organismos que vivem em geral na poeira doméstica, tapetes, carpetes, cortinas, roupas de cama, frestas de assoalhos, rodapés, cobertores, arranjos florais, objetos de pano ou pelúcia e, principalmente, colchões (ambas as faces), travesseiros e almofadas. Estes organismos se alimentam de fungos e de pele humana descamada.

Os fragmentos de ácaros mortos e suas fezes entram no aparelho respiratório e provocam alergia ou complicações respiratórias como asma brônquica e rinite alérgica. As larvas destes ácaros, ao parasitar a pele, provocam coceira, podendo até causar lesões graves.

Mesmo em ambientes que são limpos regularmente, pode haver mais de mil ácaros em 1 grama de pó (ou entre 5 a 10 mil ácaros por metro quadrado). O Laboratório de Acarologia da USP preconiza normas para higienização correta dos ambientes, para que o ácaro domiciliar possa ser controlado.

Controle Físico

Manter os ambientes sempre secos e arejados evitando, assim, o desenvolvimento de bolores ou mofo. Aspirar o pó dos ambientes, pelo menos duas vezes por semana. O mesmo deve ser feito com os colchões (ambas as faces), almofadas, travesseiros, estrados de camas etc. Trocar os lençóis e fronhas duas vezes por semana. Usar lençóis e fronhas de algodão. As roupas devem ser passadas com ferro quente. Colchões, travesseiros, estofados, roupas pesadas de uso eventual (como casacos, ternos e malhas), devem ser expostos ao sol, por 3 a 4 horas, semanalmente. Os tapetes, carpetes e cortinas de tecidos pesados devem ser evitados em locais utilizados por pacientes alérgicos.

168 Formulações Magistrais em Dermatologia

Controle Químico

O uso da loção antiácaros é muito importante pois, ao mesmo tempo em que limpa a superfície, mata os ácaros presentes, por sua ação desinfetante. O uso correto da loção antiácaros não causa efeitos tóxicos para o ser humano.

Ref.: Baggio, D. Normas para Higienização de Ambientes contra Ácaros. Apostila do Instituto de Ciências Biomédicas, Laboratório de Acarologia, Universidade de São Paulo.

II. Princípios Ativos para Produtos Cosméticos e Cosmiátricos

1. Adstringentes

concentrações usuais

Extrato de Algas Marinhas ....2 - 4 %
Extrato de Hamamelis (*Hamamelis virginiana*) ....2 - 4 %
Pidolato de Cobre, *Cooper* PCA, Cuivridone® ....0,1 - 1 %
Pidolato de Zinco, Zinc PCA, Zincidone® ....0,1 - 1 %

2. Anti-Inflamatórios e Descongestionantes Cutâneos

concentrações usuais

Abyssine® ....0,5 - 5 %
Ácido Glicirrhízico ....0,1 - 2 %
Alfa Bisabolol ....0,1 - 1 %
Azuleno ....0,01 - 0,03 %
Biorusol ....0,5 - 1 %
Epilami ....2 - 10 %
Extrato de Arnica (*Arnica montana*) ....2 - 10 %
Extrato de Calêndula (*Calendula officinalis*) ....2 - 6 %
Extrato de Camomila (*Matricaria chamomilla*) ....2 - 4 %
Extrato de Hera (*Hedera helix*) ....2 - 6 %
Extrato de Portulaca ....3 - 5 %
Extrato de *Saccharomyces cerevisiae*, Drieline® ....1 - 2 %
Óleo de Borage ....2 - 10 %
Óleo de Calêndula (*Marigold Oil*) ....1 - 5 %
Óleo de Prímula (*Evening Primrose Oil*) ....2 - 5 %

3. Antirradicais Livres

concentrações usuais

Extrato de *Ginkgo biloba* ....2 - 5 %
Extrato Glicólico de Chá Verde (*Green Tea*) ....5 - 10 %
Extrato de *Helianthus annuus*, Helioxine® ....1 - 3 %
Extrato de *Mimosa tenuiflora*, Tepescohuite ....1 - 5 %
Extrato de *Phyllanthus emblica*, Emblica® ....0,5 - 1 %
Fator Antirradicais Livres, FARL ....2 - 6 %
L-Glutation ....0,3 - 0,5 %
Lipossomas com Coenzima Q-10 ....3 - 10 %
Lipossomas com Vitaminas A e E, Aquasome® AE ....2 - 10 %
Lipossomas com Vitaminas C e E, Aquasome® EC ....2 - 10 %
Lipossomas SOD (Superóxido Dismutase) ....2 - 5 %
Pectinato de Ascorbil Metilsilanol, Ascorbosilane® C ....3 - 4 %
Radizen® A ....2 - 10 %
Thalasferas com Vitamina C ....5 - 15 %
Vitamina E ....0,1 - 5 %

4. Cicatrizantes

concentrações usuais

Alantoína ....0,2 - 2 %
D-Pantenol ....0,5 - 2 %
Extrato de Cavalinha (*Equisetum arvense*) ....2 - 5 %
Extrato de Hera (*Hedera helix*) ....2 - 6 %
Própolis ....1 - 4 %

170 **Formulações Magistrais em Dermatologia**

Óleo de Calêndula (*Marigold Oil*)...1 - 5 %
Óleo de Rosa Mosqueta...2 - 10 %
Vitamina D ....5.000 - 100.000 UI %

5. Emolientes
concentrações usuais

Extrato de Aloe...2 - 6 %
Manteiga de Karité ....1 - 3 %
Manteiga de Manga ....1 - 3 %
Óleo de Abacate ....2 - 10 %
Óleo de Amêndoas ....2 - 10 %
Óleo de Apricot...2 - 5 %
Óleo de Calêndula (*Marigold Oil*)..1 - 5 %
Óleo de Cereja..2 - 5 %
Óleo de Gérmen de Trigo ....0,5 - 1,5 %
Óleo de Jojoba..1 - 5 %
Óleo de Macadâmia..0,5 - 5 %
Óleo de Sementes de Maracujá (*Passion Flower Oil*)................................1 - 5 %
Óleo de Sementes de Uva...2 - 10 %

6. Esfoliantes e Abrasivos
concentrações usuais

Anidrido Silícico, Dióxido de Silício ....5 - 10 %
Extrato de *Salix nigra (Black Willow Bark Extract)*..................................5 - 10 %
Gluconolactona...2 - 10 %
Microesferas de Polietileno ....0,5 - 1 %
Sementes de Apricot em Pó, Sementes de Damasco em Pó ....1 - 10 %

7. Estimulantes e Regeneradores Tissulares
concentrações usuais

Aspartato de Metilsilanol Hidroxiprolina , Hydroxyprolisilane® C ....2 - 5 %
Biodynes® TRF..3 - 10 %
Densiskin®..2 - 6 %
Extrato de *Aloe vera* 200:1 ....0,5 - 3 %
Extrato de Arnica (*Arnica montana*) ....2 - 10 %
Extrato de Ginseng do Brasil (*Pfaffia paniculata*) ....2 - 5 %
Extrato de Hera (*Hedera helix*)..2 - 6 %
Extrato de *Iris florentina*, (*Orris Root Extract*), Íris Iso®........................3 - 5 %
Extrato de Mimosa (*Mimosa tenuiflora*) ....1 - 5 %
Lanablue®...2 - 5 %
Manuronato de Metilsilanotriol, Algisium® C...4 - 6 %
Óleo de Rosa Mosqueta..2 - 10 %
Palmitoil Tripeptídeo, Syn-Coll® ....1 - 3 %
Palmitato de Retinol Microencapsulado,Vitaline® A ....0,5 - 5 %
Pectinato de Ascorbil Metilsilanol, Ascorbosilane® C ....3 - 4 %
Pó de Pérolas, Pearl Extract®..1 - 5 %
Unitrienol® T 272 ....2 - 8 %
Vitamina A ....50.000 - 1.000.000 UI %

Produtos Cosméticos e Cosmiátricos   171

8. Fatores de Crescimento
concentrações usuais

Fator de Crescimento Insulínico (IGF-1, *Human Oligopeptide*-2)..............................1 - 3 %
Fator de Crescimento Fibroblástico Básico (bFGF, *Human Oligopeptide*-3)...............1 - 3 %
Fator de Crescimento Endotelial Vascular (VEGF, *Human Oligopeptide*-11)..............1 - 3 %
Fator de Crescimento Transformador (TGF-β, *Human Oligopeptide*-7)......................1 - 3 %
TGP2 Peptídeo (*Transforming Growth Peptide*-2)..1 - 3 %
Peptídeo com Cobre (*glycyl-L-histidyl-L-lysine-copper II complex*)..........................1 - 3 %

9. Formadores de Filme
concentrações usuais

Fomblin® HC-R (peso molecular aproximadamente 6.250)....................................0,2 - 4 %
Óleo de Silicone, Dimeticona...3 - 10 %

10. Tensores
concentrações usuais

Acetil Hexapeptídeo-3, Argireline®..3 - 10 %
Coup D'Eclat®..10 - 25 %
DMAE, Deanol, Dimetilaminoetanol..3 - 5 %
Pentacare® HP..3 - 8 %
Pepha-Tight®...1 - 5 %
Raffermine®..2 - 5 %
Sesaflash®..5 - 10 %
Syn®-Ake..1 - 4 %
Tensine®...3 - 10 %
Vialox® (siática deos)...0,05 - 0,3 %

11. Hidratantes
concentrações usuais

Ácido Hialurônico, Hyasol®..1 - 3 %
Alantoína..0,2 - 2 %
Extrato de *Codium tomentosum*, Codiavelane®...2 - 5 %
Extrato de Confrey (*Symphytum officinale*)..2 - 5 %
Extrato de Gérmen de Trigo..0,5 - 1,5 %
Extrato de *Padina pavonica*, HPS 3®...2 - 5 %
Fucogel®..2 - 10 %
Galactosan®..1 - 10 %
Hialuronato de Dimetilsilanol, DSH® C..3 - 6 %
Hidroviton®, Fator de Hidratação Natural, NMF...1 - 5 %
PCA-Na®, Nalidone, Pidolato de Sódio, Piroglutamato de Sódio................................1 - 5 %
Pentaglycan®..2 - 5 %
Pentavitin®..2 - 6 %
Physiogenyl®..0,5 - 3 %
Sensiva® SC 50...0,3 - 3 %
Squalane..3 - 10 %
Sulfato de Condroitina...1 - 5 %
Vitamina E..0,1 - 0,5 %
Vitamina F..0,5 - 1 %

12. Nutrientes
concentrações usuais

Colágeno Solúvel...2 - 10 %
Dermonectin®..6 - 12 %

172 Formulações Magistrais em Dermatologia

Elastina Solúvel ....1 - 3 %
Extrato de Caviar, Caviar HS® ....1 - 5 %
Extrato de Placenta ....2 - 5 %
Lipossome Mixture® ....3 - 6 %

13. Princípios Ativos para a Área dos Olhos   concentrações usuais

Dermatan Sulfato ....0,2 - 2 %
Extrato de Arnica (*Arnica montana*) ....2 - 10 %
Extrato de Castanha da Índia ....2 - 6 %
Extrato de Cavalinha (*Equisetum arvense)* ....2 - 5 %
Extrato de Hamamelis (*Hamamelis virginiana*) ....2 - 4 %
Extrato de Hera (*Hedera helix*) ....2 - 6 %
Extrato de *Iris florentina*, (*Orris Root Extract*), Íris Iso® ....3 - 5 %
Extrato de Placenta ....2 - 5 %
Extrato de Sementes de Arroz (*Oryza sativa*), Colhibin® ....2 - 5 %
Extrato de Sementes de Soja (*Glycine max*), Elhibin® ....3 - 7 %
Hydrasil® ....3 - 6 %
Nodema® ....3 - 10 %
Palmitoil Pentapeptídeo, Matrixyl® ....3 - 8 %
Regu-Age® ....2 - 5 %

14. Princípios Ativos Cosmiátricos para Acne   concentrações usuais

Copolímero de Polimetacrilato, Polytrap® ....1 - 4 %
Cytobiol® Íris (Extrato de *Iris asiatica*, Zn, Vitamina A) .... 5 %
Diglicinato de Azeloil Potássio, Azeloglicina® ....5 - 10 %
Enxofre Líquido, Biosulfur ....0,5 - 2 %
Extrato de Alecrim (*Rosmarinus officinalis*) ....2 - 6 %
Extrato de Algas Marinhas (*Fucus vesiculosus*) ....2 - 4 %
Extrato de Aquiléia (*Achillea millefolium*) ....0,5 - 5 %
Extrato de Calêndula (*Calendula officinalis*) ....2 - 6 %
Extrato de Camomila (*Matricaria chamomilla*) ....2 - 4 %
Extrato de Hamamelis (*Hamamelis virginiana*) ....2 - 4 %
Extrato de *Salix nigra (Black Willow Bark Extract)* ....5 - 10 %
Furfuriladenina, Adenin® ....0,005 - 0,1%
Óleo de Melaleuca Microencapsulado, Epicutin® TT ....3 - 5 %
Óleo de Melaleuca ....0,5 - 2 %
Própolis ....1 - 4 %
Sebonormine® ....2 - 5 %

15. Princípios Ativos Despigmentantes   concentrações usuais

Ácido Ascórbico 2-Glicosado, AA2G® ....0,5 - 2 %
Ácido Fítico ....0,5 - 2 %
Ácido Kójico ....1 - 3 %
Extrato de Alcaçuz, Extrato de Licorice, Aqua Licorice® PT ....0,5 - 1 %
Extrato de *M. nigra, S. stolonifera, S. baicalensis* e *V. asiatica*, Biowhite® ....1 - 4 %
Diglicinato de Azeloil Potássio, Azeloglicina® ....5 - 10 %
Extrato de *Bellis perennis*, Belides® ....2 - 5 %
Extrato de *Phyllanthus emblica*, Emblica® ....1 - 2 %
Extrato de Uva Ursi (*Arctostaphylos officinalis*), Melfade® ....3 - 8 %

Produtos Cosméticos e Cosmiátricos 173

Fosfato de Ascorbil Magnésio, VC-PMG®..1 - 3 %
Idebenona ....0,1 - 1 %
Palmitato de Ascorbila..2 - 10 %
Skin Whitening Complex®..2 - 5 %
Thalasferas com Vitamina C ....5 - 15 %

16. Princípios Ativos Usados em Tratamentos Capilares   concentrações usuais

Acetilmetionato de Metilsilanol, Methiosilane® C ....1 - 6 %
Aminoácidos da Seda, Crosilk®..1 - 2 %
Aminoácidos do Trigo, Cropeptide® W..2 - 5 %
Bioex® Capilar...3 - 10 %
Carboxietil Ácido Gama-Aminobutírico, Cegaba® ....0,5 - 4 %
Ciclometicone, Silicone Volátil..1 - 5 %
Cloridrato de Piridoxina ....0,2 - 2 %
D-Pantenol..0,5 - 2 %
Extrato de Alecrim (*Rosmarinus officinalis*)..2 - 6 %
Extrato de Tussilagem, Milefólio e Quina, Auxina Tricógena®.................................8 - 15 %
Lipossomas com Extrato de *Panax japonicus*, Aquasome® HG ....5 - 20 %
Piritionato de Zinco, Zincomadine®...1 - 2 %
Piroctone Olamina, Octopirox®...0,5 - 1 %
Proteína Hidrolisada ....2 - 5 %
Queratina Hidrolisada ....2 - 5 %

17. Princípios Ativos Usados no Tratamento da Celulite   concentrações usuais

Ácido Carboxietil Gama-Aminobutírico, Cegaba® ....1 - 2 %
Adipol®...2 - 5 %
Aminofilina..1 - 2 %
Asiaticosídeo ....0,2 - 2 %
Bioex® Antilipêmico ....2 - 10 %
Cafeína..3 - 5 %
Cafeinato de Silanol saturado com Cafeína, Cafeisilane® C ....3 - 6 %
Cânfora ....1 - 3 %
Cloridrato de Ioimbina...0,5 - 2 %
Coaxel®...3 - 8 %
Escina ....0,2 - 2 %
Extrato de Algas Marinhas (*Fucus vesiculosus*)...2 - 4 %
Extrato de Cavalinha (*Equisetum arvense*)...2 - 5 %
Extrato de *Centella asiatica* ....2 - 5 %
Extrato de Hera (*Hedera helix*)..2 - 6 %
Hialuronidase...10.000 - 20.000 UTR %
Liporeductyl® ....5 - 10 %
Manuronato de Metilsilanotriol, Algisium® C ....4 - 6 %
Mentol ....0,25 - 2 %
Teofilinato de Metilsilanol, Theophyllisilane® C ....2 - 6 %
Nicotinato de Metila..0,05 - 0,1 %
Salicilato Misto de Polioxi-Etilenoglicol e Amina, Cellulinol® ....2 - 5 %
Thiomucase..10.000 - 20.000 UTR %
Troxerrutina, Triidroxietilrutina ....1 - 3 %

174 Formulações Magistrais em Dermatologia

Formulações de Produtos Cosméticos e Cosmiátricos

1. Formulações para Limpeza da Pele

1. Creme de Limpeza para Pele Oleosa

Extrato de Algas Marinhas	2 %
Vitamina F	1 %
Óleo de Sementes de Uva	3 %
Óleo de Amêndoas	3 %
Creme de Limpeza qsp	100 g

2. Loção de Limpeza para Pele Oleosa

Ácido Salicílico	1,5 %
Biosulfur	1 %
Extrato de Camomila	2 %
Extrato de Hamamelis	2 %
Loção de Limpeza qsp	100 ml

3. Creme de Limpeza para Pele Seca

Óleo de Gérmen de Trigo	1 %
Óleo de Sementes de Uva	4 %
Creme de Limpeza qsp	100 g

4. Loção de Limpeza para Pele Seca

Extrato de Gérmen de Trigo	1 %
Óleo de Jojoba	3 %
Loção de Limpeza qsp	100 ml

5. Creme de Limpeza para Pele Sensível

Extrato de Camomila	2 %
Óleo de Prímula	2 %
Creme de Limpeza qsp	100 ml

6. Loção de Limpeza para Pele Sensível

Extrato de Aloe	2 %
Extrato de Calêndula	2 %
Loção de Limpeza qsp	100 ml

Modo de Usar (formulações acima): aplicar no rosto e pescoço com movimentos circulares. Retirar o excesso com algodão e lavar com água ou solução para limpeza.

7. Leite de Limpeza para Pele Oleosa

Lauril Sulfato de Sódio	1 %
Leite de Limpeza qsp	100 ml

8. Leite de Limpeza para Pele Seca

Lauril Sulfossuccinato de Sódio	2 %
Leite de Limpeza qsp	100 ml

Indicações (leites de limpeza): usar como sabonete líquido, para remover o excesso dos cremes e loções de limpeza.

Modo de Usar: aplicar com auxílio de algodão, com movimentos giratórios suaves. Retirar o excesso com algodão embebido em água.

9. Loção Antisseborreica

Azuleno	0,01 %
Lauril Sulfato de Sódio	0,2 %
Álcool	20 %
Acetona	20 %
Água de Rosas qsp	100 ml

10. Loção de Limpeza para Pele Acneica

Azuleno	0,01 %
Irgasan	0,1 %
Ácido Salicílico	0,5 %
Propilenoglicol	5 %
Álcool Canforado	10 %
Água Destilada qsp	100 ml

Modo de Usar (formulações acima): aplicar 1 a 2 vezes ao dia, embebida em algodão, para limpeza da pele no rosto e áreas adjacentes.

Produtos Cosméticos e Cosmiátricos 175

2. Formulações para Tonificação Facial

1. Loção Tônica para Pele Seca ou Sensível

Extrato de Camomila	2 %
Extrato de Ginseng do Brasil	2 %
Alantoína	0,2 %
Propilenoglicol	5 %
Água Destilada qsp	100 ml

2. Loção Tônica e Adstringente para Pele Oleosa ou Acneica

Mentol	0,2 %
Própolis	1 %
Água de Hamamelis	20 %
Álcool 70 %	10 %
Água Destilada qsp	100 ml

3. Loção Tônica para Pele Oleosa

Extrato de Camomila	3 %
Extrato de Calêndula	3 %
Azuleno	0,02 %
Álcool 70 %	10 %
Água Destilada qsp	100 ml

4. Gel Antisséptico e Adstringente

Irgasan	0,1 %
Mentol	0,05 %
Extrato de Hamamelis	2 %
Extrato de *Mimosa tenuiflora*	1 %
Gel Alcoólico a 5 % qsp	100 g

Modo de Usar (formulações acima): aplicar uma ou mais vezes ao dia no rosto, após limpeza da pele.

3. Hidratantes Faciais

1. Creme Hidratante com Ácido Hialurônico

Ácido Hialurônico	2 %
Alantoína	0,5 %
Extrato de Algas Marinhas	2 %
Creme Hidratante qsp	50 g

2. Loção Cremosa com Ácido Hialurônico

Ácido Hialurônico	3 %
Galactosan	5 %
Passion Flower Oil	2 %
Loção Cremosa qsp	60 ml

3. Creme Hidratante e Descongestionante

Alantoína	0,5 %
Hidroviton (NMF)	3 %
Azuleno	0,02 %
Creme Hidratante qsp	100 g

4. Loção Hidratante e Descongestionante

Alantoína	1 %
Extrato de Aloe	2 %
Extrato de Camomila	2 %
Loção Hidratante qsp	100 ml

5. Gel Hidratante com Hyasol e Unitrienol

Ácido Hialurônico	3 %
Unitrienol T 272	4 %
Gel de Lubrajel qsp	60 g

6. Loção Hidratante com Codiavelane

Codiavelane	2 %
Ácido Ascórbico 2-Glicosado	0,5 %
Loção Hidratante qsp	50 ml

7. Creme Hidratante com Aloe

Extrato de *Aloe vera* 200:1	5 %
Vitamina F	0,5 %
Óleo de Macadâmia	1 %
Creme Hidratante qsp	50 g

8. Creme Hidratante e Revitalizante

Extrato de *Padina pavonica*	3 %
Extrato de *Ginkgo biloba*	5 %
PCA-Na	2 %
Creme Hidratante qsp	50 g

176 Formulações Magistrais em Dermatologia

9. Creme Hidratante com DSH-C

Hialuronato de Dimetilsilanol	3 %
Extrato de *Ginkgo biloba*	3 %
Creme Hidratante qsp	100 g

10. Gel com Hydroxyprolisilane C

Hydroxyprolisilane C	2 %
Alfa Bisabolol	0,1 %
Gel de Sepigel qsp	100 g

11. Creme Hidratante com Pentaglycan

Pentaglycan	2 %
Alantoína	0,5 %
Vitamina F	1 %
Creme Hidratante qsp	100 g

12. Creme Hidratante com Pentavitin

Pentavitin	2 %
Pentaglycan	3 %
Extrato de *Mimosa tenuiflora*	3 %
Creme Hidratante qsp	50 g

Modo de Usar (formulações acima): aplicar no rosto após a limpeza da pele, com movimentos circulares.

13. Hidratante Facial com Sensiva

Sensiva SC 50	3 %
Fucogel	3 %
Extrato de *Mimosa tenuiflora*	3 %
Creme Hidratante qsp	30 g

14. Loção Hidratante com Vitamina C

Ácido Ascórbico 2-Glicosado	0,5 %
Drieline	1 %
Syn-Coll	1 %
Loção Hidratante qsp	15 ml

15. Loção Hidratante e Dessensibilizante

Abyssine	2 %
Fucogel	2 %
Hidroviton (NMF)	2 %
Loção Hidratante qsp	50 ml

16. Loção Hidratante *Anti-Aging*

Extrato de Placenta	2 %
Extrato de *Iris florentina*	3 %
Pó de Pérolas	1 %
Loção Hidratante qsp	15 ml

17. Gel Creme com Caviar

Extrato de Caviar	3 %
Lipossomas com Coenzima Q-10	3 %
Aquasome EC	3 %
Gel Creme qsp	20 g

18. Loção Hidratante *Anti-Aging*

Dermonectin	5 %
Nodema	4 %
Pó de Pérolas	1 %
Loção Hidratante qsp	15 ml

Modo de Usar (formulações acima): aplicar 1 ou mais vezes ao dia no rosto, pescoço e demais áreas adjacentes expostas ao vento ou ao sol.

4. Máscaras Faciais e Tensores

1. Máscara Antisséptica para Pele Oleosa

Biosulfur	2 %
Irgasan	0,2 %
Mentol	0,2 %
Base para Máscara Adstringente qsp	100 g

2. Máscara Secante para Pele Acneica

Biosulfur	2 %
Cânfora	0,1 %
Base para Máscara Adstringente qsp	100 g

Produtos Cosméticos e Cosmiátricos 177

3. Máscara Hidratante para Pele Seca

Extrato de Placenta	0,5 %
Extrato de Confrey	2 %
Máscara Plástica "Peel Off" qsp	100 g

4. Máscara para Pele Sensível e Hiperêmica

Extrato de Calêndula	2 %
Extrato de Camomila	2 %
Gel de Aristoflex qsp	100 g

5. Máscara Anti-inflamatória

Extrato de Arnica	5 %
Azuleno	0,03 %
Base para Máscara Adstringente qsp	100 g

6. Máscara Calmante

Ácido Glicirrhízico	0,5 %
Mentol	0,1 %
Gel de Aristoflex qsp	100 g

Modo de Usar (formulações acima): aplicar 1 vez por semana, após limpeza da pele. Deixar por 10 a 15 minutos e retirar com algodão embebido em água ou loção de limpeza.

7. Gel Hidratante e Tensor para o Rosto

Coup D'Eclat	10 %
Ácido Hialurônico	3 %
Extrato de *Padina pavonica*	2 %
Gel de Sepigel qsp	50 g

8. Gel Hidratante e Tensor (*Long Lasting*)

Raffermine	3 %
Tensine	5 %
DMAE	3 %
Gel de Hostacerin qsp	30 g

9. Firmador Facial (Pele Oleosa ou Normal)

Raffermine	5 %
Tensine	5 %
Extrato de *Iris florentina*	3 %
Gel Sepigel qsp	30 g

10. Firmador Facial (Pele Seca)

Raffermine	5 %
Tensine	5 %
Extrato de *Padina pavonica*	2 %
Creme Gel qsp	30 g

11. Firmador Facial (Ação Prolongada)

Tensine	5 %
Raffermine	4 %
Extrato de *Willow Bark*	5 %
Gel de Sepigel qsp	30 g

12. Serum Firmador Antirradicais Livres

Tensine	5 %
Lipossomas com Coenzima Q-10	5 %
Extrato de *Mimosa tenuiflora*	2 %
Gel Fluido de Sepigel qsp	30 ml

13. Creme *Anti-Aging*

Densiskin	5 %
Thalasferas com Vitamina C	5 %
Hydrasil	3 %
Creme Hidratante qsp	30 g

14. Loção Firmadora com Pó de Pérolas

Pó de Pérolas Extract	1,5 %
Pepha-Tight	2 %
Lanablue	3 %
Loção Hidratante	20 g

Modo de Usar (formulações acima): aplicar no rosto após a limpeza da pele.

15. Lifting Facial Instantâneo

Sesaflash	10 %
Tensine	5 %
Argireline	5 %
Gel de Carbopol qsp	30 g

16. Serum Lifting (Facial)

Palmitato de Retinol Microencaps.	0,5 %
Pepha-Tight	1 %
Syn-Coll	1 %
Serum qsp	30 ml

Modo de Usar: aplicar sobre a face limpa, aguardar a secagem completa antes de aplicar o fotoprotetor e\ou maquiagem.

178 Formulações Magistrais em Dermatologia

17. Serum Tensor com Syn®-Ake

Syn®-Ake	4 %
Serum Siliconado qsp	20 g

18. Serum Tensor e Revitalizante

Syn®-Ake	4 %
Extrato Glicólico de Hamamelis	3 %
Extrato Glicólico de *Aloe vera*	3 %
Arginina	1,5 %
Serum qsp	20 ml

19. Creme Tensor e Hidratante com Syn®-Ake

Syn®-Ake	4 %
Ácido Hialurônico	1 %
Vitamina E	1 %
Creme com Textura Porcelana qsp	20 g

20. Emulsão Tensora com Syn®-Ake

Syn®-Ake	4 %
Nicotinamida	4 %
Alantoína	1 %
Emulsão de Cristais Líquidos* qsp	20 ml

Modo de Usar (formulações acima): aplicar no rosto, pescoço e colo duas vezes ao dia, pela manhã e à noite (* efeito talco).

Indicações: antirrugas, prevenção do envelhecimento precoce, obtenção de efeito tensor sobre a pele.

5. Formulações Nutritivas para o Rosto

1. Creme Nutritivo com Colágeno e Elastina

Colágeno	5 %
Elastina	3 %
Vitamina A	500.000 UI %
Vitamina D	70.000 UI %
Vitamina E	0,5 %
Creme Hidratante qsp	50 g

2. Loção Nutritiva com Colágeno e Elastina

Colágeno	3 %
Elastina	2 %
Vitamina A	300.000 UI %
Vitamina D	40.000 UI %
Vitamina E	0,2 %
Loção Cremosa qsp	60 ml

3. Creme Nutritivo com Placenta

Extrato de Placenta	5 %
Alantoína	1 %
Extrato de Gérmen de Trigo	1 %
Creme Hidratante qsp	50 g

4. Loção Nutritiva com Placenta

Extrato de Placenta	3 %
Hidroviton (NMF)	3 %
Óleo de Gérmen de Trigo	1 %
Loção Cremosa qsp	60 ml

Modo de Usar (formulações acima): aplicar 1 vez ao dia após limpeza da pele, no rosto, pescoço e demais áreas adjacentes. A loção é indicada preferencialmente para uso diurno e o creme para uso noturno.

5. Creme Nutritivo com Estrógenos

Colágeno	5 %
Elastina	2 %
Estrógenos Conjugados	0,02 %
Hidroviton (NMF)	3 %
Extrato de Hamamelis	2 %
Creme Hidratante qsp	50 g

6. Loção Nutritiva com Estradiol

Colágeno	3 %
Elastina	1 %
Benzoato de Estradiol	0,001 %
Alantoína	1 %
Azuleno	0,01 %
Loção Cremosa qsp	60 ml

Modo de Usar (formulações acima): aplicar 1 vez ao dia após limpeza da pele, em quantidade não superior a 4 gramas, no rosto, pescoço e demais áreas adjacentes. A loção é indicada preferencialmente

Produtos Cosméticos e Cosmiátricos   179

para uso diurno e o creme para uso noturno. É aconselhável a cada mês de aplicação fazer um descanso por igual período, utilizando-se cremes e loções hidratantes ou nutritivas. O seu uso não é recomendável durante a gravidez e por mulheres antes da menopausa.

7. Creme Nutritivo com Estriol

Estriol	0,1 %
Palmitato de Ascorbila	5 %
Ácido Lipoico	1 %
Vitamina E Acetato	1 %
Creme Evanescente qsp	50 g

8. Gel Nutritivo com Estradiol

Valerato de Estradiol	0,02 %
Matrixyl	5 %
Ácido Retinoico	0,01 %
Hydroxyprolisilane C	5 %
Gel qsp	30 g

Modo de Usar (formulações acima): aplicar 2 vezes do dia nas regiões afetadas.

Ref.: Schmidt JB *et al.* Treatment of skin aging with topical estrogens. *Int J Dermatol.* 1996 Sep; 35(9):669-74.

9. Gel com Biodynes

Biodynes TRF	5 %
Gel de Sepigel qsp	50 g

10. Loção com Biodynes

Biodynes TRF	3 %
Loção para pele sensível qsp	100 ml

Modo de Usar (formulações acima): aplicar no rosto após limpeza da pele, antes de deitar.

Obs.: por sua propriedade regeneradora de células é usado em vários tratamentos como pós-radioterapia, pós-cirurgia e pós-*peeling*, ou quando forem necessários nutrientes facilmente disponíveis na pele, como no envelhecimento cutâneo.

11. Serum Nutritivo Facial

Extrato de Caviar	1,5 %
Physiogenyl	3 %
Extrato de *Iris florentina*	3 %
Serum Acetinado qsp	30 g

12. Creme Nutritivo com Gluconolactona

Gluconolactona	6 %
Extrato de *Iris florentina*	3 %
Lanablue	3 %
Creme Hidrante qsp	30 g

Modo de Usar (formulações acima): aplicar no rosto após limpeza da pele, antes de deitar.

6. Formulações Antienvelhecimento

1. Estimulante e Renovador Celular

Extrato de *Iris florentina*	3 %
Furfuriladenina	0,05 %
Lipossomas com Coenzima Q-10	5 %
Gel de Aristoflex qsp	20 g

2. Gel Fluido Antirradicais Livres

Extrato de *Willow Bark*	5 %
Extrato de *Padina pavonica*	2 %
Extrato de *Mimosa tenuiflora*	3 %
Gel Fluido qsp	20 g

3. Renovador Celular (Fotoenvelhecimento)

Furfuriladenina	0,05 %
Lipossomas com Vitaminas A e E	3 %
Lipossomas com Vitaminas C e E	3 %
Gel de Hostacerin qsp	30 g

4. Renovador Celular (Pele Sensível)

Furfuriladenina	0,02 %
Lipossomas com Coenzima Q-10	10 %
Extrato de *Mimosa tenuiflora*	4 %
Gel qsp	20 g

180 Formulações Magistrais em Dermatologia

5. *Anti-Aging* para o Rosto

Tensine	5 %
Raffermine	3 %
Extrato de *Iris florentina*	5 %
PCA-Na	2 %
Loção *Oil Free* qsp	30 ml

6. *Anti-Aging* para Colo e Pescoço

Extrato de *Iris florentina*	3 %
PCA-Na	2 %
Óleo de Macadâmia	2 %
Ácido Ascórbico 2-Glicosado	0,5 %
Creme Excipiente qsp	30 g

7. *Anti-Aging* com Idebenona

Idebenona	0,1 %
Ácido Ascórbico 2-Glicosado	0,5 %
Íris Iso	4 %
Creme Gel qsp	30 ml

8. Emulsão Antioxidante para Peles Sensíveis

Idebenona	0,1 %
Aloe vera Extrato 200:1	2 %
Extrato de Portulaca	4 %
Emulsão qsp	30 g

9. Emulsão *Anti-Aging*

Extrato de *Iris florentina*	5 %
Ácido Hialurônico	2 %
Ascorbosilane	3 %
Lipossomas com Coenzima Q-10	0,2 %
Emulsão Hidratante qsp	30 ml

10. Gel *Anti-Aging* com L-Glutation

L-Glutation	0,3 %
Pepha-Thigt	2 %
Óleo de Prímula	2 %
Extrato de *Padina pavonica*	2 %
Gel de Sepigel qsp	30 g

Modo de Usar (formulações acima): aplicar nas regiões afetadas à noite. Durante o dia, recomenda-se o uso de fotoprotetores.

11. Emulsão *Anti-Aging* com Íris Iso

Íris Iso	5 %
Ácido Hialurônico	2 %
Lipossomas com Coenzima Q-10	0,2 %
Óleo de Rosa Mosqueta	3 %
Thalasferas com Vitamina C	5 %
Creme Base Hidratante qsp	30 g

Modo de Usar: aplicar diariamente no rosto.

12. Gel-Creme Noturno com Íris Iso

Íris Iso	5 %
Vitamina A Acetato Oleosa	0,1 %
Vitamina E Acetato Oleosa	2 %
NET-FS	5 %
Gel de Carbopol a 1 % qsp	30 ml

Modo de Usar: Aplicar uma camada fina à noite, antes de deitar.

13. *Anti-Aging* com Fatores de Crescimento

Ácido Retinoico	0,01 %
Fator de Crescimento IGF-1	1,5 %
Fator de Crescimento bFGF	1,5 %
Fator de Crescimento TGF-β	1,5 %
Fator de Crescimento VEGF	1,5 %
Gel de Sepigel qsp	30 g

14. *Anti-Aging* e Preenchedor de Rugas

Ácido Retinoico	0,01 %
Fator de Crescimento IGF-1	1,5 %
Fator de Crescimento VEGF	1,5 %
Extrato de *Padina pavonica*	5 %
Hydroxyprolisilane C	3 %
Gel de Sepigel qsp	30 g

Modo de Usar (formulações acima): aplicar após limpeza da pele no rosto, à noite. Durante o dia, recomenda-se o uso de fotoprotetor.

Produtos Cosméticos e Cosmiátricos 181

7. Formulações Antirrugas

1. Óleo de Rosa Mosqueta 10 ml

Modo de Usar: aplicar à noite poucas gotas do óleo sobre a região a ser tratada, com massagem circular suave até a sua total absorção (2 a 3 minutos). Após melhora dos sinais, o tratamento de manutenção pode ser feito com o creme ou a loção cremosa.

2. Creme com Rosa Mosqueta

Óleo de Rosa Mosqueta	10 %
Creme Hidratante qsp	50 g

3. Loção com Rosa Mosqueta

Óleo de Rosa Mosqueta	5 %
Loção Cremosa qsp	60 ml

Modo de Usar (creme e loção): aplicar nas regiões afetadas 1 a 2 vezes ao dia, com massagem suave.

Indicações: para atenuar rugas e linhas de expressão, bem como cicatrizes. Também é indicado para prevenir o aparecimento de rugas e o desenvolvimento de estrias na gravidez. Tanto o óleo puro como os cremes e loções com Rosa Mosqueta não devem ser usados em pessoas com pele oleosa ou acneica, pois pode ocorrer exacerbação.

4. Creme Antirradicais Livres

Lipossomas SOD	3 %
Pentaglycan	3 %
Óleo de Cereja	2 %
Creme Hidratante qsp	50 g

5. Creme com Vitamina A

Palmitato de Retinol microencaps.	2 %
Manteiga de Karité	1,5 %
Ácido Hialurônico	2 %
Creme Hidratante qsp	50 g

Modo de Usar (formulações acima): aplicar nas regiões afetadas 1 a 2 vezes ao dia, com massagem suave.

6. Creme com Ácido Retinoico

Ácido Retinoico	0,01 - 0,05 %
Creme Excipiente qsp	50 g

7. Gel Antirrugas para Pele Sensível

Ácido Retinoico	0,01 - 0,05 %
Alfa Bisabolol	0,5 %
Gel de Lubrajel qsp	50 g

Modo de Usar (formulações acima): aplicar nas regiões afetadas à noite. Durante o dia, recomenda-se o uso de fotoprotetores.

8. Gel com Ácido Mandélico

Ácido Mandélico	2 %
Óleo de Prímula	1 %
Extrato de *Ginkgo biloba*	2 %
Creme, Gel ou Gel-Creme qsp	30 g

9. Gel com Pentacare HP

Pentacare HP	5 %
Ácido Hialurônico	2 %
Gel de Sepigel qsp	30g

Modo de Usar (formulações acima): aplicar nas regiões afetadas à noite. Durante o dia, recomenda-se o uso de fotoprotetores.

182 Formulações Magistrais em Dermatologia

10. Gel com efeito "Cinderela"

Extrato de Caviar	1 %
Lanablue	3 %
Argireline	4 %
Serum qsp	30 g

11. Gel com efeito "Cinderela"

Lanablue	3 %
Tensine	4 %
Pentacare HP	3 %
Gel qsp	30 g

Modo de Usar (formulações acima): aplicar no rosto pela manhã, antes do fotoprotetor ou da maquiagem.

12. Loção com Argireline

Argireline	10 %
Elastina	5 %
Gel Fluido qsp	30 ml

Modo de Usar: aplicar no rosto pela manhã, antes do fotoprotetor.

13. Creme Gel Antirrugas com Argireline

Argireline	10 %
Ácido Lipoico	5 %
Palmitato de Ascorbila	5 %
Creme Gel qsp	30 g

Modo de Usar: Aplicar uma vez ao dia, ao deitar.

Ref.: Blanes-Mira C *et al*. A synthetic hexapeptide (Argireline) with antiwrinkle activity. *International Journal of Cosmetic Science*. 2002; 24:303-310.

14. Loção com Vialox

Vialox	0,3 %
Gel Fluido qsp	30 ml

Modo de Usar: aplicar 2 vezes ao dia na face e pescoço.

15. Emulsão Antirrugas com Biotina

Biotina	0,25 %
Emulsão Cremosa qsp	30 g

Modo de Usar: aplicar 1 a 2 vezes ao dia.

Ref. (biotina): Gilli L, Floersheim GL. Influence of topically applied biotin on fine wrinkles in the skin of elderly patients. *Congrès Aachener Dermatologenabend*. 1995; 70(6):448-464.

8. Formulações para a Área dos Olhos

1. Creme com Colágeno e Elastina

Colágeno	2 %
Elastina	1,5 %
Óleo de Amêndoas	2 %
Creme Base não Iônico com Óleo de Amêndoas e de Uva qsp	30 g

2. Creme com Hydroxyprolisilane C

Hydroxyprolisilane C	2,5 %
Ascorbosilane	3 %
Vitamina E	0,2 %
Creme Base não Iônico com Óleo de Amêndoas e de Uva qsp	30 g

3. Gel com Algisium C

Algisium C	5 %
Óleo de Apricot	3 %
Gel qsp	30 g

4. Gel com *Ginkgo biloba*

Extrato de *Ginkgo biloba*	5 %
Aquasome AE	2 %
Gel de Lubrajel qsp	30 g

Produtos Cosméticos e Cosmiátricos 183

5. Gel Cremoso com Glutation

L-Glutation	2 %
Vitamina E	0,2 %
Vitamina F	1,5 %
Gel de Sepigel qsp	30 g

6. Creme com Lipossomas SOD

Lipossomas SOD	3 %
Elastina	2 %
Vitamina E	0,3 %
Creme p/ área dos olhos qsp	30 g

Modo de Usar (formulações acima): aplicar ao redor dos olhos à noite, com movimentos circulares, após limpeza da pele. Durante o dia, recomenda-se o uso de uma loção hidratante ou nutritiva.

7. *Anti-Aging* para o Contorno dos Olhos

Nodema	3 %
Manteiga de Manga	2 %
Hydroxyprolisilane C	2 %
Ácido Hialurônico	1 %
Gel de Hostacerin qsp	20 g

8. *Anti-Aging* para o Contorno dos Olhos

Extrato de *Iris florentina*	5 %
Furfuriladenina	0,05 %
PCA-Na	3 %
Ácido Hialurônico	1 %
Gel de Sepigel qsp	30 g

9. Creme para Olheiras

Fosfato de Ascorbil Magnésio	1 %
Manteiga de Manga	1 %
Hydroxyprolisilane C	2 %
Extrato de Cavalinha	3 %
Gel de Sepigel qsp	20 g

10. Gel para "Bolsas" e Edemas dos Olhos

Nodema	3 %
Hydroxyprolisilane C	2 %
Extrato de Cavalinha	4 %
Extrato de Arnica	3 %
Gel Fluido de Sepigel qsp	20 ml

11. Tratamento de Olheiras (Pele Sensível)

Troxerrutina	2 %
Extrato de Cavalinha	5 %
Biodynes TRF	3 %
Gel Fluido de Sepigel qsp	20 g

12. Clareador de Olheiras Resistentes

Ácido Glicólico	4 %
Extrato de *Padina pavonica*	2 %
Troxerrutina	2 %
Dermatan Sulfato	1 %
Gel de Hostacerin qsp	20 g

Modo de Usar (formulações acima): aplicar ao redor dos olhos à noite, com movimentos circulares, após limpeza da pele. Durante o dia, recomenda-se o uso de uma loção hidratante ou nutritiva.

13. *Roll On* para Área dos Olhos

Vialox	0,05 %
DMAE	4 %
Extrato de *Mimosa tenuiflora*	2 %
Serum para Área dos Olhos qsp	10 ml

14. Serum para Área dos Olhos

Lanablue	3 %
Argireline	10 %
Pepha-Tight	1 %
Serum qsp	30 ml

15. *Roll On* para Área dos Olhos

Densiskin	4 %
DMAE	4 %
Hydrasil	4 %
Serum para Área dos Olhos qsp	10 ml
Mande em frasco *Roll On*	

16. *Roll On* para Área dos Olhos

Regu-Age	4 %
Eyes Contour Complex	3 %
Densiskin	3 %
Serum para Área dos Olhos qsp	10 ml
Mande em frasco *Roll On*	

Modo de Usar (formulações acima): aplicar na área dos olhos 1 a 2 vezes ao dia.

184 Formulações Magistrais em Dermatologia

17. Serum para Área dos Olhos

Nodema	3 %
Argireline	10 %
Pepha-Tight	1 %
Serum qsp	30 ml

18. Serum para Área dos Olhos

Lanablue	3 %
Eyes Contour Complex	3 %
DMAE	5 %
Serum qsp	10 ml

Modo de Usar (formulações acima): aplicar na área dos olhos 1 a 2 vezes ao dia.

19. Antiedema para Bolsas Periorbitais

Regu-Age	3 %
Troxerrutina	2 %
Algisium C	3 %
Gel com Silicone qsp	30 g

Modo de Usar: aplicar na área dos olhos 2 a 3 vezes ao dia.

20. *Anti-Aging* com Castanha da Índia

Extrato de Castanha da Índia	3 %
Ácido Lipoico	1 %
Thalasferas com Vitamina C	15 %
Serum ou Gel de Pemulen qsp	20 ml

Modo de Usar: aplicar na área dos olhos 3 vezes ao dia.

Ref. (castanha da Índia): Fujimura T *et al*. A horse chestnut extract, which induces contraction forces in fibroblasts, is a potent anti-aging ingredient. *International Journal of Cosmetic Science*. 2007; 29:139-141.

21. Serum ou Gel para Olheiras

Ácido Kójico	1 %
Regu-Age	4 %
Densiskin	3 %
Ácido Hialurônico	1 %
Vitamina K	1 %
Serum para Área dos Olhos qsp	15 ml
Mande em frasco *Roll On*	

22. Serum ou Gel para Olheiras

Ácido Fítico	2 %
Ácido Kójico	1 %
Tintura de Arnica	4 %
Extrato de Castanha da Índia	3 %
Vitamina K	1 %
Serum para Área dos Olhos qsp	15 ml
Mande em frasco *Roll On*	

23. Gel para Olheiras com Ácido Tioglicólico

Ácido Tioglicólico	1 - 2 %
Serum para Área dos Olhos qsp	15 ml
Mande em frasco *Roll On*	

24. Loção Cicatrizante Pós-Cirurgia

Dermonectin	5 %
Nodema	3 %
Extrato Glicólico de Arnica	5 %
Loção de alta absorção qsp	100 ml

Modo de Usar (formulações acima): aplicar na área dos olhos 1 a 2 vezes ao dia.

25. Serum para Estimular o Crescimento das Sobrancelhas

Fator de Crescimento IGF-1	1,5 %
Fator de Crescimento bFGF	1,5 %
Fator de Crescimento VEGF	1,5 %
Óleo Essencial de Alecrim	0,5 %
Serum qsp	15 ml

26. Serum para Estimular o Crescimento das Sobrancelhas

Cooper Peptídeo	1,5 %
Sulfato de Minoxidil	5 %
Auxina Tricógena	8 %
Óleo Essencial de Alecrim	0,5 %
Serum qsp	15 ml

Modo de Usar: aplicar nas sobrancelhas pela manhã e à noite.

9. Formulações com DMAE

1. Prevenção de "Bolsas" ao Redor dos Olhos e Flacidez do Pescoço

DMAE	3 %
Troxerrutina	2 %
Vitamina E	0,5 %
Gel de Sepigel qsp	30 g

2. Creme Hidratante com DMAE

DMAE	4 %
Extrato de *Iris florentina*	5 %
Algisium C	4 %
Creme Gel qsp	30 g

3. Gel Hidratante com DMAE

DMAE	5 %
Extrato de *Iris florentina*	5 %
Ácido Hialurônico	2 %
Gel de Pemulen qsp	30 g

4. Loção Tônica com DMAE

DMAE	1 %
Extrato de *Mimosa tenuiflora*	3 %
Extrato de Hamamelis	2 %
Loção Tônica sem Álcool qsp	100 ml

Modo de Usar (formulações acima): aplicar no rosto todo, colo e pescoço, pela manhã e à noite.

5. Gel com DMAE

DMAE	3 %
Fucogel	2 %
Gel de Hostacerin qsp	30 g

6. Creme com DMAE

DMAE LB (*liquid base*)	3 %
Coenzima Q-10	1 %
Óleo Essencial de Alecrim	3 %
Creme Nutritivo qsp	50 g

Modo de Usar: aplicar o produto ao redor dos olhos, colo e pescoço, pela manhã e à noite.

7. DMAE, Ácido Lipoico e Ácido Glicólico

DMAE LB (*liquid base*)	3 - 5 %
Ácido Lipoico	1 - 5 %
Ácido Glicólico	5 %
Creme, Gel ou Gel-Creme qsp	30 g

8. DMAE, Ácido Glicólico e Matrixyl

DMAE LB (*liquid base*)	3 - 5 %
Ácido Glicólico	5 %
Thalasferas com Vitamina C	10 %
Creme *Oil Free* qsp	100 g

Obs.: pode-se utilizar como excipiente um creme base não iônico ou gel de pemulen, aristoflex, hostacerin ou natrosol (não se deve utilizar utilizar géis transdérmicos como excipiente para produtos cosméticos ou cosmiátricos).

Modo de Usar: aplicar duas vezes ao dia, após limpeza da pele, de preferência ao acordar e antes de dormir.

Indicações: como produto antienvelhecimento e antirrugas, por seu efeito hidratante e tensor na pele.

Ref.: 1. Cole CA *et al*. A clinical evaluation of skin firming and anti-aging benefits with topical DMAE. In: Scientific Poster Presentations - American Academy of Dermatology - 60th Annual Meeting, New Orleans, 2002. 2. Uhoda I *et al*. Split face study on the cutaneous tensile effect of 2-Dimethylaminoetanol (deanol) gel. *Skin Research and Technology*. 2002 Aug; 8(3):164. 3. Robinson LR *et al*. Topical palmitoyl pentapeptide provides improvement in photoaged human facial skin. *Int J Cosmet Sci*. 2005 Jun; 27(3):155-60.

186 Formulações Magistrais em Dermatologia

9. Creme com DMAE e Caviar

DMAE	3 %
Extrato de Caviar	3 %
Gluconolactona	4 %
Creme qsp	20 g

10. Creme Revitalizante com DMAE

DMAE LB (*liquid base*)	3 - 5 %
Íris Iso®	2 %
Abyssine®	0,5 %
Creme Hidratante qsp	30 g

Modo de Usar: aplicar pequena quantidade no rosto 1 a 2 vezes ao dia.

10. Formulações Antirradicais Livres

1. Creme com L-Glutation

L-Glutation	0,5 %
Óleo de Amêndoas	5 %
Creme não Iônico qsp	30 g

2. Creme com Coenzima Q-10 Lipossomada

Lipossomas com Coenzima Q-10	5 %
Óleo de Amêndoas	5 %
Creme não Iônico qsp	30 g

3. Gel com Aquasome AE

Aquasome AE	5 %
Gel qsp	30 g

4. Gel com Lipossomas SOD

Lipossomas SOD	2 %
Gel qsp	30 g

5. Gel Cremoso com Emblica

Extrato de *Phyllanthus emblica*	0,5 - 1 %
Gel Cremoso qsp	30 g

6. Creme com Radizen A

Radizen A	5 %
Óleo de Amêndoas	5 %
Creme não Iônico qsp	30 g

Modo de Usar (formulações acima): aplicar 1 a 2 vezes ao dia, no rosto, pescoço e demais áreas adjacentes expostas ao sol.

11. Formulações Cosmiátricas para Acne

1. Loção com Ácido Salicílico

Ácido Salicílico	1 %
Ácido Glicólico	3 %
Extrato Glicólico de Hamamelis	3 %
Loção *Oil Free* qsp	30 ml

2. Gel com Biosulfur

Biosulfur	0,5 %
Óleo de Melaleuca	0,5 %
Extrato Glicólico de Camomila	3 %
Gel Base qsp	30 g

3. Gel com Azeloglicina e Alcaçuz

Azeloglicina	5 %
Extrato de Alcaçuz	1 %
Alantoína	0,5 %
Gel de Sepigel qsp	30 g

4. Gel com Azeloglicina, Aquiléia e Melaleuca

Azeloglicina	5 %
Extrato de Aquiléia	2 %
Óleo de Melaleuca	2 %
Gel de Sepigel qsp	30 g

5. Gel com *Willow Bark* e Epicutin TT

Extrato de *Willow Bark*	5 %
Epicutin TT	4 %
Nitreto de Boro	3 %
Gel de Sepigel qsp	50 g

6. Gel com *Willow Bark* e Polytrap

Extrato de *Willow Bark*	5 %
Polytrap	2,5 %
Dióxido de Titânio	3 %
Gel de Sepigel qsp	30 g

Modo de Usar (formulações acima): aplicar nos locais afetados 1 a 2 vezes ao dia.

Produtos Cosméticos e Cosmiátricos   187

7. Loção Adstringente

Óleo de *Lemongrass*	1 %
Extrato de Hamamelis	3 %
Extrato de Confrey	3 %
Loção Adstringente qsp	100 ml

8. Serum Antiacne (Efeito Mate)

Extrato de *Iris germanica*	5 %
Polytrap	3 %
Epicutin TT®	5 %
Gel Fluido de Sepigel qsp	30 ml

Modo de Usar (formulações acima): aplicar nos locais afetados 1 a 2 vezes ao dia.

9. Gel Creme com Sebonormine

Sebonormine	3 %
Azeloglicina	5 %
Alfa Bisabolol	2 %
Gel Creme *Oil Free* qsp	30 g

10. Gel Creme com Sebonormine

Sebonormine	3 %
Acne Control	3 %
Gel Creme com Elastômeros qsp	30 g

Modo de Usar (formulações acima): aplicar nas áreas afetadas pela manhã e à noite.

12. Formulações Cosmiátricas para Hipercromias

As formulações clareadoras devem ser usadas à noite, nas regiões hiperpigmentadas. Durante o dia, é importante, para o sucesso do tratamento, o uso de bloqueadores solares, não apenas nas manchas como também em todas as regiões adjacentes. Após o tratamento, os pacientes deverão continuar com o uso de bloqueadores solares, para evitar recidivas.

1. Despigmentante para Uso Prolongado

Extrato de Alcaçuz	1 %
Melfade	6 %
Ácido Ascórbico 2-Glicosado	0,5 %
Loção Base Hidratante qsp	30 ml

2. Despigmentante (Pele Sensível)

Skin Whitening Complex	3 %
Helioxine	3 %
Drieline	1 %
Loção *Oil Free* qsp	30 ml

3. Despigmentante (Pele Morena com Manchas de Acne)

Azeloglicina	6 %
Extrato de *Willow Bark*	5 %
Cytobiol Íris	5 %
Gel Base qsp	30 g

4. Despigmentante Antirradicais Livres

Extrato de Alcaçuz	1 %
Lipossoma SOD	2 %
Alfa Bisabolol	0,5 %
Gel de Sepigel qsp	30 g

5. Gel com Ácido Kójico e Gluconolactona

Ácido Kójico	2 %
Gluconolactona	4 %
Alfa Bisabolol	1 %
Gel Excipiente qsp	20 g

6. Creme com *Skin Whitening Complex*

Skin Whitening Complex	3 %
Gluconolactona	4 %
Ácido Fítico	0,5 %
Creme Excipiente qsp	30 g

7. Gel com Alcaçuz e Furfuriladenina

Extrato de Alcaçuz	0,5 %
Furfuriladenina	0,1 %
Gel de Carbopol qsp	20 g

8. Loção com Alcaçuz e Fosfato de Ascorbil Mg

Extrato de Alcaçuz	1 %
Fosfato de Ascorbil Magnésio	3 %
Loção Cremosa qsp	30 ml

188 Formulações Magistrais em Dermatologia

9. Formulações com Emblica

Extrato de *Phyllanthus emblica*	1 - 2 %
Ácido Ascórbico 2-Glicosado	0,5 %
Creme, Gel, Gel Cremoso ou Loção qsp	30 g

10. Emblica, Licorice e Belides

Extrato de *Phyllanthus emblica*	1 %
Extrato de Alcaçuz	1 %
Belides	2 %
Gel Cremoso qsp	30 g

Ref.: Costa A *et al*. Association of emblica, licorice and belides as an alternative to hydroquinone in the clinical treatment of melasma. *An Bras Dermatol*. 2010; 85(5):613-20.

11. Gel Clareador e Antioxidante

Idebenona	0,1 %
Belides	5 %
Extrato de Portulaca	3 %
Gel de Sepigel qsp	50 ml

12. Loção Hidratante e Antioxidante

Idebenona	0,1 %
Densiskin	3 %
Syn-Coll	1 %
Silk Lotion qsp	30 g

13. Clareador para o Dorso das Mãos

Belides	3 %
Extrato de Portulaca	3 %
Ureia	8 %
Loção não Iônica qsp	50 ml

14. Despigmentante (Pele Sensível)

Skin Whitening Complex	3 %
Radizen A	3 %
Drieline	1 %
Loção *Oil Free* qsp	30 ml

15. Clareador com Fatores de Crescimento

Fator de Crescimento TGF-β	1,5 %
Belides	5 %
Ácido Retinoico	0,01 %
Gel de Sepigel qsp	30 g

16. Clareador com Fatores de Crescimento

TGP2 Peptídeo	1,5 %
Skin Whitening Complex	5 %
Ácido Retinoico	0,01 %
Loção não Iônica qsp	30 ml

Modo de Usar: aplicar nas regiões afetadas à noite. Durante o dia, recomenda-se o uso de fotoprotetor.

13. Hidratantes Corporais

1. Loção com Colágeno e Gérmen de Trigo

Colágeno	5 %
Extrato de Gérmen de Trigo	1 %
Vitamina F	1 %
Óleo de Amêndoas	5 %
Loção Hidratante não Iônica qsp	100 ml

2. Loção com Pentaglycan e Hidroviton

Pentaglycan	3 %
Hidroviton (NMF)	1 %
Óleo de Sementes de Uva	5 %
Loção Hidratante não Iônica qsp	100 ml

3. Loção com Óleo de Calêndula e Hidroviton

Óleo de Calêndula	2 %
Hidroviton (NMF)	3 %
Óleo de Sementes de Uva	5 %
Loção Hidratante não Iônica qsp	100 ml

4. Loção com Hydroxyprolisilane C e Fucogel

Hydroxyprolisilane C	3 %
Galactosan	2 %
Vitamina E	0,3 %
Loção Hidratante não Iônica qsp	100 ml

Produtos Cosméticos e Cosmiátricos

5. Creme ou Loção com Squalane

Squalane	8 %
Elastina	2 %
Hidroviton (NMF)	2 %
Creme ou Loção qsp	60 g

6. Loção com Sulfato de Condroitina

Sulfato de Condroitina	1 %
Óleo de Jojoba	1 %
Óleo de Amêndoas	2 %
Loção Hidratante não Iônica qsp	100 ml

7. Hidratante Corporal com Íris e Mimosa

Extrato de *Iris florentina*	2 %
Óleo de Macadâmia	2 %
Extrato de *Mimosa tenuiflora*	2 %
Loção Hidratante qsp	60 ml

8. Hidratante Corporal com Íris e Ginseng

Extrato de *Iris florentina*	3 %
Extrato de Ginseng	5 %
Vitamina E	0,5 %
Loção Hidratante qsp	60 ml

9. Loção Firmadora com Dermonectin

Dermonectin	0,5 %
Syn-Coll	1 %
Palmitato de Retinol Microencaps.	0,5 %
Loção Hidratante qsp	100 ml

10. Loção com Hydroxyprolisilane e HPS-3

Hydroxyprolisilane C	2 %
Extrato de *Padina pavonica*	2 %
Óleo de Cereja	2 %
Loção Hidratante qsp	100 ml

11. Loção com Caviar e Mimosa

Extrato de Caviar	3 %
Extrato de *Mimosa tenuiflora*	5 %
Nitreto de Boro	2 %
Gel de Sepigel qsp	50 g

12. Loção com Caviar e Chá Verde

Extrato de Caviar	1 %
Extrato de Chá Verde	5 %
Extrato de *Ginkgo biloba*	2 %
Loção Hidratante qsp	100 ml

13. Loção Hidratante Pós-Depilação

Extrato de Portulaca	4 %
Epilami	5 %
D-Pantenol	2 %
Loção Hidratante qsp	50 ml

14. Loção Anti-inflamatória Pós-Laser

Extrato de Portulaca	4 %
Biodynes	2 %
Extrato de *Mimosa tenuiflora*	2 %
Loção de Alta Absorção qsp	30 ml

Modo de Usar (formulações acima): aplicar no corpo com massagem suave, após o banho. Além de sua indicação como hidratante, estas formulações são usadas para a reposição da flexibilidade e maciez à pele, tornada seca pelo uso frequente de detergentes, bronzeadores e pela exposição à água clorada de piscinas, à água do mar e ao sol.

15. Creme Hidratante e Refrescante para os Pés

Ácido Salicílico	0,5 %
Ureia	5 %
Ext. Glicólico de *Arnica montana*	3 %
Mentol	0,5 %
Silicone DC 1401	2 %
Creme não Iônico qsp	100 g

16. Loção Hidratante e Refrescante para os Pés

Lactato de Amônio	5 %
Ureia	5 %
Ext. Glicólico de *Centella asiatica*	5 %
Óleo de Eucalipto	0,3 %
Óleo de Silicone	2 %
Loção não Iônica qsp	100 ml

Modo de Usar (formulações acima): aplicar nos pés 1 a 2 vezes ao dia, após o banho.

190 Formulações Magistrais em Dermatologia

14. Formulações para Flacidez

1. Creme Nutritivo com Elastina

Elastina	2 %
Alantoína	0,5 %
Hidroviton (NMF)	1,5 %
Creme de Massagem qsp	100 g

2. Creme Nutritivo com Placenta

Extrato de Placenta	2 %
Vitamina A	50.000 UI %
Vitamina D	10.000 UI %
Vitamina E	0,5 %
Creme de Massagem qsp	100 g

3. Creme Nutritivo com Elastina e Placenta

Elastina	3 %
Extrato de Placenta	4 %
Óleo de Sementes de Uva	3 %
Creme de Massagem qsp	100 g

4. Loção Cremosa com Algas Marinhas

Elastina	3 %
Thiomucase	10.000 UTR %
Extrato de Algas Marinhas	4 %
Loção Cremosa qsp	100 ml

Modo de Usar (formulações acima): aplicar com massagem suave 1 a 2 vezes ao dia.

5. Creme de Massagem com Óleo de Uva

Óleo de Sementes de Uva	10 %
Colágeno	3 %
Vitamina E	0,3 %
Creme de Massagem qsp	100 g

6. Gel para Flacidez dos Seios

Elastina	5 %
Extrato de Algas Marinhas	4 %
Gel de Carbopol qsp	100 g

Modo de Usar: aplicar com massagem suave 1 a 2 vezes ao dia.

Modo de Usar: aplicar massageando com movimentos circulares até completa absorção, 1 a 2 vezes ao dia.

15. Formulações Coadjuvantes ao Tratamento da Celulite

1. Gel Redutor

Cânfora	2 %
Mentol	2 %
Azuleno	0,02 %
Gel de Carbopol qsp	100 g

Modo de Usar: aplicar em dias alternados, uma camada fina no abdômen e coxas, e esperar secar. Aplicar uma segunda camada, seguida de exercícios físicos. Retirar a camada excedente e banhar-se após um intervalo de meia hora. Nos outros dias, recomenda-se massagear as regiões afetadas com cremes contendo enzimas (hialuronidase ou thiomucase).

Obs.: não deve ser usado durante o período menstrual ou na presença de infecções genito-urinárias, mesmo corrimentos. Não deve ser aplicado no tórax ou em articulações e devem-se tomar precauções em pessoas hipertensas, com problemas renais ou circulatórios. Não deve ser aplicado antes de deitar. O seu uso é contraindicado na gravidez.

Produtos Cosméticos e Cosmiátricos   191

Formulações com Hialuronidase

1. Creme com Hialuronidase e Calêndula

Hialuronidase	5.000 UTR %
Extrato de Calêndula	2 %
Cold Cream qsp	100 g

2. Creme com Hialuronidase e Asiaticosídeo

Hialuronidase	10.000 UTR %
Asiaticosídeo	0,2 %
Extrato de Algas Marinhas	2 %
Cold Cream qsp	100 g

3. Creme com Hialuronidase e Escina

Hialuronidase	10.000 UTR %
Escina	0,2 %
Alantoína	0,5 %
Azuleno	0,02 %
Creme de Massagem qsp	100 g

4. Creme com Hialuronidase e Vitaminas

Hialuronidase	10.000 UTR %
Vitamina A	500.000 UI %
Vitamina D	70.000 UI %
Vitamina E	0,4 %
Extrato de Algas Marinhas	4 %
Creme de Massagem qsp	100 g

5. Associação com Adipol e Cellulinol

Hialuronidase	10.000 UTR %
Adipol	5 %
Cellulinol	5 %
Asiaticosídeo	0,2 %
Extrato de Algas Marinhas	2 %
Creme de Massagem qsp	100 g

6. Creme com Hialuronidase e Theophyllisilane

Hialuronidase	10.000 UTR %
Theophyllisilane® C	3 %
Extrato de Chá Verde	3 %
Extrato de Hera	3 %
Extrato de Arnica	2 %
Creme de Massagem qsp	100 g

Modo de Usar (formulações acima): aplicar com massagem e/ou fricção 1 a 2 vezes ao dia.

Formulações com Thiomucase

1. Creme com Thiomucase e *Centella*

Thiomucase	10.000 UTR %
Extrato de *Centella asiatica*	5 %
Extrato de Algas Marinhas	4 %
Cold Cream qsp	100 g

2. Creme com Thiomucase e Asiaticosídeo

Thiomucase	10.000 UTR %
Asiaticosídeo	0,5 %
Alantoína	1 %
Creme de Massagem qsp	100 g

3. Creme com Thiomucase, Cegaba e Escina

Thiomucase	10.000 UTR %
Cegaba	1 %
Escina	0,3 %
Creme de Massagem qsp	100 g

4. Creme com Thiomucase e Cellulinol

Thiomucase	10.000 UTR %
Cellulinol	5 %
Nicotinato de Metila	0,1 %
Creme de Massagem qsp	100 g

Modo de Usar (formulações acima): aplicar com massagem e/ou fricção 1 a 2 vezes ao dia.

192 **Formulações Magistrais em Dermatologia**

Formulações com Nicotinato de Metila

1. Creme de Massagem com *Centella asiatica*

Extrato de *Centella asiatica*	2 %
Cellulinol	5 %
Nicotinato de Metila	0,1 %
Creme de Massagem qsp	100 g

2. Creme de Massagem com Theophyllisilane

Theophyllisilane C	2 %
Cellulinol	2 %
Nicotinato de Metila	0,1 %
Creme de Massagem qsp	100 g

3. Creme de Massagem com *Centella asiatica*

Adipol	5 %
Cellulinol	5 %
Extrato de *Centella asiatica*	2 %
Nicotinato de Metila	0,1 %
Creme de Massagem qsp	100 g

4. Creme de Massagem com Theophyllisilane

Theophyllisilane C	2 %
Cellulinol	2 %
Adipol	2 %
Nicotinato de Metila	0,1 %
Creme de Massagem qsp	100 g

Modo de Usar (formulações acima): aplicar pequena quantidade, com massagem suave após o banho, apenas nas regiões afetadas. O nicotinato de metila tem ação rubefaciente e pode produzir irritação quando aplicado em excesso.

5. Fluido Liporredutor

Coaxel	3 %
Extrato de *Ginkgo biloba*	5 %
Extrato de Hera	3 %
Nicotinato de Metila	0,05 %
Gel Fluido qsp	100 ml

6. Fluido Liporredutor

Coaxel	5 %
Extrato de Cavalinha	3 %
Extrato de *Centella asiatica*	3 %
Nicotinato de Metila	0,05 %
Gel Fluido qsp	100 ml

Modo de Usar (formulações acima): aplicar pequena quantidade, com massagem suave após o banho, apenas nas regiões afetadas. O nicotinato de metila tem ação rubefaciente e pode produzir irritação quando aplicado em excesso.

7. Fluido Liporredutor

Liporeductyl	5 %
Nicotinato de Metila	0,05 %
Coaxel	3 %
Extrato de *Ginkgo biloba*	5 %
Gel Fluido qsp	100 ml

8. Fluido Liporredutor

Liporeductyl	5 %
Nicotinato de Metila	0,05 %
Coaxel	5 %
Extrato de Cavalinha	3 %
Extrato de *Centella asiatica*	3 %
Gel Fluido qsp	100 ml

Modo de Usar (formulações acima): aplicar com massagem suave, após o banho.

Formulações com Silanóis

1. Emulsão com Cafeisilane C

Cafeisilane C	6 %
Emulsão Base qsp	100 ml

2. Creme com Cafeisilane C e *Ginkgo biloba*

Cafeisilane C	4 %
Extrato de *Ginkgo biloba*	2 %
Manteiga de Karité	2 %
Creme de Massagem qsp	100 g

Produtos Cosméticos e Cosmiátricos 193

3. Creme com Cafeisilane e Hera

Cafeisilane C	3 %
Extrato de Hera	2 %
Extrato de Algas Marinhas	3 %
Creme de Massagem qsp	100 g

4. Creme com Cafeisilane e Troxerrutina

Cafeisilane C	3 %
Troxerrutina	2 %
Alantoína	1 %
Creme de Massagem qsp	100 g

Modo de Usar (formulações acima): aplicar com massagem suave 1 a 2 vezes ao dia, até completa absorção, nas regiões afetadas.

Ref.: Velasco MVR *et al*. Effects of caffeine and siloxanetriol alginate caffeine, as anticellulite agents, on fatty tissue: histological evaluation. *J Cosmet Dermatol*. 2008 Mar; 7(1):23-9.

5. Creme com Theophyllisilane

Theophyllisilane C	3 %
Extrato de Hera	3 %
Alantoína	1 %
Creme de Massagem qsp	100 g

6. Gel com Theophyllisilane e Escina

Theophyllisilane C	3 %
Escina	1 %
Pentaglycan	3 %
Gel de Carbopol qsp	100 g

Modo de Usar (formulações acima): aplicar com massagem suave 1 a 2 vezes ao dia, até completa absorção, nas regiões afetadas.

Outras Formulações

1. Gel com Aminofilina

Aminofilina	2 %
Gel de Carbopol qsp	100 g

2. Gel com Ioimbina

Cloridrato de Ioimbina	2 %
Gel de Carbopol qsp	100 g

3. Gel com Aminofilina e Ioimbina

Aminofilina	2 %
Cloridrato de Ioimbina	2 %
Gel de Carbopol qsp	100 g

4. Gel com *Centella asiatica*

Extrato de *Centella asiatica*	5 %
Alantoína	0,5 %
Gel de Carbopol qsp	100 g

Modo de Usar (formulações acima): aplicar com massagem suave, 1 a 2 vezes ao dia, até completa absorção.

5. Creme com Aminofilina e Cafeína

Aminofilina	2 %
Cafeína	3 %
Creme de Massagem qsp	100 g

6. Creme com Aminofilina, Cafeína e Ioimbina

Aminofilina	2 %
Cafeína	3 %
Cloridrato de Ioimbina	2 %
Creme de Massagem qsp	100 g

Modo de Usar (formulações acima): aplicar com massagem suave, após o banho, até completa absorção.

Obs. (aminofilina): a mobilização de gorduras em mulheres com celulite (lipodistrofia ginoide) é difícil de ser feita devido ao aumento da atividade receptora alfa 2 adrenérgica induzida pelos estrógenos. A lipólise pode ser aumentada com a estimulação dos receptores beta adrenérgicos, inibição da adenosina,

194 Formulações Magistrais em Dermatologia

inibição de receptores alfa 2 adrenérgicos ou até por inibição da fosfodiesterase. A aminofilina atua por inibição dos receptores de adenosina e por inibição da fosfodiesterase.

Ref. (aminofilina): Greenway FL *et al*. Topical Fat Reduction. *Obes Res*. 1995 Nov; 3(suppl 4):561S-568S.

7. Creme com Adipol e Cellulinol

Adipol	5 %
Cellulinol	5 %
Asiaticosídeo	0,2 %
Thiomucase	20.000 UTR %
Creme de Massagem qsp	100 g

8. Creme com Adipol e Cellulinol

Adipol	5 %
Cellulinol	5 %
Centella asiatica, Extrato	5 %
Nicotinato de Metila	0,05 %
Creme de Massagem qsp	100 g

9. Gel Com Liporeductyl

Liporeductyl	5 %
Extrato de Hera	5 %
Centella asiatica, Extrato	5 %
Nicotinato de Metila	0,05 %
Gel de Alta Absorção qsp	100 g

10. Loção com Bioex Antilipêmico

Bioex Antilipêmico	4 %
Asiaticosídeo	0,2 %
Extrato de Chá Verde	2 %
Nicotinato de Metila	0,05 %
Loção Hidratante qsp	100 ml

Modo de Usar (formulações acima): aplicar pequena quantidade, com massagem suave após o banho, apenas nas regiões afetadas. O nicotinato de metila tem ação rubefaciente e pode produzir irritação quando aplicado em excesso.

16. Formulações para Prevenção de Estrias

1. Creme Hidratante de Óleo de Amêndoas

Óleo de Amêndoas	10 %
Cold Cream qsp	100 g

2. Creme com Óleo de Amêndoas e Pentavitin

Óleo de Amêndoas	10 %
Pentavitin	3 %
Creme Hidratante qsp	100 g

3. Creme Hidratante com Óleo de Amêndoas e Placenta

Óleo de Amêndoas	10 %
Extrato de Placenta	5 %
D-Pantenol	2 %
Creme Hidratante qsp	100 g

4. Creme Hidratante com Óleo de Amêndoas e Colágeno

Óleo de Amêndoas	10 %
Colágeno	5 %
Alantoína	1 %
Creme Hidratante qsp	100 g

5. Creme Hidratante com Óleo de Uva e Colágeno

Óleo de Sementes de Uva	10 %
Colágeno	3 %
Vitamina E	0,3 %
Creme Hidratante qsp	100 g

6. Creme Hidratante com Óleo de Uva e Asiaticosídeo

Óleo de Sementes de Uva	5 %
Asiaticosídeo	0,5 %
Creme Hidratante qsp	100 g

Modo de Usar (formulações acima): aplicar 1 a 2 vezes ao dia, com massagem.

Produtos Cosméticos e Cosmiátricos 195

7. Creme com Óleo de Uva, Colágeno e Alantoína

Óleo de Sementes de Uva	5 %
Colágeno	5 %
Alantoína	1 %
Hialuronidase	2.000 UTR %
Creme Hidratante qsp	100 g

8. Creme com Óleo de Uva e Óleo de Rosa Mosqueta

Óleo de Sementes de Uva	10 %
Óleo de Rosa Mosqueta	5 %
Alantoína	0,3 %
Vitamina E	0,2 %
Creme Hidratante qsp	100 g

9. Creme Hidratante com Silanóis

Algisium C	3 %
Hydroxyprolisilane C	4 %
Extrato de *Pfaffia paniculata*	3 %
Creme Hidratante qsp	100 g

10. Creme com Rosa Mosqueta

Óleo de Rosa Mosqueta	10 %
Creme qsp	100 g

11. Creme de Massagem Vitaminado

Vitamina A	50.000 UI %
Vitamina E	2 %
Extrato de Placenta	2 %
Óleo de Amêndoas	2 %
Manteiga de Karité	4 %
Creme de Massagem qsp	100 g

12. Loção Hidratante com Furfuriladenina

Furfuriladenina	0,05 %
Pentavitin	2 %
Manteiga de Karité	2 %
Vitamina A	50.000 UI %
Vitamina E	0,5 %
Loção Hidratante qsp	100 ml

Modo de Usar (formulações acima): aplicar 1 a 2 vezes ao dia, com massagem.

17. Formulações para as Mãos

1. Creme com Óleo de Silicone

Óleo de Silicone	10 %
Creme Base para as Mãos qsp	100 g

2. Creme com Silicone e Galactosan

Óleo de Silicone	5 %
Galactosan	2 %
Creme Base para as Mãos qsp	100 g

3. Creme com Óleo de Silicone e Pantenol

Óleo de Silicone	10 %
D-Pantenol	2 %
Creme Base para as Mãos qsp	100 g

4. Creme com Fomblin HC-R

Fomblin HC/R	4 %
Extrato de *Aloe vera* 200:1	5 %
Creme Base para as Mãos qsp	50 g

5. Creme Vitaminado com Silicone

Óleo de Silicone	5 %
Vitamina A	300.000 UI %
Vitamina D	40.000 UI %
Vitamina E	0,5 %
Creme Base para as Mãos qsp	100 g

6. Creme Hidratante com Silicone

Óleo de Silicone	5 %
Alantoína	0,5 %
D-Pantenol	2 %
Extrato de Gérmen de Trigo	1 %
Creme Base para as Mãos qsp	100 g

Modo de Usar (formulações acima): aplicar nas mãos 2 a 3 vezes ao dia e sempre que lavar as mãos com sabões ou detergentes.

Indicações: prevenção e tratamento das dermatites irritativas ou de contato e para proporcionar maciez e umectação à pele.

196 Formulações Magistrais em Dermatologia

18. Formulações para os Lábios

1. Creme para os Lábios

Alantoína	2 %
Manteiga de Cacau	12 g
Creme Labial qsp	20 g

Indicações: fissuras ou ressecamento dos lábios.

Modo de Usar: aplicar nos lábios sempre que necessário.

2. Batom Fotoprotetor

Filtros UV-A e UV-B qsp	FPS 30
Massa Excipiente qsp	1 batom

Indicações: fotoprotetor labial.

Modo de Usar: aplicar nos lábios várias vezes ao dia.

3. Umectante para os Lábios com Manteiga de Manga

Manteiga de Manga	3 %
Vitamina A	50.000 UI %
Vitamina E	0,5 %
Cerato Labial qsp	15 g

4. Umectante para os Lábios com Manteiga de Karité

Manteiga de Karité	3 %
Alfa Bisabolol	0,5 %
Vitamina E	0,5 %
Cerato Labial qsp	15 g

Modo de Usar (formulações acima): aplicar nos lábios sempre que necessário.

Indicações: fissuras ou ressecamento dos lábios.

19. Formulações para os Cabelos

Formulações para Cabelos Secos

1. Xampu para Cabelos Secos

Galactosan	2 %
Extrato de *Aloe vera* 200:1	2 %
Proteína Hidrolisada	1 %
Xampu Base Cabelos Secos qsp	100 ml

2. Xampu para Cabelos Secos

D-Pantenol	0,5 %
Aminoácidos da Seda	1,5 %
Aminoácidos do Trigo	2 %
Xampu Base Cabelos Secos qsp	100 ml

3. Xampu para Cabelos Secos

Aminoácidos da Seda	2 %
Sensiva SC 50	3 %
Xampu para Cabelos Secos qsp	100 ml

4. Xampu para Cabelos Secos

Manteiga de Murumuru	1,5 %
Silicone Volátil	2 %
Xampu Base Cabelos Secos qsp	100 ml

5. Xampu para Cabelos Secos

Óleo de Gérmen de Trigo	1 %
Óleo de Jojoba	1 %
Extrato de Aloe	2 %
Xampu Base Cabelos Secos qsp	100 ml

6. Xampu Hidratante

Extrato Glicólico de *Avena sativa*	5 %
Silicone DC 193	1 %
Óleo de *Lemongrass*	0,2 %
Xampu para Cabelos Secos qsp	100 ml

Modo de Usar (formulações acima): aplicar em quantidade suficiente para produzir bastante espuma, friccionando bem. Esperar alguns minutos, enxaguar e aplicar o condicionador.

Produtos Cosméticos e Cosmiátricos   197

7. Condicionador Hidratante

Extrato Glicólico de *Aloe vera*	3 %
Extrato Glicólico de *Avena sativa*	3 %
D-Pantenol	2 %
Óleo de Argan	2 %
Creme Condicionador para Cabelos Secos qsp	100 ml

8. Condicionador com Lecitina

Extrato de *Aloe vera* 200:1	0,5 %
Lecitina de Soja	0,5 %
Vitamina E	0,5 %
Creme Condicionador para Cabelos Secos qsp	100 ml

Modo de Usar (formulações acima): aplicar nos cabelos molhados e massagear bem. Deixar por 5 minutos e enxaguar bem.

Formulações para Cabelos Oleosos

1. Xampu para Cabelos Oleosos

Extrato de Hamamelis	2 %
Extrato de Confrey	2 %
Extrato de Sálvia	2 %
Xampu Base Cabelos Oleosos qsp	100 ml

2. Xampu para Cabelos Oleosos

Extrato de Algas Marinhas	2 %
Cloridrato de Piridoxina	0,25 %
Queratina Hidrolisada	1 %
Xampu Base Cabelos Oleosos qsp	100 ml

3. Xampu para Cabelos Oleosos

Extrato de Alecrim	2 %
Methiosilane C	1 %
Xampu Base Cabelos Oleosos qsp	100 ml

4. Condicionador com Hamamelis

Extrato de Hamamelis	3 %
Extrato de Confrey	3 %
Condicionador Cabelos Oleosos qsp	100 ml

Modo de Usar (formulações acima): aplicar em quantidade suficiente para produzir bastante espuma, friccionando bem. Esperar alguns minutos, enxaguar e aplicar o condicionador.

Indicações: para controle da oleosidade dos cabelos.

5. Loção com Extrato de *Willow Bark*

Extrato de *Willow Bark*	6 %
Extrato de Hamamelis	4 %
Tintura de Jaborandi	10 %
Loção Hidroalcoólica qsp	100 ml

6. Mousse para Cabelos Oleosos

Extrato de Portulaca	3 %
Extrato de Alecrim	2 %
Alantoína	0,2 %
Mousse Capilar qsp	60 ml

Modo de Usar (formulações acima): aplicar no couro cabeludo após o banho.

Formulações para Cabelos Normais

1. Xampu para Cabelos Normais

Aminoácidos da Seda	2 %
Extrato de Aloe	2 %
Extrato de Camomila	2 %
Xampu Base Cabelos Normais qsp	100 ml

2. Xampu para Cabelos Normais

Aminoácidos da Seda	1,5 %
Silicone Volátil	2 %
Extrato de *Mimosa tenuiflora*	3 %
Xampu Base Cabelos Normais qsp	100 ml

Modo de Usar (formulações acima): aplicar em quantidade suficiente para produzir bastante espuma, friccionando bem. Esperar alguns minutos, enxaguar e aplicar o condicionador.

198 Formulações Magistrais em Dermatologia

3. Condicionador Hidratante

Extrato Glicólico de *Aloe vera*	5 %
D-Pantenol	5 %
Silicone DC 245	3 %
Óleo Essencial de *Grapefruit*	0,5 %
Vitamina E	1 %
Condicionador qsp	100 ml

Modo de Usar: aplicar nos cabelos molhados massageando por 2 minutos, enxaguar bem.

4. Condicionador Hidratante *Leave In*

Extrato Glicólico de *Aloe vera*	5 %
D-Pantenol	5 %
Silicone DC 245	2 %
Óleo Essencial de Rosa Damascena	0,5 %
Ceramidas	2 %
Condicionador *Leave In* qsp	100 ml

Modo de Usar: aplicar nos cabelos úmidos, massageando por 2 minutos.

Formulações Antiqueda

1. Xampu Antiqueda

Extrato de Jaborandi	2 %
Tintura de Cápsicum	1 %
Methiosilane C	1,5 %
Xampu Base qsp	100 ml

2. Xampu Antiqueda

Cegaba	1 %
Bioex Capilar	5 %
Methiosilane C	1 %
Xampu qsp	100 ml

Modo de Usar (formulações acima): aplicar como xampu para higiene dos cabelos, com massagens leves e contato de 2 a 3 minutos, 3 vezes por semana.

Formulações Anticaspa

1. Xampu Anticaspa com Enxofre Líquido

Biosulfur	2 %
Xampu qsp	100 ml

2. Xampu Anticaspa (*Pellium*)

Sulfacetamida Sódica	10 %
Xampu qsp	100 ml

3. Xampu Anticaspa com Octopirox

Piroctone Olamina	1 %
Xampu qsp	100 ml

4. Xampu Anticaspa com Zincomadine

Piritionato de Zinco	1 %
Xampu Perolado qsp	100 ml

Modo de Usar (formulações acima): aplicar em quantidade suficiente para produzir bastante espuma, friccionando bem. Esperar 5 minutos e enxaguar. Deve ser usado até 2 vezes por semana.

Formulações para Tratamento dos Cabelos e do Couro Cabeludo

1. Xampu Pós-Tratamento Químico

EDTA	0,2 %
Queratina Hidrolisada	2 %
Aminoácidos do Trigo	2 %
Xampu para Cabelos Danificados qsp	100 ml

2. Condicionador Pós-Tratamento Químico

Silicone Volátil	2 %
Queratina Hidrolisada	2 %
Aminoácidos do Trigo	3 %
Cond. para Cabelos Danificados qsp	100 ml

Modo de Usar (formulações acima): aplicar em quantidade suficiente para produzir bastante espuma, friccionando bem. Esperar alguns minutos, enxaguar e aplicar o condicionador.

Produtos Cosméticos e Cosmiátricos 199

3. Xampu Pós-Tratamento Químico

Aminoácidos do Trigo	2 %
Xampu para Cabelos Danificados qsp	100 ml

4. Condicionador Pós-Tratamento Químico

Ciclometicone (Silicone Volátil)	2 %
Aminoácidos do Trigo	3 %
Cond. para Cabelos Danificados qsp	100 ml

Modo de Usar (formulações acima): aplicar em quantidade suficiente para produzir bastante espuma, friccionando bem. Esperar alguns minutos, enxaguar e aplicar o condicionador.

5. Xampu para Cabelos com Pontas Secas

Aminoácidos da Seda	1 %
Ciclometicone (Silicone Volátil)	1 %
Glicerina	5 %
Xampu para Cabelos Normais qsp	100 ml

6. Condicionador para Cabelos com Pontas Secas

Aminoácidos do Trigo	2 %
Ciclometicone (Silicone Volátil)	2 %
Ureia	3 %
Condicionador Cabelos Normais qsp	100 ml

7. Xampu Anticloro

Sulfito de Sódio	0,5 %
Ciclometicone (Silicone Volátil)	2 %
Galactosan	2 %
Xampu Base para Tratamento qsp	100 ml

8. Condicionador Pós-Piscina

Helioxine	1,5 %
Aminoácidos do Trigo	1,5 %
Ciclometicone (Silicone Volátil)	2 %
Condicionador sem Enxágue qsp	100 ml

Modo de Usar (formulações acima): aplicar em quantidade suficiente para produzir bastante espuma, friccionando bem. Esperar alguns minutos, enxaguar e aplicar o condicionador.

9. Condicionador Hidratante Leave In para Cabelos Danificados

Extrato Glicólico de *Aloe vera*	3 %
Óleo de Argan	2 %
Vitamina A	0,5 %
Vitamina E	0,5 %
Condicionador *Leave In* qsp	100 ml

10. Condicionador Hidratante Leave In para Cabelos Danificados

Ceramidas	1 %
Óleo de Oliva	0,5 %
D-Pantenol	1 %
Silicone DC 245	1 %
Condicionador *Leave In* qsp	100 ml

Modo de Usar (formulações acima): aplicar nos cabelos úmidos, massageando por 2 minutos.

11. Reparador de Pontas com Óleo de Argan

Óleo de Argan	3 %
Óleo Essencial de Patchouly	0,2 %
Óleo Essencial de *Grapefruit*	0,2 %
Silicone DC 344	30 %
Silicone DC 1401 qsp	30 ml
Fornecer em embalagem *pump*.	

12. *Spray* para Maciez dos Cabelos

Extrato Glicólico de *Aloe vera*	10 %
Extrato Glicólico de Jaborandi	5 %
Propilenoglicol	1 %
Óleo Essencial de Alecrim	0,3 %
Água Purificada qsp	10 ml
Fornecer em embalagem *pump*.	

Modo de Usar (formulações acima): borrifar sobre o cabelo e espalhar bem.

200 Formulações Magistrais em Dermatologia

20. Produtos para Bebês

1. Emulsão para Bebês

Óleo de Silicone	5 %
Loção Hidratante qsp	100 ml

Características: emulsão hidrossolúvel com propriedades hidratante e emoliente. Forma uma película protetora sobre a pele, prevenindo as dermatites de contato.

2. Repelente de Insetos para Bebês

Óleo de Citronela	10 %
Loção Cremosa qsp	100 ml

Modo de Usar: aplicar nos locais expostos a picadas de insetos.

3. Loção de Limpeza Aquosa para Bebês

Lauril Sulfossuccinato de Sódio	0,3 %
Propilenoglicol	3 %
Irgasan	0,5 %
Extrato de Calêndula	2 %
Água Destilada qsp	100 ml

Características: loção aquosa que contém um tensoativo suave, indicada para limpeza do bebê, nas trocas de fraldas.

4. Xampu Infantil

Lauril Sulfossuccinato de Sódio	10 %
Imidazolina Anfoterizada	7 %
Dietanolamida Ác. Graxo de Coco	3 %
Ácido Láctico	0,3 %
Água Destilada qsp	100 ml

Características: xampu com tensoativos suaves e pouco irritantes para os olhos.

Dermatites e Assaduras em Bebes e Crianças

1. Emulsão Cremosa com Alfa-Bisabolol

Alfa Bisabolol	1 %
D-Pantenol	5 %
Emulsão Olivem qsp	100 ml

2. Pasta para Assaduras

Oxido Zinco	40 %
Vitamina E	5 %
Emulsão Olivem qsp	100 g

3. Emulsão com Lanolina

Lanolina	2,5 %
D-Pantenol	5 %
Óleo de Amêndoas	5 %
Emulsão Olivem qsp	100 ml

4. Emulsão com *Aloe vera*

Extrato Glicólico de *Aloe vera*	2 %
Vitamina E	3 %
Óxido de Zinco	13 %
Emulsão Olivem qsp	100 ml

5. Pasta com Amido

Amido	5 %
Vitamina E	3 %
Óleo de Amêndoas	5 %
Emulsão Olivem qsp	100 g

6. Talco Líquido com Camomila

Extrato Glicólico de Camomila	3 %
Vitamina E	2 %
Manteiga de Karité	2 %
Talco Líquido qsp	100 ml

Modo de Usar (formulações acima): aplicar pequena quantidade sobre a região afetada, 2 a 3 vezes ao dia até a melhora, diminuindo as aplicações progressivamente.

Produtos Cosméticos e Cosmiátricos   201

21. Sabonetes

1. Sabonete Líquido Hipoalergênico com Plantaren

Lauril Poliglicosídeo (Plantaren 1200)	6 %
Irgasan	0,25 %
Glicerina	2 %
Lauril Éter Sulfato de Sódio	20 %
Genapol EGL*	2 %
Água Destilada qsp	100 ml

2. Sabonete Líquido Hipoalergênico com Pentavitin

Pentavitin	2 %
Genapol EGL*	3 %
Imidazolina Anfoterizada	5 %
Lauril Sulfossuccinato de Sódio	20 %
Glicerina	3 %
Água Destilada qsp	100 ml

* Mono/Diestearato de Etilenoglicol com surfactantes.

3. Sabonete para Pele Oleosa

Biosulfur	0,5 %
Sabonete Gel qsp	50 g

4. Sabonete para Pele Seca

Óleo de Gérmen de Trigo	3 %
Sabonete Líquido Glicerinado qsp	100 ml

5. Sabonete Cremoso Abrasivo, com Anidrido Silícico

Anidrido Silícico	5 %
Sabonete Cremoso qsp	100 ml

6. Sabonete Cremoso Abrasivo, com Microesferas de Polietileno

Microesferas de Polietileno	1 %
Sabonete Cremoso qsp	100 ml

7. Sabonete Antisséptico

Irgasan	0,2 %
Extrato de Algas Marinhas	4 %
Sabonete Líquido Transparente qsp	100 ml

8. Sabonete Abrasivo com Caviar

Extrato de Caviar	1 %
Pó de Sementes de Apricot	3 %
Sabonete Cremoso qsp	100 ml

9. Espuma de Banho com *Lemongrass*

Óleo de *Lemongrass*	1 %
Espuma de Banho qsp	120 ml

10. Espuma de Banho com Óleo de Oliva

Óleo de Oliva	2 %
Espuma de Banho qsp	120 ml

22. Produtos Após-Barba

1. Loção Após Barba

Óleo de Menta	0,1 %
Sensiva SC 50	1,5 %
Loção Hidroalcoólica 50 % qsp	100 ml

2. Loção Após Barba

Alantoína	0,2 %
Extrato de *Willow Bark*	5 %
Loção Hidroalcoólica 50 % qsp	100 ml

3. Bálsamo *After Shave* (pele sensível)

Abyssine	0,5 %
Extrato de Gengibre	3 %
Extrato de *Mimosa tenuiflora*	4 %
Bálsamo *After Shave* qsp	50 g

4. Bálsamo *After Shave* (pele sensível)

Extrato de Portulaca	3 %
Aloe vera Extrato 200:1	2 %
Willow Bark, Extrato	0,5 %
Bálsamo *After Shave* qsp	30 g

202 Formulações Magistrais em Dermatologia

5. Serum Cicatrizante e Refrescante

Mentol	0,5 %
Ácido Glicirrhízico	1 %
Extrato Glicólico de *Arnica montana*	3 %
Extrato Glicólico de *Aloe vera*	3 %
Óleo Essencial de Alecrim	0,5 %
Serum qsp	60 ml

6. Gel Hidratante Facial Masculino

Pidolato de Cobre	0,5 %
Pidolato de Zinco	0,5 %
Ácido Salicílico	0,5 %
Thalasferas com Vitamina C	5 %
Fucogel	3 %
Gel de Sepigel qsp	30 g

7. Serum após Barba

Drieline	2 %
Epilami	2 %
Alantoína	0,2 %
Triglicerídeos Ac. Cáprico/Caprílico	1 %
Serum após Barba qsp	60 ml

Modo de Usar (formulações acima): aplicar no rosto após a barba.

23. Desodorantes

1. Desodorante Líquido

Extrato de Hamamelis	3 %
Sensiva SC 50	0,3 %
Loção Hidroalcoólica 40 % qsp	100 ml

2. Desodorante Cremoso

Sesquicloridrato de Alumínio 50 %	40 %
Triclosan	0,3 %
Creme não Iônico qsp	100 g

3. Desodorante *Roll On*

Sesquicloridrato de Alumínio 50 %	40 %
Glicerina	1 %
Gel de Natrosol 2 %	40 %
Água Deionizada qsp	100 g

4. Desodorante *Spray*

Cloridróxido de Alumínio 50 %	30 %
Álcool Etílico	5 %
Propilenoglicol	5 %
Água Deionizada qsp	100 ml

Modo de Usar (formulações acima): aplicar nas axilas após o banho.

Obs.: sesquicloridrato de alumínio 50 % - Reach® 301 Solução

Informações Sobre Princípios Ativos   203

IV. Informações Sobre Princípios Ativos de Uso Tópico

Abscents®

É um composto inorgânico que contém alumínio e silício (aluminosilicato de sódio e potássio), com estrutura cristalina capaz de absorver substâncias voláteis e retê-las em sua estrutura porosa, mesmo em condições de umidade. Esta ação permite a redução de uma ampla variedade de odores como os de compostos químicos, odores corporais e odores de alimentos. É usado como desodorante em produtos para hiperidrose, cremes e loções corporais, talcos para os pés e desodorantes para as axilas, nas concentrações de 2 a 5%.

Abyssine®

É um composto produzido por um microrganismo marinho abissal, *Alteromonas macleodii*, exopolissacarídeo em solução aquosa, rico em glicose, galactose, ramnose, fucose, manose, ácido glicurônico e ácido galacturônico. Tem ação anti-inflamatória, dessensibilizante, reduz o eritema, protege as células da radiação UV-B, estimula os fibroblastos e queratinócitos, melhorando a cicatrização. É usado em produtos cosméticos para pessoas com pele sensível e reativa nas concentrações de 0,5 a 5% em cremes, géis e loções.

Açafrão

É obtido dos estigmas de *Crocus sativus* (Iridaceae) e contém terpenos, carotenos e picrocrocina, entre outros princípios ativos. É usado como corante de alimentos e medicamentos. Também são atribuídos ao açafrão ação tópica sedativa e antipruriginosa.

Acetato de Alumínio

Tem ação antisséptica, adstringente e descongestionante. É usado em soluções a 5% (líquido de Bürow) em dermatites agudas e processos exsudativos cutâneos, em diluições com água entre 1/10 e 1/40. Também é usado em emulsões, cremes, pastas e loções (formulações de Bürow) nas concentrações de 0,5 a 1%.

Acetilmetionato de Metilsilanol, Methiosilane® C

Pertence à classe dos silanóis e é um carreador de metionina. Possui efeito citoestimulante para o crescimento de pelos e unhas, além de hidratar a pele. É usado na forma de loções capilares e xampus, nas concentrações de 1 a 6%.

Acetiltirosinato de Metilsilanol, Tyrosilane® C

É um silanol carreador de tirosina, com propriedade estimulante da produção de melanina. Tem também ação antirradicais livres. É usado em formulações de produtos pré-solares, como aceleradores do bronzeamento, nas concentrações de 3 a 6 %.

Ácido Acético Glacial

Tem ação antisséptica e antipruriginosa, a 1%, e ação revulsivante e rubefaciente, nas concentrações de 1 a 5%, daí o seu uso em alopecias. É usado também em soluções a 2% como antimicrobiano e adstringente para o conduto auditivo externo, no tratamento da otite externa difusa aguda e para prevenção de otite externa em nadadores. Em ginecologia é usado nas concentrações de 1 a 4% em antissépticos vaginais e

204 **Formulações Magistrais em Dermatologia**

em soluções acidificantes para colposcopia (2 - 3%). Em altas concentrações e mesmo puro, é usado como escarificante para calosidades e verrugas, devendo-se por precaução proteger a pele circunvizinha com vaselina sólida.

Ácido Ascórbico 2-Glicosado, AA2G®

É uma forma de vitamina C protegida e estabilizada com glicose. Sofre a ação de enzimas na pele, liberando, de forma gradativa, a vitamina C. É usado em produtos cosméticos clareadores nas concentrações de 0,5 a 2%, em cremes e loções.

Ácido Azelaico

O ácido azelaico é um inibidor competitivo da conversão da testosterona em 5-alfa testosterona, diminuindo, portanto, o efeito desse hormônio na exacerbação da acne. Tem também ação inibidora da tirosinase e outras oxi-redutases, diminuindo a síntese de melanina, sendo por isso usado para atenuar manchas no cloasma e em outras hipercromias. É usado em cremes, nas concentrações de 10 a 20%.

Ácido Benzoico

É um componente do bálsamo do Peru e do benjoim. Tem ação antibacteriana e antifúngica e é usado em talcos, pomadas e loções antimicóticas nas concentrações de 2 a 10%. É usado também em colutórios, nas concentrações de 0,5 a 1% .

Ácido Bórico

Tem ação antisséptica e levemente adstringente, nas concentrações de 1 a 3%. É absorvido pela pele, não devendo por isso ser usado em áreas extensas, principalmente se houverem lesões abertas. O seu uso em crianças foi proibido no Brasil, através da RDC nº 277 de 2002, que determinou também as concentrações máximas para uso em adultos, de 3 % em produtos de uso tópico, 2% em preparações oftálmicas e 0,1% em produtos de aplicação bucal.

Ácido Cítrico

Tem ação antioxidante indireta, por formar complexos com metais pesados que catalisam as reações de oxidação. Sinergisa a ação de antioxidantes fenólicos como o butilhidroxianisol (BHA), butilhidroxi-tolueno (BHT) e o ácido nordiidroguaiarético (NDGA). Por ser um ácido fraco, também é usado para ajustes de pH.

Ácido Esteárico

É obtido dos glicerídeos do sebo e de outras gorduras e óleos animais, e também por hidrogenação do óleo de algodão e outros óleos vegetais. Quando parcialmente neutralizado por álcalis ou pela trietanolamina, forma uma base cremosa com 5 a 15 vezes o seu peso em água. O ácido esteárico livre, em cremes e loções, produz uma aparência "perolescente" e torna a pele suave ao tato.

Ácido Fítico, Hexafosfato de Inositol

É obtido do farelo de arroz, aveia ou gérmen de trigo. Tem ação inibidora sobre a tirosinase e por isso é usado como despigmentante. Tem também ação anti-inflamatória, antioxidante e hidratante. É usado para o clareamento de manchas hipercrômicas na faixa de 0,5 a 2%, eventualmente associado ao ácido

Informações Sobre Princípios Ativos   205

glicólico, e no pós-*peeling* como anti-inflamatório, na mesma concentração. É bem tolerado por pacientes com pele sensível ou eritematosa.

Ácido Fusídico

É um antibiótico isolado a partir do fungo *Fusidium coccineum*, com ação bacteriostática e bactericida contra microrganismos Gram-positivos, particularmente do gênero *Staphylococcus*, em cremes na concentração de 2%, isoladamente ou em associação com outros princípios ativos.

Ácido Glicirrhízico

É obtido do alcaçuz, *Glycyrrhiza glabra* (Leguminosae), tem ação anti-inflamatória e antialérgica semelhante a dos corticoides, menos potente porém mais duradoura. Tem especial interesse para o tratamento de dermatites de contato e fotodermatites. É utilizado nas concentrações de 0,1 a 2%, em cremes, loções e géis, com a finalidade de diminuir o efeito irritativo de outros princípios ativos, como o ácido glicólico e o ácido retinoico.

Ácido Glicólico

Atualmente, existe um interesse cada vez maior no uso dos alfa hidróxi-ácidos, particularmente do ácido glicólico, no rejuvenescimento da pele. Aplicado sobre a pele provoca vasodilatação, diminui a espessura e a compactação do extrato córneo, acelera o "turnover" da epiderme e estimula a síntese de colágeno. É usado nas concentrações de 2 a 10% para o tratamento da acne, queratose actínica, hipercromias e atenuação de rugas finas e linhas de expressão. Em concentrações maiores, de 30 a 70%, é usado em *peelings*.

Ácido Hialurônico, Hialuronato de Sódio, Hyasol®

O ácido hialurônico é um mucopolissacarídeo presente no cimento intercelular, formado por unidades de ácido glicurônico e n-acetilglicosamina, altamente hidrófilo, que forma soluções muito viscosas mesmo em baixas concentrações. Aplicado sobre a pele forma uma película viscoelástica, transparente e fina. Como é um excelente hidratante e um ótimo lubrificante, melhora sensivelmente as características da pele, proporcionando maciez, tonicidade e elasticidade.

Em condições críticas, como exposição à luz solar, distúrbios metabólicos, traumas ou processo de envelhecimento, ajuda preservar e restaurar os mecanismos naturais de proteção da pele. Durante o processo de regeneração tissular, o ácido hialurônico inicia a primeira fase do processo de cicatrização, antes do começo da síntese de colágeno. É usado em formulações hidratantes nas concentrações de 1 a 3% de ácido hialurônico ou de hialuronato de sódio.

Ácido Kójico

Obtido a partir da fermentação do arroz, é utilizado para o tratamento de hiperpigmentações. Tem efeito inibidor sobre a tirosinase, por quelação dos íons cobre, e consequente diminuição da síntese de melanina. Além disso, induz a redução da eumelanina em células hiperpigmentadas. Não provoca irritação e também não é citotóxico. É usado nas concentrações de 1 a 3%, em cremes e loções.

Ácido Láctico e Lactato de Amônio

O ácido láctico é usado como acidificante e antipruriginoso em baixas concentrações (0,5 a 2%) e em concentrações de 5 a 15% em cremes para dermatite atópica, hiperqueratoses, ictiose e psoríase. Também

206 Formulações Magistrais em Dermatologia

é usado como cáustico para *peelings*, na solução de Jessner, e para calosidades e verrugas em concentrações de 10 a 20%, associado ao ácido salicílico no colódio lacto-salicilado. O lactato de amônio é usado em loções a 12% no tratamento da acne, seborreia, foliculite, hiperqueratose e ictiose. Tanto o ácido láctico como seu sal atuam diminuindo a coesão dos corneócitos.

Ácido Lipoico, Ácido Tióctico

É um potente antioxidante de ocorrência natural, usado como hepatoprotetor em envenenamentos e como coadjuvante no tratamento da cirrose hepática em alcoólatras. Por sua ação antioxidante é usado também em produtos para uso tópico contra o foto-envelhecimento, para prevenção do dano oxidativo causado pela radiação solar. É usado nas concentrações de 1 a 5% em creme, géis e loções.

Ácido Mandélico

É o ácido 2-hidróxi-2-fenilacético, um alfa-hidroxiácido que se usa em formulações dermatológicas para o tratamento da acne e de hiperpigmentações. Tem ação hidratante e esfoliante, razão pela qual é utilizado também em *peelings*. Sua molécula é maior que a do ácido glicólico, o que proporciona uma penetração mais lenta e uniforme na pele. É um princípio ativo mais seguro que outros para aplicação em peles negras, morenas ou asiáticas.

Ácido Nítrico Fumegante

É utilizado em verrugas vulgares, principalmente plantares e periungueais, por sua ação cáustica. As aplicações devem ser feitas em consultório, seguidas pelo desbaste cirúrgico das lesões.

Ácido Retinoico, Tretinoína

Tem ação queratolítica e esfoliante, nas concentrações de 0,01 a 0,1%. É tradicionalmente usado no tratamento da acne, para acelerar o "turnover" da epiderme e prevenir a formação de comedões. Também é usado no tratamento de hiperqueratoses. Em alopecias, é usado principalmente associado ao minoxidil, com a finalidade de aumentar a absorção deste. Como o ácido retinoico produz eritema, descamação e é fotossensibilizante, deve ser usado à noite. Durante o dia, recomenda-se o uso de fotoprotetores. O ajuste da concentração de ácido retinoico nas formulações vai depender da resposta terapêutica obtida. Desta forma, recomenda-se iniciar o tratamento com a menor concentração usual, aumentando gradativamente, se necessário.

Para o tratamento da acne, não se deve associar o ácido retinoico e o peróxido de benzoíla na mesma formulação, uma vez que o primeiro é oxidado pelo segundo. No caso de se optar por um tratamento com essas duas substâncias, pode ser feito alternando-se um creme com ácido retinoico à noite, com um gel de peróxido de benzoíla durante o dia.

O seu uso em cosmiatria vem da observação de pacientes em tratamento de acne com ácido retinoico, em que após certo tempo a pele se apresentava mais macia e menos enrugada, apesar da vermelhidão e irritação causadas pelo ácido retinoico. Desde então, numerosas observações vem sendo feitas com o uso do ácido retinoico a 0,05%, para a redução de rugas e linhas de expressão, para a prevenção do envelhecimento cutâneo e para o tratamento da pele danificada pelo sol. Nessas observações, verificou-se melhora nas características da pele, diminuição da queratose actínica, dispersão mais uniforme dos grânulos de melanina, formação de novas fibras de colágeno na derme, aumento do fluxo sanguíneo e aumento da permeabilidade da epiderme. No caso das rugas, o efeito mais evidente foi constatado em rugas finas e em linhas de expressão.

Ácido Salicílico

Tem ação queratoplástica, em concentrações até 2% e queratolítica, acima de 2%. É usado nas hiperqueratoses, em concentrações até 10%, e em verrugas e calosidades, em concentrações até 20%. Tem também ação bacteriostática e fungicida, nas concentrações de 1 a 5%. É usado na descamação epidérmica do conduto auditivo a 5%. Por suas ações, é usado em inúmeras formulações dermatológicas, em geral associado a outras substâncias.

Ácido Tânico

Tem ação adstringente, antisseborreica e vasoconstritora. É também empregado como anidrótico, principalmente na hiperidrose e bromidrose plantar em soluções aquosas ou alcoólicas, na faixa de 2 a 6%. Também é usado em talcos, pastas e pomadas, nas mesmas concentrações, no tratamento de eczemas e intertrigos.

Ácido Tricloroacético

Tem ação cáustica e é usado em concentrações variáveis, de 10 a 90%. Em concentrações até 30% é usado para o tratamento de cicatrizes da acne e do envelhecimento cutâneo. Em concentrações maiores é usado no condiloma acuminato, verrugas, xantelasma e em *peelings*.

Ácido Undecilênico

Tem ação antimicótica. É usado nas concentrações de 1 a 10% para a profilaxia e tratamento de dermatomicoses superficiais, em geral associado a outros antimicóticos como o ácido benzoico.

Acne Control®

É um produto que contém extrato de Salgueiro (*Salix nigra*), extrato de cogumelos (*Fomes officinalis*), aminoácidos e peptídeos sulfurados, vitaminas do complexo B, heterosídeos e zinco. Tem ação anti-inflamatória, redutora da oleosidade, adstringente e comedolítica. É usado em formulações antiacne nas concentrações de 2 a 8%.

Adapaleno

Corresponde ao ácido 6-[3-(adamantil)-4-metoxifenil]-2-naftoico, um análogo dos retinoides, com ações similares às do ácido retinoico. Tem ação queratolítica e é usado no tratamento tópico da acne leve a moderada, com predominância de comedões, pápulas e pústulas. Pode produzir irritação cutânea e não deve ser usado simultaneamente a outros retinoides. Se for necessário o uso de antibacterianos tópicos ou do peróxido de benzoíla, estes devem ser usados durante o dia e o adapaleno à noite. É usado na forma de géis, cremes e loções a 0,1 %.

Adipol

É um produto que contém extrato vegetal de Hera (*Hedera helix*), com ação cicatrizante e anti-inflamatória, extrato de bile, com ação tensoativa e lipolítica, e éster polioxi-etilenoglicol do ácido tartárico, que facilita a penetração dos outros constituintes. É usado nas concentrações de 2 a 5%, geralmente associado ao cellulinol, em formulações cosmiátricas para celulite e gordura localizada.

208 **Formulações Magistrais em Dermatologia**

Água de Cal

É uma solução aquosa a 1% de hidróxido de cálcio, com ação antipruriginosa, adstringente e anti-inflamatória. É usada nas concentrações de 25 a 50% em formulações como Pasta D'água, Linimento Óleo Calcáreo e Linimento de Calamina.

Alantoína

Alantoína, 2,5 dioxi-4-imidazolinidil ureia, é um produto do metabolismo das purinas. É obtida por síntese e também encontrada nas raízes e rizomas do confrey, *Symphytum officinale* (Boraginaceae). Tem ação estimulante da proliferação celular e ativadora da cicatrização de feridas. É hidrolisada na pele formando ureia, que tem ação hidratante e queratolítica, sendo por esta razão usada também no tratamento da psoríase, ictiose e hiperqueratoses. É usada nas concentrações de 0,2 a 2%.

Álcoois de Lanolina

Se trata de uma mistura de esteróis livres, como o colesterol, agnosterol, lanosterol e 7-diidrocolesterol. Têm propriedade umectante e emoliente, e são usados como emulsionantes auxiliares e estabilizadores de emulsões do tipo O/A (óleo em água), como cremes e loções cremosas.

Álcool Cetílico e Álcool Estearílico

São álcoois graxos de peso molecular elevado (16 e 18 átomos de carbono respectivamente), usados em produtos cosméticos como base e como agentes sobre-engordurantes e espessantes, principalmente em sistemas do tipo O/A (óleo em água). São facilmente absorvidos pela pele e, por essa razão, aumentam a eficácia dos preparados para este fim. Possuem propriedade emoliente sem tornar o veículo gorduroso.

A mistura em partes iguais de álcool cetílico e álcool estearílico recebe o nome de álcool cetoestearílico, que é conhecido comercialmente com o nome Lanette (Lanette O - álcool cetoestearílico, Lanette E - sulfato cetoestearílico de sódio, Lanette N - mistura de 9 partes de Lanette O e 1 parte de Lanette E).

Alecrim (Óleo, Tintura e Extrato Glicólico)

O óleo de alecrim é obtido por destilação dos capítulos florais, folhas e pequenos galhos com folhas e flores de *Rosmarinus officinalis* (Labiateae). Contém acetato de bornila, borneol e linalol, com ação moderadamente irritante e tônica geral para a circulação sanguínea. É usado nas concentrações de 2 a 10% em cremes e loções analgésicas para massagem. A tintura de alecrim é obtida a partir do óleo de alecrim e é usada em loções capilares para alopecias, nas concentrações de 10 a 20%. O extrato glicólico (ou extrato vegetal) é usado nas concentrações de 2 a 6%, em xampus para prevenção da queda de cabelos.

O óleo essencial de alecrim também é usado nas concentrações de 0,1 a 0,5% em produtos cosméticos para pacientes com alergias a essências sintéticas. É tido na medicina Ayurvedica como relaxante corporal e tônico capilar, por suas ações tópicas anti-inflamatória e antinociceptiva.

Alfa Bisabolol

É um álcool sesquiterpênico monocíclico insaturado, obtido da camomila. Tem ação anti-inflamatória e descongestionante cutânea. É usado em produtos cosméticos e cosmiátricos para pessoas com pele sensível. Mesmo em baixas concentrações, inibe o crescimento de bactérias Gram-positivas. É usado em cremes, géis e loções nas concentrações de 0,1 a 1%.

Informações Sobre Princípios Ativos   209

Algas Marinhas

Obtido do talo de *Fucus vesiculosus* (Fucaceae), uma alga parda, o extrato é rico em alginato de sódio, aminoácidos e sais minerais. Atua estimulando a pele e removendo o excesso gorduroso, e é usado nas concentrações de 2 a 4% principalmente em produtos para pele oleosa, e no tratamento da celulite e flacidez. Tem também ação levemente adstringente.

Allium cepa **(cebola) Extrato Glicólico**

O extrato glicólico é obtido dos bulbos da cebola, *Allium cepa* (Liliaceae), rico em flavonoides (antocianinas e quercetina) e compostos organossulfurados como os sulfóxidos de cisteína. Os flavonoides têm ação anti-inflamatória, por inibição das enzimas proteinoquinase, fosfolipase, ciclooxigenase e lipoxigenase. Inibe também a liberação de mediadores inflamatórios leucocitários como a histamina.

Os sulfóxidos de cisteína dão origem a diversas substâncias voláteis como tiosulfinatos, tiosulfonatos, monossulfetos, dissulfetos e trissulfetos. As funções atribuídas aos sulfóxidos de cisteína e seus derivados incluem ação antiplaquetária, antitrombótica, antibacteriana, antiasmática e supostamente anticarcinogênica. É usado em formulações tópicas a 10 % para o tratamento de cicatrizes hipertróficas e queloides.

Aloe sp

Os extratos são obtidos das folhas de várias espécies de aloe (Lilliaceae) como *Aloe vera, Aloe barbadensis, Aloe ferox* e outras, popularmente conhecidas como babosa. Contêm aloína (barbaloína), um derivado antraquinônico presente em maior quantidade, aloe-emodina, crisofanol e mucilagens.

Em produtos dermatológicos e cosméticos, os extratos são usados nas concentrações de 2 a 6% em produtos para pele sensível e actínica, pela ação fotoprotetora dos compostos antracênicos. A tintura é usada por seu sabor amargo para o controle da onicofagia. Também se utiliza o gel de aloe, um preparado obtido das células mucilaginosas do parênquima central das folhas, com ação emoliente.

Aloe vera **Extrato 200:1**

Esse extrato contém compostos antracênicos com ação fotoprotetora e mucilagens com ação emoliente e hidratante. Tem também ação antioxidante e regeneradora do epitélio. Trabalhos divulgados recentemente apresentam o Extrato de *Aloe vera* 200:1 como potencializador da absorção da Vitamina C pela pele, melhorando assim sua biodisponibilidade e concentração nas camadas mais profundas, com melhores resultados terapêuticos.

É utilizado em formulações para prevenção de rugas e flacidez, em filtros solares e produtos pós-sol, loções após barba, sabonetes, formulações para psoríase, eczemas e picadas de insetos, nas concentrações de 0,5 a 3% em cremes, géis e loções.

Alúmen de Potássio

Tem ação antitranspirante, adstringente e hemostática, por causar desnaturação das proteínas epidérmicas. Por ser irritante e levemente corrosivo, não deve ser usado em tratamentos prolongados, sendo o seu uso reservado às loções antitranspirantes para os pés, nas concentrações de 2 a 5%.

210 Formulações Magistrais em Dermatologia

Alumínio Metálico

É usado na forma de pó secativo, isoladamente ou associado ao óxido de zinco, ou em forma de pasta, na concentração de 50% em vaselina sólida, para o tratamento de escaras e úlceras.

Amido

Tem ação antipruriginosa e antiexudativa, por sua característica absorvente e emoliente. Como é fermentável, não deve ser aplicado em áreas intertriginosas. É usado nas concentrações de 10 a 25%, em formulações como a pasta de Lassar, gliceróleo de amido e talcos para miliária. O amido pode ser obtido de várias fontes como o milho, arroz, batata, trigo e mandioca, e é conveniente especificar a fonte no rótulo das formulações.

Aminoácidos da Seda, Crosilk®

É um produto obtido por hidrólise de fibras puras da seda, que contém principalmente glicina, alanina, serina e tirosina. É utilizado em produtos capilares nas concentrações de 1 a 2%, para proporcionar hidratação, brilho e flexibilidade aos cabelos.

Aminoácidos do Trigo, Cropeptide® W

É um composto obtido do trigo que contém hidrolisado de proteínas e oligossacarídeos. Atua no controle do equilíbrio hídrico dos cabelos, principalmente naqueles tratados quimicamente, hidratando e proporcionando maior resistência aos fios de cabelo. É usado nas concentrações de 2 a 5% em xampus e condicionadores.

Anidrido Silícico, Dióxido de Silício, Sílica

Tem ação esfoliante e abrasiva. É usado nas concentrações de 5 a 10% em formulações para acne e hipercromias.

Antipirina, Fenazona

É um analgésico e antipirético para uso oral, com ação tópica anestésica suave e adstringente. É usada em formulações de antiotálgicos, na concentração de 5%. Também é usado em fotoprotetores por sua ação antiactínica, nas concentrações de 5 a 10%.

Antralina, Ditranol, Cignolina

É um agente queratolítico, derivado sintético do antraceno, que atua diminuindo a oxigenação celular e reduzindo o índice de proliferação das células atingidas. A antralina liga-se aos nucleotídeos inibindo a síntese de ácidos nucleicos e, consequentemente, a mitose e a síntese de proteínas. Essas ações são potencializadas pela radiação UV-B.

É usada nas concentrações de 0,1 a 2% para o tratamento da psoríase, principalmente quando houver acúmulo excessivo de escamas, isoladamente ou em associação com exposições à luz ultravioleta (método de Ingram). Também é usada no tratamento da alopecia areata, com o objetivo de produzir uma pequena dermatite de contato e consequentemente o crescimento capilar (pela irritação produzida pelo composto). Tem sido preconizada também associada ao minoxidil.

Informações Sobre Princípios Ativos 211

Aqua Licorice® PT-40, Alcaçuz, Licorice

É um despigmentante natural, extraído das raízes do alcaçuz (*Glycyrrhiza glabra*). Atua sobre a tirosinase, inibindo a síntese de melanina. Também possui ação antioxidante, inibindo a produção de lipoperóxidos, diretamente relacionados ao processo de envelhecimento cutâneo, queimaduras solares e câncer de pele.

O seu uso é indicado na prevenção e despigmentação de manchas induzidas pela exposição solar, e também no tratamento da pele envelhecida e cansada, atuando como *anti-aging* e obtendo um efeito clareador e rejuvenescedor. É usado na concentração de 0,5 a 1% em gel, loção ou creme *soft* e o seu pH de maior estabilidade está entre 5 e 7.

Aqua Licorice® PU

É um extrato obtido das raízes de *Glycyrrhiza inflata* var. *Batalin*. Contém licochalcona A que possui ação antiacne e sebo moduladora. Controla a secreção sebácea, por inibição da 5 alfa redutase, que catalisa a conversão de testosterona em diidrotestosterona (DHT). Possui também atividade antilipase e antioxidante, diminuindo a produção de ácidos graxos e lipoperóxidos, evitando assim o desenvolvimento da acne.

Possui ainda ação antimicrobiana, eficaz contra *S. aureus, S. epidermidis, P. acnes, P. ovale*, fungos e leveduras, evitando a decomposição do sebo e do suor que irritam a pele, minimizando o odor e o prurido. É usado na prevenção e tratamento da acne, na concentração de 0,5 a 1%, em gel, loção ou creme soft.

Arbutin (Hidroquinona Beta-D-Glucopiranosídeo)

É um derivado da hidroquinona, também com ação inibidora sobre a tirosinase, porém com menos citotoxicidade, o que torna o arbutin uma alternativa segura para o tratamento das hipercromias. É usado nas concentrações de 1 a 3%, isoladamente, ou de 0,5 a 1% em associação a outros agentes despigmentantes, em cremes, loções e géis clareadores. Não deve ser associado com ácido glicólico na mesma formulação, pela baixa estabilidade (devido ao pH) e consequente perda de atividade. Também está presente no extrato de uva ursi, *Arctostaphylos officinalis* (Ericaceae).

Argireline®

É um peptídeo de baixo peso molecular (acetil hexapeptídeo-3) composto por ácido glutâmico, metionina e arginina, utilizado como modulador da tensão facial para redução de rugas e linhas de expressão. Seu mecanismo de ação é similar ao da toxina botulínica (*Botox-like*), sem alterar, entretanto, a função dos músculos responsáveis pela expressão facial. Atua inibindo a liberação de neurotransmissores na junção neuro-muscular e produz relaxamento dos músculos faciais. É utilizado em formulações cosméticas antirrugas, nas concentrações de 3 a 10%.

Argirol

É um composto proteinado de prata com ação antisséptica, usado nas concentrações de 3 a 5% em formulações para mucosas nasais, eventualmente associado a um descongestionante como a efedrina. Também é usado na forma de colírio para infecções oculares e no pré-operatório de cirurgias oftálmicas, nas concentrações de 2 a 10%, por sua propriedade de colorir e precipitar os filamentos de muco, facilitando a sua remoção.

212 Formulações Magistrais em Dermatologia

Arnica

Obtido dos capítulos florais de *Arnica montana* (Compositae), o extrato contém ácidos orgânicos, carotenoides, flavonoides, óleo essencial, saponinas e taninos, entre outras substâncias. Tem ação adstringente, anti-inflamatória, antisséptica, descongestionante e estimulante celular. É usado em formulações para prevenção e tratamento de microvarizes e em produtos cosmiátricos, nas concentrações de 2 a 10%. A tintura de arnica é usada como excipiente em formulações para traumatismos musculares.

Asafétida

Os extratos são obtidos da resina das raízes de *Ferula foetida* (Umbelliferae) e contêm altos teores de ácido ferúlico e seus ésteres. Estudos *in vitro* mostraram que atua inibindo a tirosinase, que é a enzima responsável pela conversão de tirosina em dopa e dopaquinona, que é o passo inicial para a produção de melanina. Com a inibição da tirosinase ocorre a redução da melanogênese, a uniformização da tonalidade da pele e a promoção do clareamento.

Comparando o extrato de asafétida com outros princípios ativos inibidores da tirosinase como o extrato de bearberry, hidroquinona, ácido kójico, arbutin, ácido ascórbico e ácido ferúlico, constatou-se que o extrato de asafétida tem uma inibição maior que o ácido ascórbico, arbutin, ácido kójico, ácido ferúlico e uma inibição comparável a do extrato de bearberry e da hidroquinona. É utilizado em cremes clareadores na concentração de 2 %. Tem boa estabilidade em pH 3,5 a 5,5.

Asiaticosídeo, *Centella asiatica* (Extrato), Erva do Tigre

São obtidos da planta inteira de *Centella asiatica* (Apiaceae), que contém saponinas triterpênicas (asiaticosídeo, ácido asiático e ácido madecássico), flavonoides (quercetina, campferol), taninos e alcaloides, entre outras substâncias. Tem ação anti-inflamatória, cicatrizante, eutrófica para o tecido conjuntivo e normalizadora da circulação venosa de retorno. São usados em produtos dermatológicos para celulite e como cicatrizante em úlceras crônicas, queimaduras, lesões dermatológicas de cicatrização difícil, telangiectasias, fragilidade capilar e varizes. O asiaticosídeo é usado na faixa de 0,2 a 2% e o extrato de *Centella asiatica*, na faixa de 2 a 5%.

Aspartato de Metilsilanol Hidroxiprolina, Hydroxyprolisilane® C

É um silanol carreador da hidroxiprolina, com ação regeneradora celular. Restaura a elasticidade cutânea e regulariza a permeabilidade capilar. É utilizado nas concentrações de 2 a 5% em produtos cosmiátricos para prevenção de estrias, antirrugas e prevenção do envelhecimento precoce.

Auxina Tricógena®

É um extrato hidroalcoólico que contém tussilagem (*Tussilago farfara*), milefólio (*Achillea millefolium*) e quina (*Cinchona officinalis*), com ação tônica e nutriente para o bulbo capilar. É usada no tratamento da alopecia, prevenção da queda dos cabelos e em alterações do crescimento da barba, nas concentrações de 8 a 10%, em xampus e loções capilares. Também é usada como estimulante do crescimento dos cílios, nas concentrações de 8 a 15%.

Aveia

Os extratos são obtidos de *Avena sativa* (Poaceae) e contêm peptídeos, lecitina, oligoelementos, açúcares, pectina, sais minerais (Ca, Mn, Cu, Co e Fe), alcaloides, vitaminas, lipídios, enzimas e ácido silícico. Tem ação nutritiva, emoliente, hidratante e restauradora dos tecidos. Pode ser incorporada em diversos

Informações Sobre Princípios Ativos 213

produtos de uso tópico como cremes, loções cremosas, hidroalcoólicas ou tônicas, géis, produtos para banho, sabonetes, loção de limpeza, máscaras faciais, preparações capilares e cosméticos em geral, em concentrações de até 10%.

Azuleno

Quimicamente corresponde ao ciclopentacicloheptendo, mas é comum empregar-se o termo "azuleno" para identificar outros sesquiterpenos derivados deste, como por exemplo o guaiazuleno (1,4-dimetil-7 isopropil-azuleno), obtido da camomila (*Matricaria chamomilla*) e do guaco (*Mikania glomerata*), e o chamazuleno (1,4-dimetil-7-etilazuleno), obtido também da camomila e da camomila romana (*Anthemis nobilis*).

Tanto o azuleno como os seus derivados têm ação antialérgica e anti-inflamatória, sendo por isso usado, geralmente associado a outros princípios ativos, em formulações para estética facial e corporal, celulite e microvarizes, nas concentrações de 0,01 - 0,03%.

Bacitracina Zíncica

Tem ação predominante sobre microrganismos Gram-positivos, como a penicilina, sendo preferível a esta para uso tópico pelo fato de raramente induzir resistência e reações alérgicas. Também é ativa contra *Treponema pallidum* e alguns cocos Gram-negativos. É usada em formulações cicatrizantes, nas concentrações de 25.000 a 50.000 UI%. As soluções com bacitracina são pouco estáveis; devem ser usadas dentro de 3 semanas e mantidas sob refrigeração.

Bálsamo de Fioravanti, Espírito de Terebentina Composto

É uma solução alcoólica que contém essências de terebentina (5%), alecrim (0,5%), galbano (0,5%), mirra (0,2%), noz moscada (0,1%), estoraque (0,05%), canela do Ceilão (0,02%), gengibre (0,02%) e cravo da Índia (0,01%), usado como veículo em diversas formulações como loções para alopecias. Também é usado puro ou associado a outros princípios ativos, em fricções locais, nas dores reumáticas e nevrálgicas.

Bálsamo de Tolu

É um bálsamo exsudado do tronco de *Myroxylon balsamum* (*Myroxylon toluiferum*) (Leguminosae), rico em ácido cinâmico. Tem ação antisséptica e é usado em formulações de inalantes, na forma de tintura, a 15%. Tem também ação expectorante e é usado na forma de extrato fluido, na faixa de 0,5 a 2 ml ao dia, em formulações para tosse e em xaropes expectorantes, associado a outros princípios ativos.

Bálsamo do Peru

É um bálsamo exsudado do tronco de *Myroxylon balsamum* var. *pereirae* (Leguminosae), que contém resinas e diversos princípios ativos como o ácido cinâmico, ácido benzoico, álcool benzílico, benzoato de benzila etc. É usado nas concentrações de 10 a 20% como escabicida, devido ao benzoato de benzila que contém em sua composição (cerca de 50%). É menos irritante, no entanto, que o benzoato de benzila puro, daí a sua indicação para uso em crianças ou pessoas com pele muito sensível. Tem também ação cicatrizante e queratoplástica, e é usado em formulações para fissuras dos mamilos, hemorroidas, fissuras anais e do períneo, nas concentrações de 1 a 2%.

214 Formulações Magistrais em Dermatologia

Beladona, *Atropa belladonna*

Os extratos são obtidos das raízes de *Atropa belladonna* (Solanaceae) e contêm hiosciamina, isômero da atropina, com as mesmas ações. A tintura de beladona é empregada como revulsivante em linimentos e emplastros para alívio de dores musculares, contusões, entorses, manifestações artríticas e reumáticas, nas concentrações de 3 a 5%.

***Bellis perennis* Extrato, Belides®**

É um despigmentante obtido das flores de margarida, *Bellis perennis* (Asteraceae), que contém saponinas, polifenóis, glicosídeos flavônicos, polissacarídeos e inulina, que atuam modulando os diferentes estágios da melanogênese. É usado nas concentrações de 2 a 5 % em cremes, loções e géis, e estável na faixa de pH 4,5 a 6,5.

Benjoim (Tintura)

A tintura é obtida da resina de *Styrax benzoin* (Styracaceae) e contém ésteres dos ácidos benzoico e cinâmico, além de seus respectivos ácidos livres. É usada em inalações como balsâmico e em produtos dermatológicos por sua ação antisséptica, nas concentrações de 5 a 20%.

Bentonita

Se trata de uma argila natural composta por grãos muito finos de silicato de alumínio hidratado (coloidal). É usada como excipiente, adsorvente, estabilizante, espessante, suspensor e modificador da viscosidade em preparados tópicos e cosméticos, como cremes, pomadas, géis soluções e suspensões. Normalmente as concentrações variam de 0,5 a 5%.

Benzoato de Benzila

É um líquido oleoso, aromático, com ação acaricida, usado no tratamento da escabiose e pediculose, em loções a 25% para uso em adultos e a 10 % para uso em crianças. É irritante e deve ser evitado o contato com as mucosas.

Benzocaína, Anestesina

É um anestésico local, usado frequentemente em associação a outras drogas como analgésicos, antissépticos, antipruriginosos, antibacterianos e antifúngicos. Para o alívio temporário da dor é usada nas concentrações de 5 a 10%. Possui também ação ovicida contra o *Sarcoptes scabiei*, na concentração de 2%, daí o seu uso em formulações para escabiose, associado a um agente escabicida como o benzoato de benzila.

Bergamota (Essência)

É obtida da casca dos frutos de *Citrus bergamia* (Rutaceae) e contém um bergapteno, o 5-metoxipsoraleno, com propriedade fotossensibilizante. É utilizada em solução alcoólica de 10 a 20% para induzir a repigmentação de pequenas manchas vitiliginosas, com exposição à luz solar ou ultravioleta A.

Informações Sobre Princípios Ativos 215

Betametasona, Dipropionato e Valerato

A betametasona é um corticosteroide potente, com boa penetração na pele e absorção percutânea raramente observada, mesmo sob oclusão. O uso prolongado, entretanto, pode provocar o aparecimento de estrias, atrofia cutânea, telangiectasias e, mais raramente, foliculite.

O valerato é usado em cremes, pomadas, loções cremosas e loções alcoólicas, em concentrações equivalentes à base, de 0,01 a 0,1%. Eventualmente é usada em concentrações até 0,2%, como no tratamento conservador da fimose. O dipropionato é usado em concentrações equivalentes à base, em cremes e pomadas a 0,05%.

Bicarbonato de Sódio

É usado em formulações para hiperidroses por sua ação antisséptica. Alcalinizando o meio, o bicarbonato de sódio limita a proliferação bacteriana, diminuindo o processo de degradação do suor e impedindo a formação de substâncias voláteis de odor desagradável. É usado em concentrações de 1 a 10%, em talcos e soluções aquosas. Devem ser tomadas precauções pois pode descolorir as roupas.

Biodynes® TRF

É um produto obtido de leveduras, composto de glicopeptídeos com baixo peso molecular. Apresenta em sua composição vários aminoácidos (ácido aspártico, ácido glutâmico, histidina, serina e glicina, entre outros), vitaminas (A, C, D, E, ácido fólico e ácido pantotênico) e minerais (cobre, ferro, magnésio e zinco). Seu conteúdo em vitaminas e minerais encontra-se conjugado com os aminoácidos, permitindo que o produto permeie as camadas da epiderme atingindo as mais profundas.

É um estimulante celular e aumenta a síntese de colágeno e elastina. Sua propriedade regeneradora de células permite o seu uso em vários tratamentos como pós-radioterapia, pós-cirurgia, pós-*peeling* ou outras em que o tecido cutâneo seja agredido e as células necessitem nutrientes facilmente disponíveis na pele. O seu uso também é indicado em formulações oxigenadoras da pele, para a área dos olhos, em conjunto com alfa hidróxi ácidos (protegendo a pele dos efeitos irritantes destes) e em formulações para pele sensível. É suado na forma de cremes, loções e géis nas concentrações usuais de 3 a 10%.

Bioex® Antilipêmico

É um complexo de extratos vegetais que contém arnica, castanha da Índia, *Centella asiatica*, cavalinha, *Fucus vesiculosus* e *Hedera helix*. Tem ação estimulante metabólica, ativadora da microcirculação, anti-inflamatória e descongestionante. É usado principalmente em formulações cosmiátricas para celulite, nas concentrações de 2 a 10%.

Bioex® Capilar

É um complexo de extratos vegetais enriquecido com aminoácidos e mucopolissacarídeos, entre outras substâncias. O seu uso é indicado principalmente em xampus e loções para tratamento capilar, como auxiliar na prevenção da queda excessiva e na restauração do bulbo piloso, na faixa de 3 a 10%. Pode ser usado em loções capilares, tônicos, xampus e condicionadores.

Biorusol

É um derivado oligomérico produzido por esterificação da rutina, obtida de *Amsonia taherna* e *Amsonia montana* (Apocynaceae). Como a rutina, tem ação anti-inflamatória, antiedematosa e vasoprotetora,

216 **Formulações Magistrais em Dermatologia**

diminuindo a permeabilidade capilar. É usado no tratamento de varizes, microvarizes e da celulite, em cremes, géis e loções, nas concentrações de 0,5 a 1%.

Biowhite®

É um produto de origem vegetal, com propriedade despigmentante, que contém em sua composição:

- Extrato de *Morus nigra* - contém triterpenoides (alfa amyrin e beta amyrin) e fenilflavonas (kuwanonas e morusin), com ação anti-inflamatória e inibidora da tirosinase;
- Extrato de *Saxifraga stolonifera* - contém proantocianidinas com peso molecular variável (polímeros de epigallocatequina), com ação antirradicais livres, arbutin, com ação despigmentante, e terpenos (canfeno, linalol e borneol). Tem também ação anti-inflamatória;
- Extrato de *Scutellaria baicalensis* - contém flavonoides (woogonin, baicalin e baicalcin), com ação anti-inflamatória e inibidora da tirosinase; e
- Extrato de *Vitis vinifera* - contém alfa hidróxi-ácidos, que aumentam a penetração e potencializam a ação dos inibidores da tirosinase.

Contém ainda EDTA, usado como quelante de íons cobre, que é um cofator da tirosinase. É usado em formulações despigmentantes e reguladoras dos distúrbios da pigmentação, em cremes, loções e géis, nas concentrações de 1 a 4%.

Borato de Sódio, Bórax

Tem ação antisséptica suave, similar à do ácido bórico, e levemente adstringente. É usado em gargarejos e em antissépticos bucais, para o tratamento de estomatites e úlceras aftosas. Em produtos cosméticos é usado como agente emulsificante para ceras, nos "cold creams".

Café, *Coffea arabica*, *Coffeeberry® Extract*

Os extratos são obtidos do fruto do café, *Coffea arabica* (Rubiaceae) e contêm polifenóis antioxidantes como ácido clorogênico, proantocianidinas, ácido quínico e ácido ferúlico. É usado em formulações contra o foto-envelhecimento por sua ação antioxidante, nas concentrações de 0,1 a 1% em cremes e loções.

Cafeisilane® C

É um produto composto por cafeinato de silanol e alginato de silanol, saturado com cafeína. É usado no tratamento da celulite, nas concentrações de 3 a 4%.

Calamina

É uma mistura de óxido de zinco com uma pequena porção de óxidos de ferro, com ação exsudativa, adstringente e antieczematosa. É usada em concentrações de 4 a 20%, na forma de pasta e linimentos.

Calêndula (Extrato e Óleo)

São obtidos das flores de *Calendula officinalis* (Asteraceae) e ricos em flavonoides, triterpenos, saponosídeos, carotenoides, esteróis e óleos essenciais, entre outros compostos. Têm ação anti-inflamatória, antisséptica, adstringente, cicatrizante, emoliente e ativadora da circulação. Em cosmiatria, o seu uso é indicado em formulações antirrugas, em formulações para atenuação de cicatrizes e em

Informações Sobre Princípios Ativos 217

produtos para pele sensível. O extrato é usado nas concentrações de 2 a 6% e o óleo (*Marigold Oil*) nas concentrações de 1 a 5%.

Camomila, *Matricaria chamomilla*

Os extratos são obtidos dos capítulos florais de *Matricaria chamomilla* (Compositae) e contêm azuleno, alfa-bisabolol, cumarinas (umbeliferona e metilumbeliferona) e flavonoides (apigenol, luteolina e quercetina), entre outras substâncias. São usados em produtos dermatológicos e cosméticos, por sua ação tópica anti-inflamatória, antialérgica, descongestionante e refrescante nas concentrações de 2 a 4%.

Cânfora, Água Canforada, Álcool Canforado

A cânfora é obtida por destilação a vapor da madeira, galhos e folhas de *Cinnamomum camphora* (Lauraceae), purificada por sublimação ou obtida por síntese a partir do alfa-pineno. Tem ação rubefaciente, antipruriginosa, antisséptica e analgésica suave.

É empregada nas concentrações de 0,1 a 3% em linimentos para entorses, articulações inflamadas e outras condições inflamatórias e reumáticas, e também em pastas e pomadas balsâmicas. Em cosmiatria tem particular interesse, associada ao mentol, no gel redutor ou crioscópico, usado como coadjuvante no tratamento da obesidade e da celulite. A água canforada contém 0,2% de cânfora e é usada nas concentrações de 10 a 20%; o álcool canforado contém 10% de cânfora e é usado nas concentrações de 1 a 10%.

Cantáridas (Tintura)

É obtida por extração de insetos coleópteros secos (*Cantharis vesicatoria*) e seu princípio ativo, a cantaridina, tem ação revulsivante e vesicante. É usada em loções capilares para alopecias, nas concentrações de 5 a 15%. Não deve ser ingerida e nem aplicada em áreas extensas.

Capsaicina, Cápsicum (Tintura)

São obtidos por extração de frutos maduros e secos de *Capsicum sp* (Solanaceae), como a páprica, *cayene pepper* e pimentão. A tintura tem ação carminativa e seu principal alcaloide, a capsaicina, tem ação revulsivante e rubefaciente. A tintura de cápsicum é usada em loções para alopecias nas concentrações de 5 a 10%. A capsaicina é usada nas concentrações de 0,001 a 0,003%, em formulações para alopecias, e nas concentrações de 0,025 a 0,075% em formulações para neuralgia pós-herpética (ação da capsaicina nos neurônios sensoriais periféricos interrompe a transmissão dos impulsos dolorosos).

Uma vez que o principal efeito colateral observado com as concentrações mais altas de capsaicina é uma forte queimação, recomenda-se o uso prévio de lidocaína a 5%, bem como de analgésicos orais durante os primeiros dias de tratamento. É importante salientar que este efeito colateral tende a desaparecer com o decorrer das aplicações.

Carbômeros, Carbopol®

São polímeros do ácido acrílico e alil éter de pentaeritritol, de peso molecular elevado, utilizados para a produção de géis, como estabilizante de emulsões e como agente de viscosidade. São produzidos em diversos graus, caracterizados pela viscosidade de uma solução definida.

218 Formulações Magistrais em Dermatologia

Castanha da Índia

Os extratos são obtidos das sementes de *Aesculus hippocastanum* (Hippocastanaceae). Contêm saponinas triterpênicas (escina), taninos, flavonoides (quercetina e canferol) e heterosídeos cumarínicos (esculosídeo). Tem ação antivaricosa, aumentando a resistência e o tônus das veias e diminuindo a permeabilidade e a fragilidade capilar. Também tem ação anti-inflamatória, antiexudativa e antiedematosa. É empregada no tratamento de varizes, microvarizes, hemorroidas e edema de estase venosa. Em formulações tópicas é usada na forma de extrato, nas concentrações de 2 a 6%.

Cavalinha

Os extratos são obtidos das partes aéreas de *Equisetum arvense* (Equisetaceae). Contêm compostos solúveis de silício, taninos, saponinas, flavonoides e alcaloides, entre outras substâncias. Os extratos são usados em produtos dermatológicos e cosméticos, por sua ação cicatrizante, nas concentrações de 2 a 5%.

Caviar, Caviar HS®

É obtido das ovas do esturjão e contém proteínas com afinidade pela pele e cabelos (ação condicionante, protetora e hidratante), sais minerais e vitaminas A, D, E, B1, B2 e B6. É usado em produtos cosméticos com ação nutritiva, hidratante, remineralizante e regeneradora para pele seca ou envelhecida, nas concentrações de 1 a 5%.

Cegaba, Ácido Carboxietil Gama-Aminobutírico

É um composto derivado do GABA com ação antirrugas e anticelulite, usado nas concentrações de 1 a 2%. Também usado em produtos capilares pelo estímulo produzido no crescimento dos cabelos, nas concentrações de 0,5 a 4%, em xampus e tônicos capilares.

Celulose Microcristalina, Avicel®

É um derivado da celulose amplamente utilizado em produtos farmacêuticos como diluente de comprimidos (20-90%) e cápsulas (20-90%), é utilizado como agente adsorvente (20-90%), agente antiaderente ou lubrificante (5-20%) e desintegrante de comprimidos (5-15%). Também é usado em formulações para uso tópico, como agente suspensor e espessante.

Cera Autoemulsionante não Iônica, Polawax®

É um produto da reação do álcool cetoestearílico com 20 moles de óxido de etileno. É um sólido não iônico, cremoso, semelhante à cera e uma das mais eficientes bases autoemulsionáveis para sistemas do tipo O/A (óleo em água). Não é afetado pelo calor ou pela presença elevada de eletrólitos. Produz emulsões espessas e sólidas sem adição de agentes enrijecedores, em concentrações de 5 a 10%. Para a obtenção de emulsões liquidas, pode ser usada nas concentrações de 2 a 3%, junto com outros emulsionantes, para dar maior estabilidade.

Cera de Abelhas, Cera Branca

É obtida dos favos das colmeias e contém cerca de 72% de ésteres, 13,5% de ácidos graxos livres e 12,5% de hidrocarbonetos. Torna-se emulsificante quando é adicionada a uma substância alcalina como o hidróxido de sódio ou o borato de sódio. Tem ação emoliente, que suaviza e lubrifica a pele.

Informações Sobre Princípios Ativos   219

Ceramidas

São compostos que contêm esfingolipídios, que são componentes da camada epidérmica humana. São utilizadas em formulações cosméticas como regeneradoras da função barreira da epiderme e protetoras dos fios de cabelos, nas concentrações de 0,5 a 2 %.

Cetoconazol

É um agente antimicótico de amplo espectro, ativo contra *Candida, Cryptococcus, Mallassezia, Epidermophyton, Microsporum* e *Trichophytum,* entre outros. Tem ação contra o *Pityrosporum ovale,* daí seu interesse para o tratamento da caspa e seborreia do couro cabeludo. Também tem ação antisseborreica intrínseca. É usado nas concentrações de 1 a 2%.

Cetrimida

É um tensoativo catiônico (brometo de cetiltrimetilamônio) com ação antisseborreica e bactericida, usado para remover a caspa na seborreia do couro cabeludo. É usada em xampus anticaspa, nas concentrações de 1 a 3% e também como antisséptico nas concentrações de 0,5 a 1%.

Chá Verde, *Camellia sinensis*

Os extratos são obtidos das folhas de *Camellia sinensis* (Theaceae) e contêm cafeína, taninos e polifenóis (flavonoides e triterpenos). Tem ação antioxidante e são usados em produtos para prevenção contra os danos causados pela radiação ultravioleta, nas concentrações de 5 a 10%.

Ciclodextrinas com Ácido Salicílico, Glycosan® Salicílico

As ciclodextrinas são oligossacarídeos cíclicos obtidos de fonte vegetal como o amido. São substâncias cristalinas, com superfície externa hidrofílica polar e superfície interna (cavidade) relativamente hidrofóbica e não polar. Com essas características as ciclodextrinas comportam-se como molécula "hospedeira", sendo que a molécula "hóspede" deve ter a mesma característica da superfície interna das ciclodextrinas (ser relativamente hidrofóbica e não polar), para ser encapsulada em seu interior.

A encapsulação em ciclodextrinas possibilita a liberação gradual e controlada do ácido salicílico, sua biodisponibilidade, otimizando o efeito queratolítico e diminuindo os riscos de irritação da pele. É usado em formulações antiacne, antienvelhecimento e antisseborreicas, na forma de géis, loções e cremes nas concentrações de 1 a 5%.

Ciclodextrinas com Hidroquinona, Glycosan® Hidroquinona

É um produto obtido por encapsulação molecular de hidroquinona em ciclodextrinas. A liberação de hidroquinona é gradual e controlada, otimizando o efeito despigmentante e diminuindo o efeito irritante. A encapsulação protege a hidroquinona da decomposição e oxidação natural, prolongando seu efeito. A concentração de hidroquinona nas ciclodextrinas é de 10%. As formulações com Glycosan Hidroquinona são mais estáveis e tem prazo de validade maior do que as formulações com hidroquinona livre. É usado em formulações de despigmentantes nas concentrações de 5 a 10%.

Ciclometicone, Silicone Volátil

É um siloxano cíclico completamente metilado, volátil, utilizado em condicionadores capilares. Ao evaporar após sua aplicação nos cabelos, deixa como resíduo os princípios ativos.

220 Formulações Magistrais em Dermatologia

Ciclopirox Olamina

É um antifúngico de amplo espectro, ativo contra dermatófitos, leveduras e também bactérias. Atua na membrana celular dos fungos inibindo a síntese de proteínas, diferentemente dos imidazólicos, que atuam no metabolismo do ergosterol. Alguns estudos têm demonstrado uma penetração maior na lâmina ungueal do que outros antifúngicos, possibilitando melhores resultados nas onicomicoses. É usado em cremes e soluções a 1%.

Climbazol

É um antifúngico imidazólico com ação especifica sobre as diferentes cepas da *Mallassezia furfur*, o que o diferencia dos agentes anticaspa comuns e que atuam sobre a flora bacteriana do couro cabeludo, indistintamente. Atua inibindo a 14 alfa-demetilase, enzima dependente do citocromo P-450. Essa inibição resulta na síntese do lanesterol, que tem a capacidade de alterar a estrutura da membrana celular, destruindo o fungo; mecanismo este semelhante ao do cetoconazol e itraconazol. É usado em formulações de xampus, condicionadores, cremes, loções e tônicos, nas concentrações de 0,1 a 2%.

Clindamicina

É um antibiótico derivado da lincomicina, mais potente, com ação bacteriostática ou bactericida, dependendo da concentração. É ativa principalmente contra microrganismos Gram-positivos como estafilococos, estreptococos, *Bacillus anthracis* e *Corynebacterium diphtheriae*. Outro microrganismo sensível é o *Propionibacterium acnes*, encontrado nas zonas sebáceas da pele, razão pela qual é utilizado no tratamento da acne graus II e III e da rosácea. É usada nas concentrações de 1 a 2%, em géis e loções alcoólicas. Promove uma acentuada redução no número de pápulas e de pústulas, mesmo quando usada isoladamente, durante um período de 3 a 4 meses.

Clioquinol, Iodoclorohidroxiquinoleína, Viofórmio

É uma hidroxiquinolina halogenada com atividade antimicrobiana e antimicótica. É usado em cremes e pomadas nas concentrações de 1 a 3%, geralmente associado a outros princípios ativos, para o tratamento de infecções da pele como o impetigo, feridas infectadas, ulcerações, queimaduras, dermatite eczematosa infectada, eczemas e psoríase complicada por infecção bacteriana.

Clobetasol Propionato

É um corticosteroide muito potente, usado no tratamento de dermatoses graves. A ocorrência de efeitos secundários locais é frequente e consiste de estrias, foliculite, telangiectasias e atrofia cutânea. A absorção percutânea pode levar a comprometimento adrenal serio e ocorre, principalmente, quando usado sob oclusão. É usado em cremes, pomadas, loções cremosas e loções alcoólicas, a 0,05%.

Cloreto de Alumínio

Tem ação adstringente e antiperspirante e é usado em soluções alcoólicas no tratamento das hiperidroses, nas concentrações de 5 a 20%. Deve ser aplicado na pele seca ao deitar e removido no banho, pela manhã.

Cloreto de Benzalcônio

É um composto de amônio quaternário com amplo espectro de ação, ativo contra bactérias Gram-positivas e Gram-negativas, modificando a permeabilidade da membrana celular. É usado como

Informações Sobre Princípios Ativos 221

antisséptico nas concentrações de 0,01 a 0,1% e como antisseborreico nas concentrações de 0,2 a 0,5%. Também é usado para esterilização de instrumentos e limpeza da pele e membranas mucosas.

Cloreto de Cetiltrimetilamônio, Dehyquart® A, Sinoquart® P 50

É um tensoativo catiônico com propriedade antisséptica e antiestática. Tem aplicação em condicionadores para os cabelos e em bálsamos capilares, nas concentrações de 1,5 a 3%. Tem aplicação também como antisséptico, na concentração de 0,5%.

Clorexidina Digluconato

É um antisséptico catiônico derivado da guanidina, com amplo espectro de ação. É efetiva contra microrganismos Gram-positivos e Gram-negativos, e também contra fungos dermatófitos e leveduras. É usada em loções antissépticas, nas concentrações de 0,05 a 1%.

Cloridrato de Alumínio, Cloridróxido de Alumínio

Tem ação adstringente e antiperspirante. É usado em soluções aquosas ou hidroalcoólicas para hiperidroses, nas concentrações de 5 a 20%. É altamente eficaz e tem grau de irritação cutânea menor que o cloreto de alumínio.

Clostebol Acetato

É um esteroide anabolizante (4-clortestosterona) com ação tópica cicatrizante e epitelizante. O seu uso é indicado em associação com a neomicina, no tratamento de diversas dermatoses erosivas da pele, como úlceras varicosas, escaras, queimaduras, fissuras, dermatite amoniacal, feridas infectadas, retardo da cicatrização etc. É usado na forma de cremes, nas concentrações de 0,5 a 1%.

Clotrimazol

É um antimicótico de amplo espectro, ativo contra dermatófitos, saprófitas e leveduras, atuando ainda sobre tricomonas e bactérias. Altera o metabolismo proteico e a síntese de RNA do microrganismo e determina a perda de fósforo e potássio intracelulares. É empregado em cremes, talcos e loções a 1%.

Coal Tar

É obtido a partir do alcatrão de hulha e contém diversas substâncias como o benzeno, naftaleno, fenóis, piridina e quinolina. Tem ação antipruriginosa e queratoplástica e é usado em afecções da pele como eczemas e psoríase, em cremes e pomadas, nas concentrações de 1 a 5%. Também tem ação antibacteriana, antifúngica e antiparasitária.

Coaxel®

É um composto que contém carnitina, cafeína e coenzima A, usado em formulações cosméticas para o tratamento da celulite. A cafeína estimula a lipólise, por inibição da fosfodiesterase, e a carnitina e a coenzima A o metabolismo lipídico. É usado nas concentrações de 3 a 8% em géis, cremes e loções.

Codiavelane®

É um extrato obtido de uma alga verde, *Codium tomentosum*, que contém ácido glicurônico, heteropolissacarídeos sulfatados e oligoelementos que auxiliam no processo de troca osmótica das células

222 Formulações Magistrais em Dermatologia

da derme. Tem efeito de hidratação profunda e prolongada, diminuindo as rugas da pele. É usado em concentrações de 2 a 5% em cremes, loções e géis hidratantes.

Coenzima Q-10 Lipossomada

É uma solução aquosa de lipossomas que contém coenzima Q-10. Os lipossomas protegem a coenzima Q-10 da decomposição e oxidação natural, prolongando seu efeito liberando-a nas diferentes camadas da epiderme. A Coenzima Q-10 atua inibindo a peroxidação lipídica e estimulando o sistema imunológico da epiderme, deixando a pele com aparência mais jovem e mais saudável. A ação antioxidante é potencializada associando na formulação outros lipossomas contendo vitaminas antioxidantes ou renovadoras da epiderme. É usada em concentrações de 5 a 10% em cremes, loções hidratantes e géis.

CoffeeSkin®

É um produto que contém extrato de café (*Coffea arabica*), rico em taninos, compostos fenólicos e cafeína. A cafeína tem ação descongestionante, os compostos fenólicos ação anti-radicais livres e os taninos ação adstringente. É usado nas concentrações de 3 a 8%.

Colágeno e Elastina

São os principais constituintes das fibras do tecido conjuntivo e os responsáveis pela sua elasticidade, propriedade que confere sustentação e firmeza à pele. São sintetizados pelos fibroblastos e secretados no espaço intercelular, na forma de colágeno e elastina solúveis.

O emprego cosmiátrico destes precursores baseia-se no fato de que o envelhecimento da pele é acompanhado, além de seus sinais macroscópicos exteriores, de uma diminuição nas concentrações de colágeno e elastina solúveis, e na suposição de que a sua aplicação tópica seria capaz de estimular a biossíntese de novas fibrilas de colágeno e elastina. São também hidratantes e nutrientes, proporcionando bons resultados estéticos, sem causar efeito oclusivo na epiderme. São usados na forma de cremes e loções cremosas e géis, nas concentrações de 2 a 10% (colágeno) e 1 a 3% (elastina).

Colhibin®

É um produto obtido das sementes do arroz, *Oryza sativa* (Gramineae), com ação inibidora sobre a colagenase, uma enzima que, como a elastase, participa dos processos irritativos e de envelhecimento precoce da pele. A ação conjunta dos inibidores da elastase e da colagenase propicia uma eficiência maior na prevenção do envelhecimento precoce. É utilizado nas concentrações de 2 a 5% em formulações para prevenção do envelhecimento cutâneo e em produtos para proteção solar.

Colódio Elástico

Piroxilina	5 g
Óleo de Rícino	5 g
Álcool 90 %	20 ml
Éter qsp	100 ml

É uma solução etéreo-alcoólica de piroxilina (nitrocelulose, algodão pólvora) e óleo de rícino. Colocado sobre a pele evapora-se o álcool e o éter, ficando uma fina película aderente de piroxilina ricínica. Possui ação tópica protetora e serve de veículo para incorporação de diversas substâncias, como por exemplo o ácido salicílico, ácido láctico e ácido acético no colódio láctico-salicilado.

Informações Sobre Princípios Ativos   223

Confrey

Os extratos são obtidos das folhas e rizomas de *Symphytum officinale* (Boraginaceae) e contêm alantoína e mucilagens, com ação hidratante e emoliente. É usado em formulações de produtos cosméticos e cosmiátricos, nas concentrações de 2 a 5%.

Coup D'Eclat®

É um complexo que contém Lasilium® C (elastinato de lactoil metilsilanol) com ação hidratante, regeneradora e anti-inflamatória, Exsyproteinas® a 2% (proteínas com ação tensora) e destilado de hamamelis, com ação adstringente, usado para proporcionar efeito tensor e hidratante para a pele. Esta ação restaura a luminosidade, maciez, firmeza e aparência jovial da pele. Com o uso regular, ajuda a minimizar a aparência de rugas finas e linhas de expressão. É usado em produtos cosméticos nas concentrações de 10 a 25%.

Cromoglicato Dissódico

É um agente antialérgico que atua inibindo a liberação de mediadores inflamatórios. É usado por inalação, para o controle da asma, e por instilação nasal na profilaxia e tratamento da rinite alérgica, nas concentrações de 2 a 4%, isoladamente ou em associação com dexametasona. É usado em concentrações variáveis no tratamento de eczemas e da dermatite atópica. Também é usado na forma de colírio, no tratamento de distúrbios alérgicos oculares.

Cytobiol® Íris

É um composto que contém extrato de *Iris germanica* (Iridaceae), zinco e vitamina A hidrossolúvel (200 UI/ml). Tem ação descongestionante, antisséptica, adstringente e reguladora da oleosidade da pele. É usado em géis e loções para acne e seborreia, na concentração de 5%, ou puro, em tratamentos intensivos.

Deanol, DMAE, Dimetilaminoetanol

É um precursor da colina e da acetilcolina usado para a prevenção e tratamento de rugas e flacidez da pele do rosto, particularmente na região ao redor dos olhos e do pescoço, em cremes, géis e loções, nas concentrações de 1 a 5%. Além dos sais e ésteres são disponíveis o DMAE base e a base líquida (DMAE LB®).

Deferoxamina Mesilato

É um agente quelante usado para o tratamento de envenenamentos agudos por íons ferro e depósitos anormais de ferro e alumínio. Também é usado em cremes para tratamento de púrpuras traumáticas pós-cirúrgicas e hematomas, nas concentrações de 2,5 a 5%.

Deltametrina

É um piretroide derivado do ácido crisantêmico, com acentuada ação escabicida e pediculicida, tanto sobre os parasitas adultos como para as larvas e ovos. Tem a vantagem de ser menos irritante e menos tóxico que o lindano e outros agentes. E usado na forma de loções e xampus a 0,02%.

224 Formulações Magistrais em Dermatologia

Densiskin®

É um composto que contém oligossacarídeos de frutose, obtidos da cevada, trigo e plantas com bulbo (lírio e dália), e polissacarídeos de uma microalga vermelha do fitoplâncton (*Porphyridium cruentum*), ligados a silanotriol. Estimula a síntese de colágeno e aumenta a densidade da pele, deixando-a mais firme e elástica. Tem ação hidratante, cicatrizante, anti-inflamatória e antirradicais livres. É usado em produtos cosméticos nas concentrações de 2 a 6% em cremes, géis e loções.

Dermacryl® AQF

É um polímero acrílico de alto peso molecular, formador de filme resistente à água e à remoção. É utilizado em protetores solares resistentes à água e em cremes barreira para as mãos. É usado nas concentrações de 2 a 4%.

Dermatan Sulfato

É um glicosaminoglicano usado como anticoagulante na profilaxia do tromboembolismo venoso. Também é usado por via tópica por sua ação fibrinolítica, antiedema e vasodilatadora, no tratamento de olheiras, remoção de pequenos hematomas, varizes e celulite. É usado em concentrações de 0,2 a 2% em cremes, loções cremosas, serum e géis.

Dermonectin®

É um produto obtido por hidrólise da fibronectina, que contém oligopeptídeos capazes de atravessar a pele e estimular a síntese de maior quantidade de fibronectina, importante para a elasticidade da pele e diminuição de rugas finas. É usado nas concentrações de 6 a 12% em cremes, géis e loções.

Desonida, Acetonido de Desfluortriancinolona

É um corticosteroide não fluorado, potente, que praticamente não apresenta absorção percutânea e, por esta razão, não produz efeitos sistêmicos. Por outro lado, pode provocar os efeitos indesejáveis da corticoterapia tópica, principalmente em casos de uso prolongado. É formulado usualmente em cremes e pomadas, nas concentrações de 0,05 a 0,1%.

Dexametasona

É um corticoide moderadamente potente, utilizado no tratamento de dermatoses de menor gravidade ou em casos em que o uso prolongado de corticosteroides se faça necessário. Exibe caracteristicamente um mínimo efeito mineralocorticoide e as manifestações de uma rara absorção percutânea seriam dependentes do seu efeito glicocorticoide. É formulada usualmente em cremes e pomadas na concentração de 0,01 a 0,1%.

Dietanolamida de Ácido Graxo de Coco, Comperlan® KD, Synotol® CN 80

É empregada em formulações de xampus, sabonetes e espumas de banho, associada a agentes tensoativos aniônicos ou não iônicos, por sua ação estabilizadora da espuma formada, espessante, sobre-engordurante e estabilizadora das emulsões do tipo O/A (óleo em água), além de possuir um pequeno efeito detergente próprio.

Informações Sobre Princípios Ativos 225

Diflorasone Diacetato

É um corticosteroide potente usado em formulações tópicas para o tratamento de diversos distúrbios epidérmicos. Quando aplicado em áreas extensas, sob curativo oclusivo ou se a pele estiver lesada, pode ser absorvido em quantidades suficientes para produzir efeitos sistêmicos. É usado em cremes e pomadas, nas concentrações de 0,02 a 0,05%.

Digitoxina

É um glicosídeo extraído das folhas de *Digitalis purpurea* (Scrophulariaceae). Tem ação tópica tonificante para a parede vascular, restituindo às veias flácidas a sua tensão original. O seu uso tópico é indicado para os casos de afecções resultantes da insuficiência vascular venosa, como microvarizes, dores e sensação de peso nas pernas, hematomas e após o esclerosamento de varizes. E usada na forma de cremes e loções cremosas nas concentrações de 0,01 a 0,03%.

Diglicinato de Azeloil Potássio 30%, Azeloglicina®

É um produto formado a partir do ácido azelaico com duas moléculas de glicina, com melhor solubilidade. O ácido azelaico é um inibidor competitivo sobre a conversão da testosterona em 5-alfa testosterona, diminuindo, portanto, o efeito desse hormônio na exacerbação da acne. Possui também ação inibitória sobre a tirosinase e outras oxi-redutases, diminuindo a síntese de melanina, sendo por isso usado para atenuar hipercromias. Possui faixa de pH de estabilidade próximo ao da pele humana. É usada em géis, cremes e loções, nas concentrações de 5 - 10%.

Diidroxiacetona

A diidroxiacetona provoca gradualmente o desenvolvimento de uma coloração marrom na pele, similar àquela causada pela exposição ao sol, somente que por reação entre ela e a queratina do extrato córneo, e não por ação no mecanismo de produção da melanina. É usada no vitiligo, para aproximar a tonalidade das manchas à da pele circunvizinha e também nos "bronzeadores sem sol", nas concentrações de 1 a 10%.

Dimetilsulfóxido, DMSO

É um solvente orgânico utilizado como veículo em diversas formulações dermatológicas. Suas ações referidas incluem penetração em membranas, analgesia local, vasodilatação, dissolução do colágeno, além de ação anti-inflamatória e antisséptica. É usado também como veículo para princípios ativos, como o IDU e o minoxidil, pois facilita a penetração epidérmica dessas substâncias e aumentando, portanto, o seu efeito. É usado na faixa de 2 a 20%.

Dióxido de Titânio

É um pó branco, com alta reflectância à luz ultravioleta e visível, razão pela qual é usado com o intuito de proteger a pele dos efeitos solares. Tem também ação anti-inflamatória, similar à do óxido de zinco e é empregado no tratamento de dermatoses exsudativas e para o alívio de pruridos. É usualmente formulado em cremes, nas concentrações de 2 a 10%. Também é usado na forma de dióxido de titânio micronizado (transparente), nas mesmas concentrações.

226 Formulações Magistrais em Dermatologia

Dióxido de Titânio com Melanina

É uma mistura que contém 35% de dióxido de titânio e 4% de melanina. A melanina aumenta a dispersão do dióxido de titânio, conferindo um aumento no fator de proteção solar (FPS) dos filtros solares. Esta associação também é capaz de neutralizar radicais livres e prevenir as reações de oxidação. É usado nas concentrações de 3 a 10%.

Doxepina

É um antidepressivo tricíclico, usado por via tópica para o alívio do prurido em pacientes com dermatite atópica, na forma de creme a 5%, em 2 a 4 aplicações diárias, por até 7 dias. O pH ideal para a formulação é de 3,5 a 5,5.

D-Pantenol

É obtido por redução do ácido pantotênico e usado para o tratamento de diversas afecções da pele, como queimaduras, úlceras e ferimentos. Além de sua ação cicatrizante, tem ação antisseborreica e eutrófica para o folículo piloso, razão do seu uso em loções para alopecia seborreica, e ação umectante e estimulante do metabolismo epitelial, razão pela qual é usado em formulações cosmiátricas. É usado nas formas de cremes, pomadas e loções, nas concentrações de 0,5 a 2%.

Econazol

É um antifúngico imidazólico, com ação similar ao cetoconazol. É usado em formulações tópicas a 1% (cremes, loções, talcos e soluções) no tratamento de infecções fúngicas como candidíase, tinhas e ptiríase versicolor. Também é usado no tratamento da candidíase vaginal, na forma de óvulos com 150 mg (1 óvulo ao deitar por 3 noites consecutivas) ou creme vaginal a 1%.

Elastinato de Metilsilanol, Proteosilane® C

É um silanol carreador de elastina que favorece a regeneração do tecido conjuntivo, estimulando a multiplicação dos fibroblastos. Tem também ação hidratante e previne o ressecamento da pele. É usado em produtos cosmiátricos para a prevenção do envelhecimento precoce, nas concentrações de 2 a 6%.

Emblica®

O extrato é obtido dos frutos de *Phyllanthus emblica* (=*Emblica officinalis*, Euphorbiaceae), árvore nativa do sudeste tropical da Ásia, e rico em taninos e rutina. Tem ação cicatrizante e despigmentante suave, não citotóxica, inibidora da tirosinase, nas concentrações de 1 a 2%, e ação antirradicais livres, sendo por isso usado em produtos *anti-aging* nas concentrações de 0,5 a 1%.

Emulzome®

É uma microdispersão de ácidos graxos, sem tensoativos ou emulsionantes, composto por hidrocarbonetos saturados, ésteres de ácidos graxos, óleo mineral e água. Aumenta a difusão e absorção cutânea de princípios ativos. O seu uso é indicado em formulações para a área dos olhos, para pessoas com pele sensível, nas concentrações de 6 a 30%.

Informações Sobre Princípios Ativos 227

Enxofre Líquido, Biosulfur

É um produto que contém enxofre associado a um derivado hidrófilo de ácidos graxos insaturados, e equivale a aproximadamente 90% de enxofre precipitado. É usado nas concentrações de 0,5 a 10% em cremes, loções e géis, com a vantagem sobre o enxofre precipitado de ser solúvel em água e em loções alcoólicas. O seu uso no tratamento da acne é o mesmo do enxofre precipitado, por sua ação antisséptica, antisseborreica e queratolítica. É usado nas concentrações de 1 a 2% em loções e xampus para seborreia do couro cabeludo.

Enxofre Precipitado

Tem ação antisséptica, antisseborreica e queratolítica. É usado em formulações clássicas para a acne, rosácea e dermatite seborreica. Sua ação antisséptica é devida à oxidação que o enxofre sofre na pele, transformando-se em ácido pentatiônico. É usado nas concentrações de 2 a 10%, preferencialmente em cremes não iônicos ou em gel de carbopol, pelo fato de ser insolúvel. Por esta razão também, as formulações em loções capilares e xampus devem ser evitadas.

Tem também ação escabicida e é indicado principalmente quando há infecção secundária. Por ser menos irritante e tóxico que outros agentes escabicidas, é particularmente indicado para crianças e gestantes, em pastas ou pomadas nas concentrações de 5 a 20%.

Epilami®

É um complexo de origem vegetal composto de extratos de carvalho, ratânia, grindélia e grapefruit com ação anti-inflamatória, adstringente, antisséptica e levemente esfoliante. Por suas ações, ajuda manter a suavidade da pele na região depilada e diminuir o crescimento dos pelos, por vasoconstrição. É usado em formulações de produtos pós-depilatórios, nas concentrações de 2 a 10%.

Eritromicina

É um antibiótico com amplo espectro de ação, bacteriostático ou bactericida, dependendo da concentração. O seu uso no tratamento da acne vem da sua ação contra o *Propionibacterium acnes*. É usada nas concentrações de 1 a 3%, em cremes, géis e loções alcoólicas para o tratamento da acne graus II e III e Rosácea.

Eritrulose

A eritrulose é um monossacarídeo do tipo tetrose ($C_4H_8O_4$). Aplicada sobre a pele, reage com os grupos amina primários e secundários das proteínas da epiderme, produzindo a melanoidina, substância que confere coloração marrom característica da pele bronzeada. É usada na faixa de 1 a 5%, isoladamente ou em associação com a diidroxiacetona em formulações para o vitiligo e nos autobronzeadores.

Escina

É uma saponina extraída da castanha da Índia, *Aesculus hippocastanum* (Hippocastanaceae). Tem ação tópica detumescente, anti-inflamatória, adstringente e descongestionante. É usada nas concentrações de 0,2 a 2% na forma de cremes, géis e loções cremosas, para prevenção e tratamento de vários distúrbios vasculares periféricos, inclusive inchaços traumáticos, onde induz rápida absorção dos edemas. É usada como coadjuvante no tratamento da celulite, associada à hialuronidase ou thiomucase.

228 Formulações Magistrais em Dermatologia

Espermacete, Cera de Ésteres Cetílicos

É a parte solidificável do óleo contido nas cavidades cartilaginosas do crânio dos cachalotes. Também é conhecido por esperma de baleia, pela grande semelhança dessa substância com o líquido espermático e pela convicção popular de que se tratava de esperma de cachalote. Contém ésteres, principalmente o palmitato de cetila, álcool cetílico e álcool estearílico. Tem propriedade emoliente e confere maciez e untuosidade aos cremes. Atualmente se prefere empregar a forma sintética, a cera de ésteres cetílicos.

Espironolactona

A espironolactona é um diurético antagonista da aldosterona, usado em formulações tópicas por sua ação antiandrogênica, no tratamento da acne vulgar feminina, alopecia seborreica feminina e hirsutismo. É usada em loções hidroalcoólicas nas concentrações de 1 a 2%, isoladamente ou em associação com outros princípios ativos.

Esqualano, Squalane

O esqualano é um hidrocarboneto saturado de origem animal, obtido por hidrogenação completa do esqualeno, um triterpenoide obtido do fígado de tubarões. Forma prontamente emulsões com a secreção sebácea humana e auxilia na prevenção da perda de água pela superfície da pele. Desta forma, aumenta a hidratação e a absorção percutânea de princípios ativos incorporados à formulação, e auxilia na restauração da suavidade, maciez e flexibilidade da pele, sem deixar sensação gordurosa desagradável. É usado em concentrações de 3 a 10%.

Estearato de Butila

É um éster utilizado como solvente e agente de espalhamento em cremes e loções cremosas, substituindo parcialmente o óleo mineral. Tem propriedade emoliente com a vantagem de não deixar sensação gordurosa na pele

Estradiol, 17-α

O 17-α estradiol é 25 vezes menos potente que seu epímero 17-β estradiol. É um inibidor da enzima 5-α redutase, que catalisa a conversão de testosterona em diidrotestosterona. Uma produção aumentada de diidrotestosterona aumenta o ciclo telógeno, provocando atrofia dos folículos pilosos e a queda dos cabelos. É empregado topicamente no tratamento da alopecia androgenética e do hirsutismo, em soluções hidroalcoólicas nas concentrações de 0,02 a 0,1 %, isoladamente ou em associação com outros princípios ativos. Devido a sua baixa potência quando comparado com o 17-β estradiol, os efeitos adversos do 17-α estradiol são menores quando há absorção através da pele.

Estrógenos: Benzoato de Estradiol, Estrógenos Conjugados

O emprego de estrógenos em produtos dermatológicos, baseia-se nas propriedades desses hormônios, mesmo quando usados topicamente, de aumentar a proliferação das células do epitélio cutâneo, o número de fibrilas elásticas e a vascularização dérmica, favorecendo dessa maneira a turgescência e a elasticidade da pele. São usados também no tratamento da alopecia seborreica feminina, nas concentrações de 0,01 - 0,06% (estrógenos conjugados) e 0,001 - 0,005% (benzoato de estradiol).

Nas concentrações usuais, não se tem evidências de que atravessem a parede dos vasos e ganhem a corrente circulatória, mesmo porque a sua concentração estaria dentro dos limites fisiológicos. Entretanto, o seu uso não deve ser recomendado durante a gravidez e nem mesmo a mulheres com menos de 40 anos.

Informações Sobre Princípios Ativos 229

Eucaliptol, Cineol

É obtido de óleo extraído das folhas de várias espécies de *Eucalyptus* (Myrtaceae). É usado na concentração de 5 a 8% em formulações de inalantes, em combinação com outros óleos voláteis e, em concentrações menores, como aromatizante em colutórios.

Fator Antirradicais Livres, FARL

É um complexo de substâncias antioxidantes que contém acetato de tocoferol (antioxidante), palmitato de ascorbila (antioxidante para substâncias graxas e substâncias lipossolúveis), bioflavonoides (derivados hidrossolúveis da rutina, usados para diminuir a fragilidade capilar) e extrato vegetal de Hera (*Hedera helix*, ação cicatrizante). Este complexo atua neutralizando quimicamente o processo degenerativo desencadeado pela ação dos radicais livres, principalmente quando os sistemas enzimáticos protetores estão debilitados. É usado em produtos cosmiátricos, na faixa de 2 a 6%.

Fatores de Crescimento

Fatores de crescimento são proteínas ou pedaços de proteínas (oligopeptídeos) que atuam como mediadores químicos fisiológicos. Atuam na comunicação química entre as células e desempenham um importante papel nos processos de regeneração tissular.

São obtidos por engenharia genética, em culturas de microrganismos transfectados com o gene que codifica um determinado fator, em seus plasmídeos, que após expressos são isolados, purificados e nanoencapsulados.

1. Fator de Crescimento Insulínico (IGF-1, *Human Oligopeptide*-2)

Sua carência acelera o processo de envelhecimento intrínseco da pele, sendo, por isso, usado na prevenção desse processo. Aumenta a produção de colágeno e elastina na pele e melhora a aparência de rugas e linhas de expressão. Também estimula folículos capilares a produzirem cabelos mais densos e fortes. É usado em produtos dermatológicos e cosméticos nas concentrações de 1 a 3%.

2. Fator de Crescimento Fibroblástico Básico (bFGF, *Human Oligopeptide*-3)

Tem ação quimiotática, angiogênica e mitogênica. Atua nos fibroblastos e nas células endoteliais, facilitando a cicatrização e melhorando a elasticidade da pele. Melhora a circulação periférica nos folículos pilosos e estimula a fase anágena do ciclo capilar. É usado em produtos dermatológicos e cosméticos nas concentrações de 1 a 3%.

3. Fator de Crescimento Endotelial Vascular (VEGF, *Human Oligopeptide*-11)

Tem ação estimulante sobre a angiogênese, melhora a circulação periférica nos folículos pilosos e estimula a fase anágena do ciclo capilar. É usado em produtos dermatológicos e cosméticos nas concentrações de 1 a 3%.

4. Fator de Crescimento Transformador (TGF-β, *Human Oligopeptide*-7)

Estimula a produção de colágeno e elastina pelos fibroblastos, induzindo a sua proliferação, crescimento e diferenciação. É usado em produtos dermatológicos e cosméticos nas concentrações de 1 a 3%.

230 Formulações Magistrais em Dermatologia

5. TGP2 Peptídeo (*Transforming Growth Peptide-2*)

É um oligopeptídeo derivado do fator de crescimento transformador (TGF), com ação clareadora sobre manchas de melanina, por reduzir a liberação do fator de transcrição da tirosinase e reduzir a liberação de citocinas pró-inflamatórias. É usado particularmente no clareamento de manchas decorrentes de processos inflamatórios. É usado em produtos dermatológicos e cosméticos nas concentrações de 1 a 3%.

6. Tripeptídeo de Cobre (*Cooper Peptide - glycyl-L-histidyl-L-lysine-copper II complex*)

Estimula o ciclo celular e a cicatrização de tecidos. Também tem ação nos folículos capilares. É utilizado em formulações cosméticas rejuvenescedoras como cremes e géis para preenchimento de rugas e em xampus, mousses e loções capilares, nas concentrações de 1 a 3%.

7. Bibliografia

Alguns estudos recentes podem ser encontrados na literatura dando suporte para o seu uso de fatores de crescimento em produtos dermatológicos e cosméticos:

1. Beckert S *et al*. Stimulation of steroid-suppressed cutaneous healing by repeated topical application of IGF-I: different mechanisms of action based upon the mode of IGF-I delivery. *J Surg Res*. 2007 May; 139(2):217-21.
2. Ben Amitai D *et al*. I-GF-1 signalling controls the hair growth cycle and the differentiation of hair shafts. *J Invest Dermatol*. 2006 Sep; 126(9):2135; author reply 2135-6.
3. Fitzpatrick RE. Endogenous growth factors as cosmeceuticals. *Dermatol Surg*. 2005 Jul; 31(7 Pt 2):827-31.
4. Fu X *et al*. Healing of chronic cutaneous wounds by topical treatment with basic fibroblast growth factor. *Chin Med J* (Engl). 2002 Mar; 115(3):331-5.
5. Gorouhi F, Maibach HI. Role of topical peptides in preventing or treating aged skin. *Int J Cosmet Sci*. 2009 Oct; 31(5):327-45.
6. Mehta RC, Fitzpatrick RE. Endogenous growth factors as cosmeceuticals. *Dermatol Ther*. 2007 Sep/Oct; 20(5):350-9.
7. Pickart I. The human tri-peptide GHK and tissue remodeling. *J Biomater Sci Polym Ed*. 2008; 19(8):969-88.
8. Sundaram H *et al*. Topically applied physiologically balanced growth factors: a new paradigm of skin rejuvenation. *J Drugs Dermatol*. 2009 May; 8(5 Suppl Skin Rejuvenation):4-13.
9. Weger N, Schlake T. Igf-I signalling controls the hair growth cycle and the differentiation of hair shafts. *J Invest Dermatol*. 2005 Nov; 125(5):873-82.
10. Yamanaka K *et al*. Basic fibroblast growth factor treatment for skin ulcerations in scleroderma. *Cutis*. 2005 Dec; 76(6):373-6.

Fenol

É um antisséptico pouco utilizado atualmente, por ser tóxico nas concentrações eficientes. É usado como antipruriginoso nas concentrações de 0,1 a 1% em formulações dermatológicas e em concentrações até 4% em gotas auriculares.

Fluocinolona Acetonido

É um corticosteroide classificado como extremamente potente a 0,2%, potente a 0,025% e de potência intermediária a 0,01%. É utilizado no tratamento de dermatoses eczematosas em geral e, em particular, no tratamento da psoríase. Sua principal característica é não ser absorvido por via percutânea, mas o seu uso

Informações Sobre Princípios Ativos   231

prolongado favorece o aparecimento de estrias, foliculite e telangiectasias. Pode ser formulado em cremes, pomadas, loções cremosas e alcoólicas a 0,01 - 0,2%.

Fluoruracil, 5-Fluoruracil

É um análogo da pirimidina utilizado no tratamento antineoplásico, que atua por inibição da síntese de DNA. É utilizado por sua ação cáustica, na forma de cremes entre 1 a 5%, no tratamento de verrugas e do condiloma acuminato.

Fomblin® (HC-25 e HC-R)

São produtos da classe perfluoro polimetil isopropil éter, formadores de filme hidrofóbico e lipofóbico. Aplicados sobre a pele, formam um filme protetor resistente à água, solventes, detergentes e produtos químicos em geral. Não têm efeito oclusivo, são de fácil espalhamento e proporcionam toque agradável, não oleoso. Não tem ação comedogênica. O fomblin HC-25 (peso molecular de aproximadamente 3.200) é usado nas concentrações de 0,1 a 2%, e o fomblin HC-R (peso molecular aproximadamente 6.250) é usado nas concentrações de 0,2 a 4%.

Formol, Formalina, Formaldeído

É uma solução aquosa de aldeído fórmico a 37%, com 10 a 15% de metanol para retardar a polimerização. Tem ação antisséptica, antiperspirante e desodorizante nas concentrações de 1 a 5%. Tem também a propriedade de endurecer as unhas, sendo por isto usado em esmaltes ou loções para onicólise, em concentrações acima de 10% ou mesmo puro.

Fosfato de Ascorbil Magnésio, VC-PMG®

É um composto a base de vitamina C, hidrossolúvel, estável e com excelente penetração epidérmica. Sua ação despigmentante vem da capacidade de retardar a formação de melanina, por inibição da tirosinase. Tem também ação estimulante da síntese de colágeno e atividade antirradicais livres, daí a sua aplicação em produtos regeneradores e para prevenção do envelhecimento cutâneo. É empregado em formulações cosmiátricas clareadoras, isoladamente ou associado a produtos como arbutin e antipollon e também em cicatrizantes e formulações antienvelhecimento, nas concentrações de 1 a 3%. Não deve ser associado com ácido glicólico na mesma formulação, em virtude do pH.

Fucogel®

É um polissacarídeo composto por três açúcares (d-galactose, l-fucose e ácido galacturônico), obtido biotecnologicamente. Tem ação hidratante e suavizante, por formação de um filme que evita a perda de água transepidérmica. Esta ação hidratante é de longa duração, pela degradação do polissacarídeo.
É usado na faixa de 2 a 10% em produtos cosméticos para pessoas com pele ressecada, ou para regiões do rosto mais expostas à desidratação. Também pode ser utilizado no envelhecimento precoce da pele e em pessoas com pele sensível, nas quais a perda de umidade é sempre maior do que a capacidade de hidratação. Pode ser associado aos alfa-hidróxi-ácidos, diminuindo a ação irritante desses compostos.

Fucsina

É uma mistura de para-rosanilina e rosanilina, corantes com ação contra bactérias Gram-positivas e alguns fungos. É usada em formulações de colutórios como corante e antisséptico.

232 Formulações Magistrais em Dermatologia

Furfuriladenina, Kinetin, Adenin®

A N6-furfuriladenina é um hormônio vegetal, obtido por síntese, cujas propriedades estimulam o crescimento celular e retardam a senescência das plantas. Tem ação queratolítica e antiacneica, é usado para redução de rugas finas e profundas, bem como na reversão do processo do fotoenvelhecimento e no incremento da retenção de água na pele, deixando-a sempre macia e flexível. Não apresenta ação irritante ou queimação durante o uso e não sensibiliza a pele à exposição solar, como acontece com o ácido retinoico. É usado na concentração de 0,005 a 0,1%, em cremes, emulsões ou géis. O pH de maior estabilidade é entre 7 e 7,5. Pode ser associado a filtros solares.

Galactosan®

É um complexo de biopolímeros e oligoelementos, obtidos de algas pardas (Phaeofhyceae) e de algas vermelhas (Rodophyceae), que contém derivados de ácidos urônicos, polímeros da fucose, poligalactosídeos sulfatados, sais minerais e oligoelementos. Tem ação protetora e hidratante, proporcionando maciez à pele, principalmente nas áreas mais fortemente queratinizadas como os pés, joelhos e cotovelos. É usado nas concentrações de 1 a 10%, em produtos cosmiátricos para peles secas e sensíveis, ou expostas a agentes externos como sol, água do mar, frio excessivo etc.

Gentamicina

É um antibiótico aminoglicosídeo com amplo espectro de ação, especialmente contra germes Gram-negativos, particularmente *Pseudomonas aeruginosa*. É empregada na forma de sulfato de gentamicina, para uso tópico, principalmente pelo baixo índice de sensibilização, em cremes e pomadas nas concentrações de 0,1 a 0,3% de gentamicina base.

Gérmen de Trigo (Extrato, Óleo)

Os extratos e o óleo são obtidos dos embriões de *Triticum aestivum* (Gramineae) e ricos em Vitamina E e outros tocoferóis, óleos insaturados (ésteres dos ácidos oleico, linoleico, linolénico e palmítico) e fosfolipídios. Têm ação hidratante, melhoram a elasticidade da pele e são usados em produtos cosméticos e cosmiátricos para pessoas com pele seca. São usados nas concentrações de 0,5 a 1,5%.

Ginkgo biloba (Extrato Aquoso)

O extrato é obtido das folhas de *Ginkgo biloba* (Ginkgoaceae) e contém diversos princípios ativos como terpenos (ginkgólidos e bilobálidos), pró-antocianidinas e glicosídeos flavonídicos. É usado em produtos cosmiátricos para a prevenção do envelhecimento precoce, proteção contra a radiação ultravioleta, tratamento de microvarizes e para regularizar a secreção sebácea em peles secas e desidratadas. As concentrações usuais são de 2 a 5%, em cremes, loções e géis.

Ginseng do Brasil

É obtido das raízes de *Pfaffia paniculata* (Amarantaceae) e contém saponinas de núcleo triterpenoide, ácido pfáfico, pfafásidos e alantoína. Em produtos dermatológicos e cosméticos é usado por sua ação estimulante e regeneradora tissular, nas concentrações de 2 a 5%.

Glicerina, Glicerol

É um álcool trivalente, límpido e denso, de reação neutra e muito higroscópico. É usada como solvente para diversas substâncias e também por sua ação umectante e protetora para a pele, nas concentrações de 2 a 10%.

Glicossomas

É uma suspensão aquosa de lipossomas de uma fração lipídica extraída do cérebro de bovinos. São partículas de forma esférica, formadas por lâminas duplas ou múltiplas pela justaposição de fosfolipídios, glicoceramidas e colesterol, que contém uma solução aquosa encapsulada em seu interior.

Por suas dimensões e características químicas, os lipossomas possuem efeito restaurador sobre a barreira lipídica protetora da epiderme, atuam como potentes hidratantes e podem ser carreadores de princípios ativos que estejam encapsulados em seu interior. Devido à sensibilidade dos lipossomas aos tensoativos, recomenda-se a sua veiculação em gel. São usados nas concentrações de 1 a 5%.

Gluconolactona

É um polihidroxiácido com alto poder hidratante, mais suave que os alfa hidróxi ácidos (AHA). Tem efeito renovador celular tão potente quanto estes, com a vantagem de não causar sensação de queimação e ardência da pele. A gluconolactona pode ser usada inclusive em regiões sensíveis como a área ao redor dos olhos e dos lábios.

É usada no tratamento da acne, reduzindo o número de lesões e a formação de comedões; na prevenção e tratamento do fotoenvelhecimento da pele, especialmente em pessoas com pele sensível e acneica; no tratamento da dermatite seborreica e da dermatite atópica; em formulações despigmentantes; em formulações pré e pós-laser; e em produtos cosméticos *anti-aging*, revitalizante e hidratantes para uso diário. É usada nas concentrações de 2 a 10 %.

Glutaraldeído

Tem ação antibacteriana e antifúngica. Como o formaldeído, tem também ação antiperspirante sendo indicado na hiperidrose palmar e plantar. Tem a desvantagem de amarelar a pele e, ocasionalmente, promover reações alérgicas. É usado nas concentrações de 2 a 10%. Mais recentemente, tem sido usado em concentrações de 1 a 2% como antiviral.

Glutation L

É utilizado como antioxidante e captador de radicais livres, em formulações tópicas faciais *anti-aging*, especialmente para o contorno dos olhos, nas concentrações de 0,3 a 0,5%.

Glycine max, Elhibin®

É um produto obtido das sementes da soja, *Glycine max* (Leguminosae), com ação inibidora sobre a elastase, uma enzima que participa dos processos irritativos e de envelhecimento precoce da pele, produzida pelos leucócitos e fibroblastos. A inibição desta enzima previne a degradação da elastina e contribui para manter a elasticidade, maciez, suavidade e hidratação da pele. É utilizado nas concentrações de 3 a 7% em formulações para prevenção do envelhecimento cutâneo e em produtos para proteção solar.

234 Formulações Magistrais em Dermatologia

Goma Adragante, Goma Tragacanto

É um exsudato gomoso seco do tronco e ramos de *Astragalus gummifer* (Leguminosae). Forma soluções viscosas ou géis com água, dependendo da concentração. É utilizado como agente suspensor e emulsionante, para emulsionar medicamentos insolúveis em água e para dar coesão e consistência a várias formas farmacêuticas como cremes, géis e pastas.

Gomenol, Niaouli

É um óleo essencial volátil, obtido por destilação das folhas de *Melaleuca quinquenervia* (=*Melaleuca viridiflora*, Myrtaceae), rico em cineol. É usado na concentração de 3%, em combinação com outros óleos voláteis, em formulações de inalantes.

Griseofulvina

É um antifúngico ativo "in vitro" contra os fungos dermatófitos mais comuns como *Epidermophytum floccosum*, *Microsporum* sp e *Trichophyton* sp. É usada em formulações tópicas nas concentrações de 1 a 2%.

Halcinonida

É um corticoide de alta potência, usado no tratamento de eczemas graves e da psoríase. Não é absorvida por via percutânea a não ser em crianças, e os efeitos adversos locais são geralmente mais graves que os provocados por outros corticoides de potência semelhante. É usada em cremes, pomadas e loções, nas concentrações de 0,025 a 0,1%.

Haloxyl

É um produto composto por N-hidroxisuccinimida, crisina e matriquinas. A N-hidroxisuccinimida e a crisina agem como quelantes de ferro e seus derivados, respectivamente, diminuindo a pigmentação local. As matriquininas são peptídeos liberados por proteólise de macromoléculas da matriz extracelular (palmitoil tripeptídeo-1 e palmitoil tetrapeptídeo-7). Essas matriquinas estimulam a síntese dos componentes da matriz extracelular (colágeno, fibronectina e ácido hialurônico) reforçando o tônus palpebral. Por suas ações é usado no tratamento de hipercromias não melanodérmicas, como o clareamento de olheiras.

Hamamelis

O extrato é obtido da casca e das folhas de *Hamamelis virginiana* (Hamamelidaceae). Contém taninos, saponinas, flavonoides (quercetol, canferol, glicosídeos flavonídicos do canferol), mucilagens e resinas, entre outras substâncias. Tem ação adstringente, hemostática, vasoconstritora, tônica vascular e anti-hemorrágica. É usado em produtos cosméticos e cosmiátricos para pessoas com pele mista e oleosa, nas concentrações de 2 a 4%. Também é usada a água de hamamelis nas concentrações de 6 a 20%, em loções adstringentes e loções tônicas.

Helioxine®

É um extrato obtido das sementes do girassol, *Helianthus annuus* (Compositae), que contém pigmentos fotorreceptores e polifenóis (ácidos gálico, clorogênico e cumárico), que protegem a pele e os cabelos dos efeitos danosos da radiação ultravioleta e dos radicais livres formados por fotoindução. É utilizado em

Informações Sobre Princípios Ativos 235

cremes, loções, géis, produtos para proteção solar e em produtos para os cabelos, nas concentrações de 1 a 3%.

Heparina

É um anticoagulante natural, que tem a função fisiológica de manter a fluidez do sangue. Aplicada topicamente tem ação trombolítica, anti-inflamatória e melhora a circulação local. É usada no tratamento local das flebites e tromboflebites superficiais, dos hematomas, contusões e outros processos inflamatórios localizados, das microvarizes, varizes e para a prevenção da úlcera varicosa. Pode ser formulada em cremes, loções cremosas e géis, nas concentrações de 10.000 a 50.000 UI%.

Hera

Os extratos são obtidos das folhas de *Hedera helix* (Araliaceae) e contêm saponinas triterpênicas (alfa-hederina e hederacosídeo), rutina, emetina, carotenoides e alfa-tocoferol, entre outras substâncias. Tem ação anti-inflamatória, cicatrizante, antivaricosa e anticelulítica. É usada em formulações de antivaricosos tópicos e de produtos cosméticos e cosmiátricos para celulite, nas concentrações de 2 a 6%.

Hialuronato de Dimetilsilanol, DSH® C

É um silanol carreador do hialuronato de sódio, com ação hidratante, citoestimulante e regeneradora. É usado em formulações cosmiátricas na faixa de 3 a 6%.

Hialuronidase

A hialuronidase é uma enzima obtida a partir do sêmen e dos testículos de bovinos, que tem ação sobre um mucopolissacarídeo que faz parte do cimento intercelular, o ácido hialurônico, despolimerizando-o. Na realidade, o termo hialuronidase é utilizado para caracterizar 3 enzimas diferentes, que atuam em pontos diferentes da molécula de ácido hialurônico, que são a hialuronoglicosidase, hialuronoglicuro-nosidase e a hialuronato liase.

Despolimerizando temporariamente o ácido hialurônico, a hialuronidase reduz a viscosidade do meio intercelular, torna o tecido mais permeável à dispersão de outras substâncias e promove a reabsorção do excesso de fluidos, mobilizando os edemas e infiltrações.

É usada na faixa de 10.000 a 20.000 UTR%, associada a outros princípios ativos como escina e azuleno, no tratamento coadjuvante da celulite, e à heparina, escina e digitoxina, no tratamento das microvarizes, hematomas, contusões, flebites, tromboflebites superficiais e outros processos inflamatórios localizados.

Hidrato de Cloral

Tem ação tópica rubefaciente, revulsivante e antisséptica. É usado no tratamento da alopecia areata em loções a 2 - 6%.

Hidrocortisona e Acetato de Hidrocortisona

São corticosteroides pouco potentes, usados para inúmeras afecções epidérmicas. O acetato tem penetração epidérmica inferior à hidrocortisona base. Estão indicadas nas dermatoses leves ou moderadas, devido a sua baixa potência. Devem-se tomar precauções quando em uso prolongado, devido à possibilidade de absorção percutânea. Podem ser formuladas em cremes, pomadas e loções cremosas, nas concentrações de 0,1 a 2,5%.

236 Formulações Magistrais em Dermatologia

Hidroquinona

É um agente despigmentante usado topicamente para o tratamento das hipermelanoses como o cloasma (melasma), dermatite de berloque (fotodermatite causada por determinados perfumes), hiperpigmentação pós-inflamatória etc. A despigmentação não é imediata, pois a hidroquinona interfere principalmente na produção de melanina nova, inibindo a atividade da tirosinase. Em segundo lugar, mais lentamente, a hidroquinona provoca mudanças estruturais nas membranas das organelas dos melanócitos, acelerando a degradação dos melanossomas.

O efeito clareador da hidroquinona aparece geralmente após um mês de uso e o tratamento não deve ultrapassar três meses. A despigmentação obtida é reversível, bastando para isto a sua interrupção. Por esta razão, deve-se fazer o uso de bloqueadores solares durante e após o tratamento. Ocasionalmente a hidroquinona pode provocar irritação da pele, com eritema ou até erupções, ocasião em que deve ser interrompido o tratamento. Não deve ser usada próxima aos olhos, em lesões cutâneas, queimaduras solares e em crianças com menos de 12 anos.

É usada na forma de cremes, loções cremosas e loções alcoólicas, nas concentrações de 2 a 10%. Para pessoas que não apresentarem resultados satisfatórios com o uso isolado da hidroquinona, esta pode ser usada associada ao ácido retinoico a 0,05% ou ao ácido glicólico a 4 - 6%.

Hidroviton®, NMF (*Natural Moisturizing Factor*, Fator de Hidratação Natural)

É um complexo hidratante com atividade altamente nutritiva, que contém aminoácidos, lactato de sódio, ureia, alantoína e álcoois polivalentes. É usado em diversas formulações cosmiátricas, em geral associado ao colágeno e à elastina, bem como ao extrato de placenta, onde aumenta a capacidade nutritiva destes compostos. É usado na faixa de 1 a 5% em cremes e loções cremosas.

Hipoclorito de Cálcio

É um componente do líquido de Dakin, usado como antisséptico local para limpeza de feridas e úlceras. Em solução aquosa, o hipoclorito libera cloro nascente que tem acentuada ação antisséptica. Como estas soluções são instáveis, devem ser usadas logo após a sua preparação.

Hipossulfito de Sódio, Tiossulfato de Sódio

Tem ação antifúngica devido ao enxofre nascente que se forma na presença da solução acidificante de ácido tartárico. É usado no tratamento da ptiríase versicolor, em soluções aquosas, nas concentrações de 20 a 40%.

Hydrasil®

É uma associação de hialuronato de dimetilsilanol (DSHC), aspartato hidroxiprolinato de metilsilanol, extrato de *marshmallow* e oligoelementos marinhos e vegetais. Tem ação citoestimulante, antirradicais livres, hidratante e regeneradora celular. Restaura a elasticidade cutânea e regulariza a permeabilidade capilar. É usado em produtos cosméticos nas concentrações de 3 a 6% em cremes, géis e loções.

Ictiol

É um produto que se obtém mediante destilação fracionada do xisto betuminoso, que contém cerca de 10% de enxofre na forma de sulfoictiolato de amônio. Tem ação redutora, antipruriginosa e antisséptica. É usado em pomadas e pastas nas concentrações de 2 a 5%, para o tratamento de eczemas.

Informações Sobre Princípios Ativos   237

Idebenona

É um antioxidante com estrutura similar à coenzima Q-10, porém com peso molecular menor e maior facilidade de penetração dérmica. É usada como agente clareador, nas concentrações de 0,1 a 1%. O pH de estabilidade é entre 6 e 7 e não deve ser associada com ácidos.

Idoxuridina, IDU

É um agente antiviral que atua por inibição da síntese de DNA. Tem sido usado em solução ou creme nas concentrações de 0,1 a 0,5% para o tratamento do herpes simples e genital. A associação com dimetil-sulfóxido é feita para aumentar sua penetração.

Imidazolina Anfoterizada

Tem uma estrutura química do tipo hidroxietil carboximetil alquil imidazolina. É um tensoativo anfotérico (possui grupos polares positivos e negativos na mesma molécula) com bom poder espumógeno e baixíssima irritabilidade aos olhos e agressividade aos cabelos, sendo por isso usado em xampus para crianças. Devido ao seu baixo poder de detergência, geralmente é associado a pequenas quantidades de outros tensoativos aniônicos, como o lauril éter sulfato de sódio, que melhora a detergência final do produto. As imidazolinas anfoterizadas quando associadas a outros tensoativos aniônicos, diminuem ou até eliminam a irritabilidade destes aos olhos e à pele.

Imiquimod

É uma substância que pertence à classe dos medicamentos chamados modificadores da resposta imunológica. É usado na forma de cremes a 5% no tratamento da queratose actínica (manchas planas e escamosas causadas por excesso de exposição ao sol) no rosto e no couro cabeludo. Também é usado no tratamento do carcinoma de células basais superficiais e de verrugas na pele da região genital e anal.

Iodo, Iodo Metaloide

É um antisséptico e desinfetante, com ação bactericida, fungicida, esporocida e virucida. É usado em formulações antissépticas e antimicóticas nas concentrações de 1 a 2,5%, em soluções alcoólicas.

Iodopovidona, PVPI, Polivinil Pirrolidona Iodo

A iodopovidona é um iodóforo usado como desinfetante e antisséptico, com ação contra fungos, bactérias, vírus, protozoários, cistos e esporos. É usada para assepsia pré e pós-cirúrgica, curativos, micoses superficiais, candidíase e infecções bacterianas, nas concentrações de 4 a 10%.

Irgasan, Triclosan

É um derivado fenólico com ação bacteriostática contra microrganismos Gram-positivos e Gram-negativos. Tem menor atividade contra *Pseudomonas*, leveduras e fungos. É usado como antisséptico em diversas formulações, nas concentrações de 0,1 a 1%.

Iris florentina, Orris Root Extract, Íris Iso®

É um extrato obtido dos rizomas de *Iris florentina* (Iridaceae), que contém isoflavonas (genisteína), ácido oleico e taninos. Tem ação pró-estrogênica e inibidora da colagenase e da elastase, melhorando a função barreira da pele e aumentando a hidratação cutânea. É usada no tratamento de rugas, flacidez e

238 **Formulações Magistrais em Dermatologia**

ressecamento da pele, em cremes, loções cremosas e géis, nas concentrações de 3 a 5%, isoladamente ou em associação a outros princípios ativos *anti-aging*, *anti-stress* e hidratantes para a pele. O pH de estabilidade em formulações é de 5 a 10.

Isoconazol, Nitrato

É um agente antifúngico imidazólico de amplo espectro, incluindo *Candida sp* e dermatófitos. Possui também ação *in vitro* contra algumas bactérias Gram-positivas. O seu uso é indicado no tratamento da candidíase vaginal, pela aplicação de óvulos vaginais com 600 mg, em dose única, sendo frequentemente usado em conjunto com creme a 1% para aplicação local externa. Nas dermatofitoses é usado em concentrações de 1 a 2%.

Isopropildibenzoilmetano (4), Eusolex® 8020

É um filtro solar com alto grau de absorção da radiação ultravioleta A, com pico de absorção em 350 nm. É usado nos bloqueadores solares, mas por não absorver a radiação ultravioleta B deve ser associado a outro filtro para essa faixa. É empregado nos produtos destinados à prevenção do envelhecimento cutâneo precoce (elastose actínica). É formulado em cremes e loções cremosas a 1 - 3%.

Itraconazol

É um antifúngico triazólico com ação inibitória sobre o citocromo P-450, ativo contra *Aspergillus*, *Candida*, *Coccidioides*, *Cryptococcus*, *Histoplasma*, *Paracoccidioides* e *Sporothrix*, entre outros. É usado na faixa de 100 a 400 mg ao dia, por via oral. Mais recentemente tem sido experimentado o seu uso tópico, em formulações a 2%.

Lactato de Etila, Etil Lactato

É um solvente orgânico com propriedade antisseborreica, usado em formulações para o tratamento da acne, na concentração de 10%.

Lanablue®

É um composto biotecnológico obtido de algas cianofíceas, rico em vitaminas (A, B, C e E), sais minerais (ferro, manganês, cobre e cromo), aminoácidos (lisina, prolina, metionina, cisteína e serina) e betacaroteno, entre outras substâncias. Atua de forma semelhante aos retinoides na diferenciação dos queratinócitos e na densificação da epiderme, com a vantagem de não ser fotossensibilizante. Promove aumento da síntese de colágeno e elastina, reestruturação dos tecidos da camada epidérmica. É usado nas concentrações de 2 a 5% em cremes, géis e loções.

Lanolina

É uma substância oleosa obtida da gordura natural da lã do carneiro. Apresenta características semelhantes ao sebum humano e é usada para restituir a secreção sebácea da pele. É composta de ésteres de álcoois esteroidais e alifáticos com ácidos graxos superiores. Tem propriedade emoliente tornando a pele suave, macia e flexível. É autoemulsionável e produz emulsões do tipo A/O (água em óleo), muito estáveis.

Informações Sobre Princípios Ativos   239

Lanolina Etoxilada, Solan® 50

É obtida por reação da lanolina com óxido de etileno. Possui as propriedades emolientes e sobre-engordurantes da lanolina, com a vantagem de ser hidrossolúvel. É um tensoativo não iônico, emulsionante para sistemas do tipo O/A (óleo em água), não irritante e atóxico. Associada a outros tensoativos, aniônicos ou catiônicos, tem propriedade estabilizadora da espuma formada e ajuda a combater o efeito ressecante dos tensoativos aniônicos.

Lauril Éter Sulfato de Sódio

É um tensoativo aniônico com alto poder espumógeno, boa detergência, média irritabilidade aos olhos e baixa agressividade aos cabelos. Geralmente é associado a outros tensoativos aniônicos com melhor detergência, como o lauril sulfato de sódio e o lauril sulfato de monoetanolamina, aos quais confere melhor solubilidade em água e melhor viscosidade.

Lauril Sulfato de Amônio

É um tensoativo aniônico com alto poder espumógeno, ótima detergência, média irritabilidade aos olhos e baixa agressividade aos cabelos. Tem boa estabilidade em pH neutro ou levemente ácido, o que permite o seu emprego em xampus para cabelos tingidos ou danificados.

Lauril Sulfato de Monoetanolamina

É um tensoativo aniônico com alto poder espumógeno, ótima detergência, média irritabilidade aos olhos e baixa agressividade aos cabelos. É frequentemente associado ao lauril éter sulfato de sódio, pois melhora a detergência deste.

Lauril Sulfato de Sódio

É o mais conhecido e o mais potente dos tensoativos aniônicos. Tem excelente poder espumógeno e ótima detergência. No entanto, devido a sua alta irritabilidade aos olhos, alta agressividade aos cabelos e hidrólise bastante alcalina, não é usado em formulações de xampus a não ser para cabelos muito oleosos ou em xampus anticaspa. Tem largo emprego em espumas de banho e sabonetes e, por ser um tensoativo muito potente mesmo em pequenas quantidades, é usado como emulsificante em diversas formulações. É empregado também em loções para limpeza da pele, em concentrações até 1%.

Lauril Sulfossuccinato de Sódio

É um tensoativo aniônico com baixa irritabilidade aos olhos e agressividade aos cabelos, razão pela qual é empregado em formulações de xampus para crianças. Pelo fato de produzir pouca espuma e ter baixo poder detergente, é previamente adicionado de pequenas quantidades de lauril éter sulfato de sódio, que melhora essas características.

Licor de Hoffmann

É uma mistura de álcool e éter, usada para desengordurar a pele e como veículo em formulações para acne, alopecia e alguns antimicóticos tópicos. Há varias proporções de álcool e éter relatadas como Licor de Hoffmann na literatura, sendo que a Farmacopeia Brasileira e o Formulário Nacional referem a proporção de 35% de éter em álcool qsp 100 ml.

240 Formulações Magistrais em Dermatologia

Lidocaína, Lignocaína

É um anestésico com rápido início de ação e duração intermediária do efeito, duas vezes mais potente que a procaína, usado nas concentrações de 1 a 5%. A associação de lidocaína base 2,5% e prilocaína base 2,5% forma uma mistura eutética (EMLA - *eutetic mixture of local anaesthetics*), usada na forma de cremes para curativos oclusivos, para produzir anestesia local da pele antes de procedimentos que requeiram punções com agulhas e tratamentos cirúrgicos de lesões localizadas.

Liporeductyl®

É um produto lipossomado que contém cafeína, extrato de *Ruscus aculeatus*, rico em rutina, extrato de *Hedera helix*, carnitina, escina e um tripeptídeo, glicil histidil lisina. Tem ação ativadora da microcirculação e anticelulítica. É usado nas concentrações de 5 a 10 % em cremes, géis e loções.

Lipossomas

São vesículas minúsculas formadas por fosfolipídios dispersos em meio aquoso, que comportam um volume aquoso em seu interior, que pode ser usado para transportar princípios ativos. Os fosfolipídios se organizam em camadas e podem ser constituídos por uma ou múltiplas camadas. Possuem grande afinidade com a pele e possuem efeito hidratante e restaurador sobre a barreira lipídica protetora da epiderme. Os lipossomas são sensíveis aos tensoativos e, por isso, se recomenda que sejam veiculados em géis. São usados em concentrações de 1 a 5%.

Lipossomas com Coenzima Q-10

A coenzima Q-10 (ubidecarenona) atua inibindo a peroxidação lipídica e estimulando o sistema imunológico presente na epiderme, deixando a pele com aspecto mais jovem e saudável. Os lipossomas, além de proteger a coenzima Q-10 contra a decomposição e oxidação, prolongam seu efeito e atuam como transportador da coenzima para as camadas inferiores da epiderme. A associação com outros lipossomas contendo vitaminas com efeito antioxidante ou com renovadores celulares, potencia a ação da coenzima Q-10. Os lipossomas com coenzima Q-10 são usados nas concentrações de 5 a 10% em cremes, loções hidratantes e géis.

Lipossomas com Extrato de *Panax japonicus*, Aquasome® HG (Hair Growth)

É uma solução aquosa com lipossomas que contém extrato de *Panax japonicus* (efeito estimulante sobre o crescimento capilar e regularizador da microcirculação), extrato de poligonáceas (inibe a secreção de gorduras pelo couro cabeludo), extrato de camomila (anti-inflamatório e inibidor da secreção sebácea) e extrato de baço bovino (ativa a regeneração tecidual e estimula a respiração celular). É usado nas concentrações de 5 a 20%, em loções capilares.

Lipossomas com Vitaminas A e E, Aquasome® AE

É uma solução aquosa de lipossomas que contém vitaminas A e E encapsuladas em seu interior. Tem ação estimulante da epitelização e do metabolismo celular. Tem também ação captadora de radicais livres, sendo por isso usado em formulações antienvelhecimento. É usado nas concentrações de 2 a 10%.

Lipossomas com Vitaminas C e E, Aquasome® EC

É uma solução aquosa de lipossomas que contém vitaminas C e E encapsuladas em seu interior. Tem ação antirradicais livres, sendo usado em formulações antienvelhecimento. Tem também ação clareadora

Informações Sobre Princípios Ativos 241

proporcionada pela vitamina C, sendo por isso usado em formulações para hipercromias. É usado nas concentrações de 2 a 10%.

Lipossomas SOD

Contém superóxido dismutase (SOD), uma enzima presente nas células, que protege as membranas celulares da ação deletéria dos radicais livres. A sua aplicação na forma lipossomada permite melhor absorção e proteção em situações com maior produção de radicais livres, como ocorre na exposição ao sol. É usado em produtos antirradicais livres e antienvelhecimento, nas concentrações de 2 a 5%.

Lipossome Mixture®

É um produto a base de glicossomas, contendo uma solução aquosa de Revitalin® e peptídeos do timo encapsulados em seu interior, favorecendo desta forma a sua absorção. Além disso, tem a ação reconstituinte das membranas lipídicas da camada córnea, característica dos glicossomas. É usado em produtos cosmiátricos, nas concentrações de 3 a 6%.

Liquor Carbonis Detergens, LCD

É um preparado feito à base de extratos estandardizados de coal tar (alcatrão de hulha) em tintura de quilaia, que contém benzeno, naftaleno, fenóis e pequenas quantidades de piridina e quinolina. Tem ação redutora e antipruriginosa. É usado no tratamento de eczemas e dermatites, nas concentrações de 1 a 5%, e no tratamento da psoríase, nas concentrações de 5 a 20%.

Lisozima Cloridrato

É uma enzima (muramidase) com ação antivirótica, anti-infecciosa e anti-inflamatória, que atua lisando a cápsula viral e interagindo com o componente nucleico. É usado em cremes a 2% para o tratamento do herpes simples, genital e zoster.

Manteiga de Karité

É obtida das nozes da árvore do karité, *Butyrospermum parkii* (=*Vitellaria paradoxa*, Sapotaceae), e contém ésteres triterpênicos do ácido cinâmico e fitoesteróis. É um agente emoliente natural que protege a pele e os cabelos da radiação solar, conferindo sensação aveludada e suavizante sobre a pele e brilho e maciez aos cabelos. É usado nas concentrações de 1 a 5%, em produtos para pele seca e sensível, produtos solares, produtos labiais, xampus e condicionadores para cabelos secos e sem brilho.

Manteiga de Manga

É obtida da semente da manga, *Mangifera sp* (Anacardiaceae), e possui ação emoliente e nutritiva. Restaura a função barreira da pele, impedindo a perda de água transepidérmica, e melhora a elasticidade, tornando a pele mais macia e suave. É usada nas concentrações de 1 a 10%.

Manteiga de Murumuru

É obtida das sementes da palmeira murumuru, *Astrocaryum murumuru* (Arecaceae) e contém fitoesteróis e ácidos graxos saturados, com baixo ponto de fusão (35°C), que regulam as atividades hídricas e lipídicas da camada superficial da pele. Proporciona emoliência, hidratação prolongada e sensorial agradável à pele e aos cabelos. O seu uso é indicado em formulações para peles secas, nas concentrações

242 Formulações Magistrais em Dermatologia

de 5 a 10% em cremes, loções e base para pomadas, e também para cabelos danificados e afro-étnicos, nas concentrações de 2 a 4% em xampus e condicionadores.

Manuronato de Metilsilanotriol, Algisium® C

É um silanol com alto poder de penetração cutânea e fixação dérmica. Tem ação hidratante, lipolítica por estimulação do AMP cíclico intracelular, regeneradora epidérmica por citoestimulação, anti-inflamatória e antiedematosa. É usado na faixa de 4 a 6%, como hidratante, em produtos cosmiátricos para a prevenção do envelhecimento precoce, prevenção de estrias e na celulite.

Melfade®

É um extrato obtido das folhas da Uva Ursi (*bearberry*), *Arctostaphylos officinalis* (Ericaceae), que contém glicosídeos (arbutin e metilarbutin), triterpenoides, taninos e flavonoides, associado ao fosfato de ascorbil magnésio. Tem ação despigmentante devido a hidroquinona formada pela degradação do arbutin. É usado no tratamento de hipercromias em cremes, loções cremosas e géis nas concentrações de 3 a 8%.

Mentol

O mentol natural é extraído de várias espécies de menta e usado para atenuar os sintomas da gripe, bronquite, sinusites e condições similares, na forma de aerossol, pomadas e pastas balsâmicas, nas concentrações de 0,01 a 1%. Também é usado na forma de pastilhas, nas mesmas concentrações, para o tratamento de faringites, laringites e afecções bucais, associado ao timol, eucaliptol e terpineol.

Aplicado sobre a pele, dilata os vasos sanguíneos causando sensação de frio seguida de analgesia, razão pela qual é usado associado à cânfora no gel redutor ou gel crioscópico. Tem também efeito antipruriginoso e é usado em talcos, loções e cremes para o alívio de pruridos e reações urticariformes, nas concentrações de 0,25 a 2%.

Deve-se tomar precauções com o uso do mentol e da cânfora em crianças com menos de 7 anos, como nas pomadas balsâmicas, pois podem causar graves reações alérgicas, eventualmente com espasmo de glote, quando aplicadas indevidamente nas narinas.

Metenamina, Urotropina

É um composto usado na forma de mandelato, como antisséptico urinário. Atua pela liberação de formol após sua hidrólise em meio ácido (a acidez do meio é conferida pelo ácido mandélico). Também é usado por via tópica em soluções a 5%, no tratamento da hiperidrose. A hidrólise ocorre no suor ácido, liberando formol, que precipita as proteínas e forma uma camada de queratina com ação oclusiva, diminuindo, assim, a produção de suor.

Metilbenzilideno Cânfora, Eusolex® 6300

É um filtro solar com alto grau de absorção da radiação ultravioleta B, com pico de absorção em 300 nm. Seu fator de proteção solar (FPS) está bem determinado e varia com a concentração e com o veículo utilizado. Pode ser formulado em cremes, loções cremosas, loções alcoólicas e em óleos bronzeadores, nas concentrações de 1 a 6%.

Informações Sobre Princípios Ativos 243

Metoxicinamato de Octila, Escalol® 557, Eusolex® 2292, Neo Heliopan® AV, Parsol® MCX

É um filtro solar com alto poder de absorção da radiação ultravioleta B, na faixa de 300 a 310 nm, com pico em 306 nm, que são os comprimentos de onda mais eritematógenos. Por esta razão é usado em protetores solares, bronzeadores e bloqueadores solares, neste caso associado a filtros de UV-A. É usado em concentrações de 2 a 7,5%.

Metronidazol

Tem ação antibacteriana e é usado no tratamento de infecções por anaeróbios. Tem também ação antiprotozoários, particularmente contra *Trichomonas sp.* O seu uso tópico é indicado para o tratamento da rosácea, onde se observa acentuada redução no número de pápulas e diminuição do eritema. É usado nas concentrações de 0,5 a 2% em cremes, géis e loções.

MFA Complex® (Multi Fruit Acid Complex), Alfa Hidróxi-Ácidos de Frutas

É um complexo natural de alfa hidróxi-ácidos, obtido da cana de açúcar, frutas cítricas, maçã e chá verde. Tem ação hidratante, queratolítica e estimulante da renovação celular, de forma menos irritante que o ácido glicólico. É utilizado para redução de rugas e linhas de expressão, redução do ressecamento da pele e para melhorar a textura e suavidade da pele. É usado nas concentrações de 4 a 10% em géis, cremes e loções não iônicas.

Miconazol Nitrato

É um antimicótico de amplo espectro, ativo contra dermatófitos, saprófitas e leveduras, atuando ainda sobre bactérias como estreptococos e estafilococos. Seu mecanismo de ação está relacionado com a inibição da síntese da membrana e com mudanças na permeabilidade da membrana celular dos fungos. É utilizado em cremes, talcos, loções cremosas ou alcoólicas, na concentração de 2%.

Microesferas de Polietileno

Possuem diâmetros entre 250 e 500 micra e proporcionam capacidade de esfoliação suave em formulações cosméticas. São usadas em cremes e géis para limpeza da pele e em sabonetes cremosos, nas concentrações de 0,5 a 1%.

Mimosa

Mimosa tenuiflora (Mimosaceae) ou tepescohuite, é uma planta originária da província de Chiapas, no México. O extrato é obtido da casca e contém ácidos fenólicos, flavonoides, terpenos e aminoácidos, entre outras substâncias. Tem ação estimulante, regeneradora celular e antirradicais livres. É usada em formulações de fotoprotetores e de produtos cosméticos e cosmiátricos, nas concentrações de 1 a 5%.

Minoxidil

É um agente anti-hipertensivo oral que atua promovendo vasodilatação periférica. Apresenta como efeito secundário uma alta incidência de hipertricose. Usado topicamente, estimula a microcirculação em torno do folículo piloso e promove o crescimento capilar.

O seu uso tópico é indicado para o tratamento da alopecia areata, em cremes e loções a 2 ou 3%, e da calvície, em loções alcoólicas a 1 ou 2%, isoladamente ou em associação a outros princípios ativos. O uso concentrações maiores, até 5 %, tem sido possível usando-se o sulfato de minoxidil, por sua solubilidade,

244 **Formulações Magistrais em Dermatologia**

sendo as concentrações expressas na forma da base. Como o pico de atividade do minoxidil mantém-se por cerca de 1 hora, recomenda-se fazer várias aplicações ao dia, com a finalidade de melhorar a resposta terapêutica. O uso de curativos em alopecia areata pode aumentar a sua absorção e, consequentemente, a sua eficácia.

Miristato de Isopropila

É uma mistura de ésteres do álcool isopropílico com ácidos graxos saturados, principalmente o ácido mirístico. É resistente à oxidação e à hidrólise, não é sensibilizante ou irritante e é completamente absorvido pela pele. Serve de solvente para diversas substâncias, em substituição aos óleos vegetais, principalmente quando se deseja maior absorção dos princípios ativos. É usado em cremes e pomadas emolientes, e para dar emoliência aos óleos bronzeadores.

Monoestearato de Dietilenoglicol

É um agente emulsionante não iônico auxiliar, usado em formulações de cremes e loções cremosas, que atua como estabilizador da viscosidade e como opacificante destas preparações. Como tem um EHL (equilíbrio hidrófilo-lipófilo) baixo, é normalmente empregado em conjunto com outros emulsionantes, com EHL um pouco mais alto, como o monoestearato de polietilenoglicol 400 ou 600, lauril sulfato de sódio ou estearato de trietanolamina.

Monoestearato de Glicerila

É o mais simples dos compostos não iônicos utilizados como emulsionantes auxiliares e o mais largamente empregado tanto em emulsões do tipo O/A (óleo em água) como A/O (água em óleo), para uso interno ou externo. Usado externamente tem propriedade emoliente e, quando associado a um tensoativo aniônico - como o estearato de potássio ou o oleato de sódio em pequenas quantidades, tem o efeito de produzir autoemulsões (monoestearato de glicerila autoemulsionável), sendo usado com bons resultados em sistemas do tipo O/A (óleo em água).

Monoestearato de Polietilenoglicol 400

É um emulsionante não iônico, com EHL (equilíbrio hidrófilo-lipófilo) mais alto que os outros monoestearatos, razão pela qual é frequentemente associado a estes para aumentar o seu poder emulsionante. Atua como emulsionante primário em emulsões do tipo O/A (óleo em água), como cremes e loções, e como emulsionante auxiliar em emulsões do tipo A/O (água em óleo), como batons e maquilagens.

Monossulfiram

É um pesticida e acaricida, usado no tratamento da escabiose e da pediculose. É formulado em solução alcoólica a 25%, para ser diluída em 2 a 3 partes de água imediatamente antes do uso. Da mesma forma que o dissulfiram, droga usada no tratamento do alcoolismo, interfere na metabolização do álcool etílico e, mesmo que pouco absorvido pela pele, deve ser evitado o consumo de bebidas alcoólicas durante o tratamento com monossulfiram.

Nafazolina Cloridrato

É um agente simpatomimético com marcada ação alfa adrenérgica, com ação vasoconstritora de início rápido e duração prolongada. É usado nas concentrações de 0,025 - 0,1%

Informações Sobre Princípios Ativos 245

Nanosferas

São pequenas partículas constituídas por um polímero poroso, que possui uma estrutura molecular que lhe confere um alto poder de adsorção. São capazes de armazenar diversos tipos de princípios ativos em seu interior ou fixá-los em sua superfície. As nanosferas liberam os princípios ativos de forma gradativa e proporcionam uma dispersão mais uniforme. As nanosferas são estáveis e compatíveis com tensoativos e/ou agentes emulsionantes.

Neomicina

É um antibiótico aminoglicosídeo que atua por interferência com a síntese proteica dos microrganismos. Tem amplo espectro de ação, com exceção para os estreptococos hemolíticos e *Pseudomonas*. É amplamente utilizada por via tópica, isolada ou associada a outras substâncias ativas, na concentração de 0,5% em cremes e pomadas, para o tratamento de infecções primárias da pele e dermatoses infectadas.

NET-FS®, NET-SG®

São microemulsões de silicone com ação emoliente, protetora, suavizante e amaciante. São usados como formadores de filme, sendo o NET-FS em produtos "skin care" e o NET-SG em produtos "hair care", ambos nas concentrações de 1 a 10%.

Niaouli (Essência), Gomenol

É um óleo volátil obtido por destilação das folhas de *Melaleuca viridiflora* e *Melaleuca quinquenervia* (Myrtaceae), rico em cineol. É usado na concentração de 3% em formulações de inalantes, em combinação com outros óleos voláteis.

Nicotinamida

A nicotinamida tem sido usada em formulações tópicas para o tratamento da acne, na concentração de 4%, por sua ação anti-inflamatória.

Nicotinato de Metila

É usado topicamente por sua ação rubefaciente, para o alívio da dor muscular no reumatismo, lumbago e fibrosites. Em cosmiatria, tem indicação em formulações para celulite, para produzir hiperemia e facilitar a absorção de outros princípios ativos, na faixa de 0,05 - 0,1%.

Nikkomulese®

É uma mistura de poligliceril 8 penta estearato, álcool behenílico e estearoil lactilato de sódio, capaz de formar um filme hidrofóbico sobre a pele. Tem boa resistência à água, proporciona emoliência às formulações em que é incorporado e aumenta o tempo de permanência de princípios ativos com a pele. Atua como potencializador do FPS em formulações de fotoprotetores e proporciona uma sensação não gordurosa na pele. É usado nas concentrações de 1 a 3% em cremes, loções, leites, fotoprotetores e produtos "hair care".

246 **Formulações Magistrais em Dermatologia**

Nistatina

É um antibiótico poliênico com ação fungistática e fungicida, principalmente contra *Candida albicans*. Não é absorvida por via oral a não ser em doses extremamente altas, sendo usada mais frequentemente por via tópica na forma de cremes, pomadas e soluções, na concentração de 100.000 UI/g ou ml.

Nitrato de Prata

Tem ação antisséptica e adstringente em baixas concentrações. Sua ação germicida decorre da desnaturação das proteínas bacterianas pelos íons de prata. É usado nas concentrações de 0,1 a 0,5% em úlceras e queimaduras, em solução aquosa a 1% para o tratamento do herpes simples e genital. Em concentrações maiores, de 5 a 10%, tem ação cáustica e é usado para tratamento de verrugas.

Nitreto de Boro

É um pó fino semelhante ao talco, que proporciona melhor espalhamento dos cosméticos em que é incorporado e confere sensação sedosa à pele. Como o dióxido de titânio, reflete a luz solar inclusive na faixa do infravermelho. É usado em fotoprotetores na concentração de 5%.

Nitrofurazona, Nitrofural

É um derivado do nitrofurano com ação antibacteriana, sobre diferentes bactérias Gram-positivas e Gram-negativas, mas com pouca atividade contra *Pseudomonas sp*. O seu uso é indicado em queimaduras, ferimentos, úlceras e infecções da pele. Também é usada na profilaxia de infecções cutâneas em regiões susceptíveis, como nos transplantes de pele. É usado na forma de géis, creme, pomadas e soluções tópicas a 0,2%.

Nodema®

É um tetrapeptídeo que age inibindo a degradação do colágeno e da elastina, responsáveis pela manutenção da firmeza e elasticidade cutâneas. Tem ação descongestionante e antiedematosa e é usada em produtos cosméticos para a redução de "bolsas" na região periocular, decorrentes do acúmulo de líquidos, nas concentrações de 3 a 10% em cremes, géis e loções.

Nonoxinol 9

Pertence a uma classe de substâncias, nonoxinóis ou macrogol nonilfenil éteres, com ação espermicida, antimicrobiana e antiviral. É usado na concentração de 5%, em cremes.

Octil Dimetil PABA, Padimate® O, Escalol® 507, Eusolex® 6007

É um dos filtros UV-B mais conhecidos em todo o mundo. Seu pico de absorção é em torno de 310 nm. É insolúvel em água, não mancha os tecidos, não é sensibilizante, irritante e nem fototóxico. É usado na faixa de 1 a 8%.

Octocrileno, Escalol® 597, Eusolex® OCR

É um bloqueador solar usado para complementar a ação de outros filtros UV-B, para aumentar sua eficiência. Aumenta também a resistência do produto final à água. É usado na faixa de 7 a 10%.

Oleato de Decila, Cetiol® V

Assemelha-se aos lipídios naturais da pele. Tem boa fluidez e capacidade de penetração, e é um solvente muito bom para princípios ativos lipossolúveis. É usado puro ou associado a outros óleos como componente engordurante para emulsões cosméticas.

Óleo de Abacate

O óleo de abacate é extraído da polpa dos frutos de *Persea gratissima* e *Persea americana* (Lauraceae) e contêm ácidos graxos insaturados, principalmente ácido oleico. É usado em produtos cosméticos pela emoliência que confere, nas concentrações de 2 a 10%.

Óleo de Amêndoas

É obtido das sementes de *Prunus dulcis* (Rosaceae) e tem propriedade nutritiva, hidratante e emoliente. Há muito tempo empregado em cosméticos, tem especial aplicação em cosmiatria nos cremes e loções para prevenção de estrias gravídicas, na faixa de 2 a 10%.

Óleo de Andiroba

É extraído das sementes de andiroba, *Carapa guianensis* (Meliaceae), uma árvore da bacia amazônica, e contém ácido mirístico (17,9%), ácido palmítico (12,4%), ácido oleico (58,4%), ácido linoleico (4,9%) e ácidos voláteis (0,8%). Atua como repelente de insetos, emoliente, antisséptico, anti-inflamatório e cicatrizante. Forma uma película protetora quando aplicado sobre a pele. Pode ser usado puro como repelente de insetos ou em cremes e loções cremosas, nas concentrações de 1 a 5 %, e em xampus, condicionadores e sabonetes, nas concentrações de 3 a 7 %.

Óleo de Apricot, Óleo de Damasco

É extraído da semente do apricot ou damasco, *Prunus armeniaca* (Rosaceae), e rico em ácido oleico e linoleico. Tem ação emoliente e regenerativa do tecido cutâneo, proporcionando maciez a pele. É usado na concentração de 2 a 5%, em géis, loções e cremes.

Óleo de Argan

É obtido dos frutos secos da Argan, *Argania spinosa* (Sapotaceae), também conhecido como óleo do Marrocos, composto principalmente por ácidos graxos mono-insaturados. É utilizado para proporcionar maciez e brilho aos fios de cabelos. A concentração usual em produtos capilares é de 1 a 2%.

Óleo de Borage

É obtido das sementes de *Borago officinalis* (Boraginaceae) e contém ácido gama-linoleico e ácido linoleico, constituintes das membranas dos tecidos. É usado em formulações tópicas, como estimulante e regenerador tissular, nas concentrações de 1 a 10%.

Óleo de Cade

É obtido por trituração e destilação de ramos e galhos de *Juniperus oxycedrus* (Cupressaceae) e contém guaiacol, etilguaiacol, creosol e cadineno. Tem ação antisséptica, antipruriginosa, anti-inflamatória e antisseborreica. É usado para o tratamento da psoríase, eczemas em geral e dermatite seborreica, nas concentrações de 5 a 10%.

248 Formulações Magistrais em Dermatologia

Óleo de Cenoura

É um extrato oleoso rico em betacaroteno, que se obtém mediante arraste de um óleo vegetal sobre a polpa da cenoura, *Daucus carota* (Umbelliferae). Sua ação se deve principalmente à atividade pró-vitamina A. É rapidamente absorvido pela pele e tem ação tópica emoliente, calmante e antioxidante. É usado em bronzeadores e fotoprotetores, nas concentrações de 1 a 5%.

Óleo de Cereja

É obtido das sementes da cereja, *Prunus avium* (Rosaceae), e rico em ácido oleico e linoleico. Tem ação hidratante e nutriente, e é usado nas concentrações de 2 a 5% em óleos para banho e em produtos cosméticos e cosmiátricos.

Óleo de Citronela

É obtido de duas espécies de gramíneas, *Cymbopogon nardus* (citronela do Ceilão) e *Cymbopogon winterianus*, (citronela de Java). Contém óleos essenciais (geraniol e citronelal) com ação repelente de insetos e é usado em loções cremosas ou em óleos repelentes, nas concentrações de 3 a 10%

Óleo de Cravo

É obtido do botão seco da flor de cravo da Índia, *Eugenia caryophillata* ou *Syzygium aromaticum* (Myrtaceae) e contém eugenol, substância com odor característico que lhe confere poder antisséptico, bactericida e antimicótico.

Óleo de Girassol (*Sunflower Oil*)

É obtido das sementes de girassol, *Helianthus annuus* (Compositae), e rico em ácido oleico, linoleico e linolénico. Tem ação nutritiva, emoliente e reepitelizante. É usado nas concentrações de 1 a 3% em cremes, loções cremosas, géis cremosos, xampus e condicionadores.

Óleo de Jojoba

É obtido das semente de *Simondsia chinensis* e *Simondsia californica* (Buxaceae), uma planta originária dos desertos de Sonora e Mojave. Diferentemente dos outros óleos vegetais e animais, não é composto de triglicérides e sim de ésteres de ácidos graxos com álcoois graxos, razão pela qual é conhecido como "cera líquida".

Tem aplicação em produtos cosméticos e cosmiátricos nas concentrações de 1 a 5%, como emoliente, principalmente para pessoas com pele seca e sensível. Também tem aplicação em cosméticos como matéria prima substituta do espermacete; como emoliente e sobre-engordurante para pele seca e sensível; como agente condicionador para cabelos secos; e outros usos, como agente antiespumante no processo fermentativo de produção de alguns antibióticos e como lubrificante para motores de alta pressão.

Óleo de Lavanda

É obtido da lavanda ou alfazema, *Lavandula angustifolia* (Lamiaceae) entre outras espécies de lavanda. Alguns estudos indicam seu potencial anti-inflamatório, antioxidante e cicatrizante. Na aromaterapia é utilizado como relaxante pós-*stress*. É usado em produtos cosméticos nas concentrações de 0,1 a 0,5%.

Informações Sobre Princípios Ativos 249

Óleo de *Lemongrass*

É obtido do capim-limão ou capim-cidreira, *Cymbopogon citratus* (Poaceae), e contém citral, citronelal, metil-heptenona, linalol, geraniol, ácido valérico e caprílico na forma de ésteres, β-mirceno e azuleno. Tem ação regeneradora cutânea, fungicida, cicatrizante, estimulante, bactericida e antisséptica. É usado nas concentrações de 0,5 a 2% em xampus, condicionadores, espumas de banho, sabonetes líquidos, loções tônicas e loções de limpeza.

Óleo de Macadâmia

É obtido das nozes de *Macadamia ternifolia* (Proteaceae), e contém ácido palmitoleico (25%) e ácido oleico (40%). Tem ação emoliente e hidratante. É usado na faixa de 0,5 a 5% em produtos cosméticos e cosmiátricos para massagem e antienvelhecimento.

Óleo de Melaleuca, *Tea Tree Oil*

É obtido das folhas e dos ramos terminais de uma árvore australiana, *Melaleuca alternifolia* (Myrtaceae), conhecida por "*tea tree*". Contém alfa-pineno, terpineol, terpinenos, limoneno e cineol, entre outros constituintes. Tem ação antifúngica, antisséptica e cicatrizante. Não é tóxico, irritante ou corrosivo para os tecidos. O início de seu uso data da década de 20, na Austrália, como antisséptico. Este uso foi difundido durante a 2ª guerra mundial e, nos anos 70 e 80, várias pesquisas mostraram sua ação antifúngica.

É utilizado em concentrações de 2 a 5% em géis para acne, de 5 a 10% em xampus e condicionadores para caspa e seborreia do couro cabeludo e, a 10%, em cremes para micoses. Em soluções emulsificadas a 40%, o óleo de melaleuca tem sido experimentado para o tratamento de vaginites por *Candida albicans* e *Trichomonas vaginalis*.

Óleo de Melaleuca Microencapsulado, Epicutin® TT

É um produto obtido por encapsulação do óleo de melaleuca em beta-ciclodextrinas. As ciclodextrinas são oligossacarídeos cíclicos, obtidos de fonte vegetal como o amido. São moléculas tridimensionais que apresentam um exterior hidrófilo e uma cavidade interior essencialmente hidrófoba, onde podem se alojar moléculas orgânicas apolares, como os óleos essenciais. A liberação do óleo de melaleuca ocorre de forma gradual, favorecendo a biodisponibilidade e otimizando o efeito anti-inflamatório e antimicrobiano. É usado em concentrações de 3 a 5% em emulsões e géis. A encapsulação do óleo de melaleuca em ciclodextrinas resulta em um produto praticamente inodoro.

Óleo de Menta

É obtido da hortelã pimenta, *Mentha piperita* (Lamiaceae) e contém mentol, mentona, ácido rosmarínico e flavonoides como a hesperidina. Tem ação vasoconstritora, antioxidante, analgésica e bactericida. É usado como estimulante do sistema nervoso central e como coadjuvante no tratamento do herpes simples. Também é usado em produtos cosméticos nas concentrações de 0,1 a 0,5%.

Óleo de Papoula

É obtido das sementes da papoula, *Papaveris somniferum* (Papaveraceae). Tem ação emoliente e é usado em formulações cosméticas e cosmiátricas nas concentrações de 3 a 5%. Também é usado em formulações para dores musculares e como dispersante em produtos cosméticos como bases faciais.

250 Formulações Magistrais em Dermatologia

Óleo de Prímula, *Evening Primrose Oil*

É obtido das sementes de *Oenothera biennis* (Onagraceae) e contém ácido gama-linoleico, ácido linoleico, ácido oleico e vitamina E. É usado em formulações tópicas, como anti-inflamatório, nas concentrações de 2 a 5%.

Óleo de Rosa Mosqueta

É obtido das sementes de *Rosa aff. rubiginosa* e rico em ácidos graxos insaturados como o ácido oleico (16%), linoleico (41%) e linolénico (39%). Contém ainda em sua composição os ácidos palmítico, esteárico, láurico, mirístico e palmitoleico, entre outras substâncias. Tem acentuado poder regenerador de tecidos, de grande utilidade para o tratamento de queimaduras, cicatrização de suturas, redução de cicatrizes antigas (hipertróficas, hipercrômicas e retráteis), queloides, ulcerações, assaduras, ictiose e psoríase.

Em cosmiatria é utilizado para atenuar rugas e linhas de expressão, hidratar a pele, prevenir o envelhecimento precoce e o desenvolvimento de estrias da gravidez. Não deve ser usado em pessoas com pele oleosa ou afetada por qualquer tipo de acne, pois pode ocorrer exacerbação. O seu uso é feito com o óleo puro, aplicando-se poucas gotas sobre a região a ser tratada, com massagem circular até a sua total absorção (2 a 3 minutos), e em cosméticos como cremes e loções cremosas, nas concentrações de 2 a 10%.

Óleo de Sementes de Maracujá, *Passion Flower Oil*

É obtido das sementes de *Passiflora incarnata* (Passifloraceae) e é rico em ácido linoleico, oleico e palmítico. Tem ação hidratante, sem conferir sensação de oleosidade à pele. É usado em formulações para pele mista e acneica, por não ter ação comedogênica, nas concentrações de 1 a 5%.

Óleo de Silicone, Simeticone, Dimeticone, Dimetilpolisiloxane

São silicones fluidos, um grupo de compostos orgânicos à base de silício, quimicamente inertes, com baixa tensão superficial e alta aderência. Aplicados sobre a pele, formam uma película protetora que repele a água, sabões comuns e substâncias irritantes hidrossolúveis. Embora esta película proteja a pele por várias horas, sua efetividade diminui contra os detergentes sintéticos e os solventes orgânicos.

O seu uso é indicado na forma de cremes barreira para o tratamento preventivo das dermatites de contato, produzidas ou agravadas por substâncias possíveis de serem repelidas pelos silicones, e para a prevenção de escaras e dermatite amoniacal. As preparações contendo óleos de silicone não devem ser usadas em feridas ou áreas inflamadas, e podem ser irritantes para os olhos. São usados em cremes e loções nas concentrações de 3 a 10%.

Óleo de Urucum, Extrato Glicólico de Urucum

O urucum é um pó obtido do revestimento das sementes de *Bixa orellana* (Bixaceae), usado como corante de alimentos (manteiga, margarina, queijos e massas). Com esta finalidade, é encontrado também no comércio com o nome "colorau", que é um condimento feito à base de urucum e pimentão vermelho. Usado pelos indígenas brasileiros para tingir o corpo de vermelho, dissolvido em óleos, é atualmente usado em formulações de bronzeadores, uma vez que o principal pigmento carotenoide que ele contém, a bixina, serve como filtro solar para a porção ultravioleta mais deletéria ao tegumento humano, em exposições demoradas ao sol. Também tem ação anti-inflamatória, hidratante e antioxidante. São usados em bronzeadores e fotoprotetores, nas concentrações de 1 a 5%.

Informações Sobre Princípios Ativos   251

Óleo de Uva

É obtido das sementes de uva e rico em tocoferóis e ácidos graxos insaturados, principalmente o ácido linoleico. É usado em produtos cosméticos, com as mesmas aplicações do óleo de amêndoas, e em formulações cosmiátricas para flacidez e prevenção de estrias da gravidez, nas concentrações de 2 a 10%.

Óleo Mineral, Vaselina Líquida

Constitui basicamente a fase oleosa de diversas emulsões. É uma mistura de hidrocarbonetos líquidos obtidos do petróleo, oleosa, incolor e transparente. É insípido e inodoro a frio, com leve odor de petróleo quando aquecido. Tem ação emoliente e é usado em diversas condições irritativas da pele e para a remoção de crostas.

Olivem®

É marca registrada de uma família de emulsionantes derivados do óleo de oliva, não etoxilados, que proporcionam uma sensação sedosa e suave na pele, devido à fração oleica do óleo de oliva.

Onymyrrhe®

É um produto comercial que contém 20% de extrato de mirra, veiculado em uma mistura de solventes, composta por polissorbatos (20 e 80), álcool de lanolina acetilado e acetato de cetila. A mirra é uma resina oleosa, endurecida em contato com o ar, obtida do caule de *Commiphora sp* (Burseraceac). É usada por sua ação antisséptica e adstringente em formulações de colutórios e enxaguatórios bucais, na forma de tintura. Tem também ação estimulante para o crescimento das unhas, por produzir vasodilatação e estimular a circulação local.

É usado no tratamento da fragilidade ungueal, para restaurar a firmeza e flexibilidade das unhas. Também é usado para o tratamento da onicofagia, devido ao seu forte sabor amargo. O seu uso deve ser feito após a retirada de esmaltes e completa limpeza das mãos e das unhas. Onymyrrhe deve ser aplicado com massagem sobre as unhas, em seu leito quando for o caso, e principalmente sobre a matriz das unhas. Pode ser aplicado puro ou diluído em propilenoglicol ou soluções alcoólicas, nas concentrações de 3 a 5%, uma vez ao dia ou a critério médico.

Deve-se lavar as mãos após 3 a 5 minutos da aplicação, para remover o excesso do produto. O tempo de 5 minutos não deverá ser excedido, para evitar que as unhas fiquem manchadas. No caso de se optar por um tratamento conjunto com endurecedores das unhas, como os esmaltes contendo formol ou queratina, o onymyrrhe deverá ser aplicado antes, retirado após 3 a 5 minutos, e a seguir poderá ser aplicado o esmalte endurecedor (nunca simultaneamente).

Oxibenzona, Benzofenona-3, 2 hidróxi 4 metóxi benzofenona, Escalol® 567, Eusolex® 4360

É um filtro solar UV-A, com pico de absorção em 320 nm, e UV-B, com pico de absorção em 290 nm, usado em associação a outros filtros UV-B em bloqueadores solares com FPS elevado. É usada na faixa de 2 a 6%.

Óxido de Zinco, Óxido de Zinco micronizado (transparente)

Tem ação antisséptica, adstringente, secativa e anti-inflamatória. É usado em cremes e loções cremosas, nas concentrações de 2 a 10%, pastas aquosas até 25% e em talcos, de 20 a 50%. O óxido de zinco

252 Formulações Magistrais em Dermatologia

transparente é micronizado em partículas com 0,1 mícron de tamanho e também utilizado para aumentar o fator de proteção solar (FPS) de fotoprotetores, nas concentrações de 0,5 a 5%.

PABA, Ácido Para-Aminobenzoico

Absorve a radiação ultravioleta na faixa de 280 a 320 nm, com pico de absorção em 290 nm. Oferece alto grau de proteção sendo por isto usado tanto em fotoprotetores como em bloqueadores solares, associado a filtros de UV-A. É usado em cremes e loções alcoólicas nas concentrações de 2 a 10%. Possui o inconveniente de manchar as roupas.

Padina pavonica, HPS® 3

É um extrato obtido da alga *Padina pavonica* (Dictyotaceae), com ação antirradicais livres, anti-inflamatória e hidratante. É usado em cremes, loções cremosas e géis nas concentrações de 2 a 5%. Pode ser usado em associação aos alfa hidróxi-ácidos, para diminuir a irritação provocada por esses. A faixa de pH de maior estabilidade é entre 4 e 8. Não deve ser associado ao ácido retinoico ou aos silicones.

Palmitato de Ascorbila, Vitamina C Palmitato

É um antioxidante que se emprega isoladamente ou em combinação com alfa-tocoferol, para estabilizar óleos e proteger fármacos sensíveis à oxidação. Pode ser empregado em formulações aquosas, não aquosas e em emulsões.

Palmitato de Retinol Microencapsulado, Vitaline® A

Contém 25 a 30% de palmitato de retinol protegido por membranas na forma de microcápsulas. Estas membranas isolam e protegem a vitamina A dos efeitos nocivos da radiação UV, da umidade e do contato com oxigênio. Promove a liberação prolongada da vitamina A, otimizando os resultados. É usado nas concentrações de 0,5 a 5% em cremes, géis e loções

Palmitoil Pentapeptídeo, Matrixyl®

É um produto que contém um peptídeo com a sequência de aminoácidos Lis-Tre-Tre-Lis-Ser, capaz de estimular os fibroblastos da pele, induzindo a síntese de colágeno, glicosaminoglicanos e fibronectinas. Atua na diminuição de rugas e deixa a pele com aparência mais jovem e macia. É usado em formulações anti-aging, antirrugas, hidratantes e para o contorno dos olhos, nas concentrações de 3 a 8% em cremes, géis e loções.

Palmitoil Tripeptídeo, Syn-Coll®

É uma substância que atua estimulando a produção de colágeno através do fator de crescimento tissular (TGF-ß). É usado em produtos cosméticos para rugas e marcas de expressão, proporcionando uma pele mais firme e hidratada. É usado nas concentrações de 1 a 3% em cremes, géis e loções.

Papaína

É uma enzima obtida do mamão, *Carica papaya* (Caricaceae), com ação proteolítica e anti-inflamatória. É usada como agente debridante tópico nas concentrações de 2 a 10 % em cremes, géis e loções cremosas. É usada no tratamento da doença de Peyronie por sua ação proteolítica nas bordas das placas fibróticas. Também é usada por via oral em formulações auxiliares da digestão e em anti-inflamatórios, nas doses de 100 a 300 mg ao dia.

Informações Sobre Princípios Ativos   253

Pectinato de Ascorbil Metilsilanol, Ascorbosilane® C

É um silanol que atua nas reações de oxi-redução intracelulares e evita a formação de radicais livres e peróxidos citotóxicos. Tem também ação hidratante e regeneradora. É carreador da vitamina C, responsável por sua ação antioxidante. É usado nas concentrações de 3 a 4% em produtos cosmiátricos para prevenção do envelhecimento precoce.

Pentacare® HP

É um produto composto de polissacarídeos provenientes de plantas e de hidrolisado de proteínas. Quando aplicado na pele forma uma fina película que rapidamente induz um aumento de turgor e proporciona uma sensação duradoura de pele macia. É usado em produtos antirrugas, hidratantes e em bases para maquilagem, nas concentrações de 3 a 8%, nas formas de cremes, géis e loções.

Pentaglycan®

É uma mistura de glicosaminoglicanos, isolada de tecido conjuntivo animal e de humor vítreo, que contém ácido hialurônico, ácido condroitin sulfúrico e seus respectivos sais. Estas substâncias participam ativamente na manutenção do turgor, tensão e elasticidade da pele. É utilizado como hidratante nas concentrações de 2 a 5%, formando soluções altamente viscosas e de ótimas características umectantes. Não deve ser associado ao colágeno ou elastina, pois forma complexos precipitantes.

Pentavitin®

É um complexo de carboidratos naturais análogos aos da capa córnea da pele, que possui propriedades especiais de retenção hídrica, mesmo à baixa umidade relativa. Esta vantagem em relação aos umectantes comuns, somada à capacidade de fixar-se na queratina da capa córnea, de onde não é eliminado senão pelo processo natural de esfoliação, torna o pentavitin um componente de grande utilidade em produtos cosmiátricos. É utilizado nas concentrações de 2 a 6%.

Pepha-Tight®, *Algae Extract Pullulan*

É um extrato biotecnológico obtido da alga *Nannochloropsis oculata*, composto por polissacarídeos, aminoácidos, antioxidantes e vitamina B12. Promove efeito tensor imediato e firmador em longo prazo, além de proteger as células do stress oxidativo e estimular a formação de colágeno. É usado nas concentrações de 1 a 5 % em cremes, géis, seruns e loções.

Peptídeos do Timo

É uma fração aquosa extraída do timo de vitelos, que contém peptídeos naturais não hidrolisados, com pesos moleculares inferiores a 10.000. Estimula a síntese de colágeno, a proliferação celular, a reposição de fibroblastos, confere proteção e auxilia a regeneração da pele submetida à radiação ultravioleta. É usado para a prevenção e correção dos efeitos do envelhecimento cutâneo, em produtos cosmiátricos, nas concentrações de 2 a 4%.

Permetrina

É um piretroide sintético com ação parasiticida, usado no tratamento da escabiose e pediculose, e mais recentemente na acne rosácea com infestação com *Demodex folliculorum*. É utilizada em cremes, géis, loções ou xampus, nas concentrações de 1 a 5%. Não deve ser usada em crianças até 2 anos, durante a

254 Formulações Magistrais em Dermatologia

gravidez ou amamentação. O contato com os olhos e as mucosas deve ser evitado. Se for aplicada em escoriações leves, a concentração de permetrina deverá ser reduzida para 0,1%.

Peróxido de Benzoíla

Tem ação bactericida, por liberar oxigênio gradualmente, principalmente contra bactérias anaeróbias ou microaerofílicas. Supõe-se que atue também reduzindo as enzimas bacterianas, do tipo lipase, que são responsáveis pela formação de ácidos graxos livres, irritantes. Tem também ação queratolítica e antisseborreica. É usado principalmente na forma de géis, nas concentrações de 2 a 10%, para o tratamento da acne. Pode ocorrer descamação após uma ou duas semanas de uso e, eventualmente, dermatite de contato.

Não deve ser associado ao ácido retinoico, uma vez que o oxigênio liberado reage com as duplas ligações dos retinoides, inativando-os. O uso dessas duas substâncias pode ser feito de forma alternada, como por exemplo, creme com ácido retinoico à noite e gel com peróxido de benzoíla pela manhã.

Physiogenyl®

É um complexo hidratante formado pelos sais de sódio, magnésio, zinco e manganês, do ácido pirrolidona carboxílico (PCA). É usado em produtos cosméticos nas concentrações de 0,5 a 3% em cremes, géis, loções e seruns.

Pidolato de Cobre, Cuivridone®, *Cooper PCA*

É um composto que contém íons cobre, estabilizado pelo PCA (ácido pirrolidona carboxílico). Tem ação antisseborreica, bacteriostática e antifúngica. É usado nas concentrações de 0,1 a 1%, geralmente associado ao Zincidone. A presença do PCA neste produto, estabiliza os íons Cu^{++} e minimiza a sua toxicidade.

Pidolato de Sódio, Piroglutamato de Sódio, Nalidone®, PCA-Na®

É um composto hidratante que contém o sal sódico do ácido pirrolidona carboxílico, aminoácidos e sais inorgânicos. Aumenta a suavidade, maciez e elasticidade da pele e cabelos, quando usado em associação nos produtos cosméticos e cosmiátricos, nas concentrações de 1 a 5%.

Pidolato de Zinco, Zinco PCA, Zincidone®

É um composto que contém íons zinco, estabilizado pelo PCA (ácido pirrolidona carboxílico). Tem ação bacteriostática, antifúngica e antisseborreica. Apresenta ainda atividade sobre a síntese do colágeno e da queratina. É utilizado no tratamento da acne e seborreia do couro cabeludo, nas concentrações de 0,1 e 1%, geralmente associado ao cuivridone, para se obter uma ação antisseborreica mais eficaz.

Pilocarpina Cloridrato, Jaborandi (Extrato e Tintura)

A pilocarpina é um alcaloide extraído das folhas do jaborandi, *Pilocarpus jaborandi* (Rutaceae). Tem ação colinérgica e é usada em loções capilares, assim como a tintura de jaborandi, por seu suposto efeito estimulante para o crescimento dos cabelos. O cloridrato de pilocarpina é usado nas concentrações de 0,1 a 1%, o extrato de jaborandi nas concentrações de 2 a 10% e a tintura de jaborandi nas concentrações de 10 a 20%.

Informações Sobre Princípios Ativos 255

Piritionato de Zinco, Zincomadine®

Tem ação bacteriostática e fungistática, e é usado para o controle da dermatite seborreica e da caspa. É usado na forma de xampus, nas concentrações de 1 a 2%.

Piroctone Olamina, Octopirox®

É um agente anticaspa com ação antibacteriana e antifúngica, que inibe a formação de substâncias irritantes (ácidos graxos livres) no couro cabeludo. É usado em loções capilares e em xampus anticaspa, nas concentrações de 0,5 a 1%.

Placenta (Extrato)

É um nutriente epidérmico à base de placenta bovina, muito usado e com bons resultados. Contém diversos hormônios, peptídeos de baixo peso molecular, vitaminas, ácidos nucleicos e outras substâncias. É usada em produtos cosmiátricos para restabelecer o metabolismo da pele e proporcionar maior fixação de água no tecido cutâneo, na forma de cremes (tratamento noturno) e loções cremosas (tratamento diurno), nas concentrações de 2 a 5%.

Pó de Pérolas, *Pearl Extract®*

É um produto obtido de ostras do mar do Japão, extraído antes da calcificação das pérolas. Contém diversos princípios ativos como glutation (ação antioxidante), sais minerais (cálcio, cobre, selênio, zinco e germânio orgânico) e aminoácidos. Evita a perda de água na epiderme, protege a pele e estimula o *turnover* celular. É usado nas concentrações de 1 a 5% em cremes, géis e loções.

Podofilina (Resina), Podofilotoxina

A podofilina é extraída dos rizomas de *Podophyllum peltatum* (Berberidaceae) e contém podofilotoxina e peltatinas. Tem ação antimitótica e cáustica. É usada nas concentrações de 5 a 30% em solução alcoólica, para o tratamento da língua nigra vilosa, em tintura de benjoim para eliminação de verrugas e em óleo mineral (podofilina oleosa) para o condiloma acuminato. A podofilotoxina a 0,5% corresponde, em ação, a podofilina 20%.

Por serem altamente irritantes e lesivas para a pele, devem ser aplicadas pelo médico, em consultório, protegendo a pele em torno da lesão com vaselina sólida. O paciente deve retirar o produto após 4 horas da aplicação, com água e sabão. Como tem ação teratogênica, o seu uso está contraindicado na gravidez. O seu uso tem sido associado a casos de abortamento, partos prematuros e morte fetal.

Polietilenoglicóis (PEG, Carbowax®, Macrogol®)

São polímeros do óxido de etileno com diferentes pesos moleculares e diferentes propriedades físicas, de acordo com o grau de polimerização. Dissolvem-se facilmente em água e são incompatíveis com diversos princípios ativos, como fenol, resorcina, taninos, ácido salicílico, ácido undecilênico, sulfatiazol, iodo, crisarobina, penicilina, bacitracina etc.

Os polietilenoglicóis com peso molecular entre 200 e 1.000 são líquidos viscosos e muito higroscópicos. Os de peso molecular em torno de 1.500 têm o aspecto da vaselina; os de 4.000 assemelham-se à parafina mole e os de 6.000 à parafina dura. São estáveis, não irritantes para a pele e emolientes. Podem ser usados como base hidrossolúvel para pomadas.

256 Formulações Magistrais em Dermatologia

Polyolprepolymer® 2, PP® 2

É um sistema de liberação gradual de princípios ativos, formado de complexos com oligômeros de vários pesos moleculares, com caráter lipofílico. Quando aplicado sobre a pele, forma um gradiente de concentração no estrato córneo, que propicia uma absorção uniforme e gradativa dos princípios ativos veiculados neste sistema. Desta forma, o polyolprepolymer 2 favorece a formação de um reservatório ou depósito na pele que, dependendo das características físico-químicas do princípio ativo carreado, libera esse princípio ativo em camadas mais ou menos profundas da pele.

Além dessa propriedade, o polyolprepolymer 2 forma uma barreira resistente à água, sobre o estrato córneo, que mantém os princípios ativos na pele por períodos mais prolongados. Esta película protetora prolonga também a ação dos filtros solares, nas preparações "waterproof". É usado na faixa de 1 a 10% em produtos dermatológicos, cosmiátricos e cosméticos.

Polytrap®

É um copolímero de polimetacrilato com estrutura microporosa, capaz de adsorver produtos oleosos. A estrutura microporosa é preenchida através do processo de capilaridade. Polytrap adsorve a oleosidade da pele sem causar ressecamento, controla o brilho da mesma e permite a adição de líquidos em formulações em pó, como os talcos. É utilizado em loções, géis, pós faciais, sombras, batons, delineadores e bases para maquilagem, nas concentrações de 1 a 4%.

Portulaca

Os extratos são obtidos do caule e das partes aéreas da beldroega, *Portulaca oleracea* (Portulacaceae) e contêm bioflavonoides, responsáveis por sua ação anti-inflamatória, antioxidantes como L-glutation e ácido ascórbico, ômega 3, vitaminas, aminoácidos e minerais, entre outras substâncias. É usada por sua ação anti-inflamatória em produtos pós-*peeling*, pós-Laser, pós-depilação, pós-barba e também no tratamento da dermatite atópica e da acne rosácea, nas concentrações de 3 a 5% em cremes, géis e loções.

Prilocaína

É um anestésico local com rápido início de ação, duração intermediária do efeito e duas vezes mais potente que a procaína. É usada nas concentrações de 2,5 a 4%. A associação de lidocaína base 2,5% e prilocaína base 2,5% forma uma mistura eutética (EMLA - *eutetic mixture of local anaesthetics*), usada na forma de cremes para curativos oclusivos, para produzir anestesia local da pele antes de procedimentos que requeiram punções com agulhas e tratamentos cirúrgicos de lesões localizadas.

Propilenoglicol

É usado como solvente para diversas substâncias. As formulações com propilenoglicol são menos viscosas do que aquelas com glicerol. Seu poder de inibição da fermentação e do emboloramento é igual ao do álcool etílico, razão pela qual é muitas vezes preferido em lugar do glicerol. Em concentrações elevadas, por volta de 60%, promove alterações na queratina, hidratando e amaciando a pele. Aumenta a ação do ácido salicílico, sendo esta associação muito eficaz na ictiose.

Própolis

É uma substância resinosa coletada por abelhas, com ação antibacteriana, anti-inflamatória e secativa. É usado nas concentrações de 1 a 4%, em formulações para acne e em cicatrizantes.

Informações Sobre Princípios Ativos   257

Proteína Hidrolisada

É obtida do colágeno natural e usada em preparações capilares como xampus, por sua ação protetora, evitando ou diminuindo os ataques químicos sobre as cadeias peptídicas dos fios de cabelo, nas concentrações de 2 a 5%.

Psodermax®

É composto por fragmentos de interleucina-4 (IL-4) e de interleucina-10 (IL-10), usados topicamente para o tratamento da psoríase, onde há desequilíbrio entre a resposta dos linfócitos T-helper 1 (Th1) e linfócitos T-helper 2 (Th2). Os fragmentos de IL-4 e IL-10 modulam a resposta imune para o padrão Th2, aumentando o número de células regulatórias e resposta humoral e diminuindo o padrão Th1, que envolve respostas imunes celulares granulomatosas. É usado em cremes, géis e loções nas concentrações de 3 a 5%.

Psoralenos: Methoxsalen (8-metoxipsoraleno) e Trioxsalen (Trisoralen, 4,5,8-trimetilpsoraleno)

São furocumarinas usadas para induzir a repigmentação no vitiligo idiopático e para o tratamento da psoríase, juntamente com exposições à luz ultravioleta A (método PUVA). Sua ação no vitiligo depende da presença de melanócitos funcionais nas áreas vitiliginosas.

Seus prováveis mecanismos de ação envolvem o aumento de atividade da tirosinase, enzima que catalisa a conversão de tirosina em diidroxifenilanina (precursor metabólico da melanina); aumento do melanossomo por síntese; hipertrofia dos melanócitos e aumento da arborização de seus dendritos; aumento do número de melanócitos funcionais e possivelmente por ativação dos melanócitos dormentes. Essas mesmas razões são usadas para explicar a ineficácia dessas drogas quando o vitiligo é extenso e associado à destruição de melanócitos.

Sua ação na psoríase é devida à redução na síntese de DNA, que se encontra anormalmente aumentada. Os psoralenos devem ser empregados somente sob supervisão médica e nunca entregues ao paciente, para uso em casa.

O methoxsalen é usado nas doses de 10 a 20 mg e o trisoralen de 5 a 10 mg, 2 horas antes da exposição à luz ultravioleta A (320 - 400 nm). As exposições devem ser progressivas, começando nos primeiros dias com 1 a 2 minutos (1 a 2 joules/cm^2) até o máximo de 30 minutos (15 a 20 joules/cm^2), ao final de 14 dias (duração do tratamento). No caso de não se dispor de fontes artificiais de ultravioleta A, poderá ser usada a luz solar desde que observadas as exposições progressivas, recobrindo em seguida as áreas vitiliginosas com bloqueador solar.

Quina (Tintura)

É obtida a partir da casca de *Cinchona officinalis* (Rubiaceae) e seu principal alcaloide, a quinina, tem ação tópica adstringente e rubefaciente. É usada em loções para alopecias nas concentrações de 10 a 15%.

Radizen® A

É um complexo antirradicais livres composto por vitamina A, vitamina E, palmitato de ascorbila e extrato seco de *Ginkgo biloba*. É usado em produtos cosmiátricos antienvelhecimento, na forma de cremes não iônicos, na concentração de 2 a 10%.

258 Formulações Magistrais em Dermatologia

Raffermine®

É um produto derivado de frações da soja, *Glycine max* (Leguminosae) que contém glicoproteínas e polissacarídeos com ação tópica firmadora da pele. É usado em produtos para prevenção de estrias nas concentrações de 2 a 5%. Também é usado em formulações de serum para o contorno dos olhos e em géis firmadores faciais, nas mesmas concentrações. O pH de estabilidade está entre 4,5 e 7, e é incompatível com soluções hidroalcoólicas.

Regu-Age®

É um produto constituído de peptídeos de soja, arroz e proteína derivada de leveduras, produzido por biotecnologia. Melhora a microcirculação local, reduz a ação proteolítica sobre matriz de colágeno e elastina, tem ação antirradicais livres e anti-inflamatória. É usado em produtos cosméticos para redução de olheiras e "bolsas" ao redor dos olhos nas concentrações de 2 a 5% em cremes, géis e loções.

Resorcina

Tem ação queratolítica, antipruriginosa, antisseborreica e antisséptica. É usada em cremes, pomadas e loções alcoólicas, nas concentrações de 2 a 5%, geralmente associada a outros princípios ativos, para o tratamento da acne, eczema, hiperqueratose, psoríase e seborreia do couro cabeludo. É usada também em concentrações maiores, de 30 a 60%, nos *peelings*. Para uso capilar, entretanto, tem a desvantagem de manchar os cabelos, não devendo ser usada em pessoas com cabelos claros ou descoloridos.

Rutina, Rutosídeo

É um bioflavonoide obtido de diversas plantas como a castanha da Índia, *Aesculus hippocastanum* e outras como *Fagopyrum esculentum, Sophora japonica, Hedera helix* e várias espécies de *Eucalyptus*. Tem ação protetora sobre o endotélio vascular, anti-inflamatória, antiedematosa, antivaricosa e anticelulítica. É usada em cremes, géis e loções cremosas para insuficiência vascular venosa, dores e edema dos membros inferiores, nas concentrações de 2 a 5 %, e no tratamento de olheiras na forma de serum revitalizante, nas mesmas concentrações.

Saccharomyces cerevisiae, Drieline®

É um extrato biotecnológico, purificado, composto de unidades repetitivas de beta-1-3 glucopiranose, obtido da parede celular de *Saccharomyces cerevisiae*, na forma de uma solução a 0,1%. Utiliza o conceito da "bio sinergia", ou seja, atua melhorando a atividade natural da pele. Este polímero da glicose é conhecido por ativar e ser reconhecido pelos receptores de membrana de certas células, e em particular as imunocompetentes. Atua portanto protegendo e estimulando o sistema imune, na epiderme.

Pela sua capacidade de estimular a síntese de colágeno nos fibroblastos e de aumentar a receptividade das células imunocompetentes, é usado em produtos cosméticos e cosmiátricos para prevenção do envelhecimento precoce e em produtos para peles sensíveis, nas concentrações de 1 a 2%.

Também tem efeito anti-inflamatório, podendo reduzir em até 65% a irritação provocada por produtos contendo AHA (alfa hidróxi-ácidos), quando associado a essas formulações, na concentração de 2%. Nessa concentração, sua atividade anti-inflamatória é equivalente a de 0,1% de hidrocortisona. Pode ser utilizado em veículos como géis, cremes e loções.

Informações Sobre Princípios Ativos   259

Salicilato de Metila, Óleo de Gaultheria, Óleo de Wintergreen, Óleo de Bétula

É obtido por síntese ou das folhas de *Gaultheria procumbens* (Ericaceae) e da casca de *Betula lenta* (Betulaceae). Tem ação analgésica, anti-inflamatória e rubefaciente, úteis no tratamento de traumatismos musculares e das articulações. É usado em cremes, loções e linimentos nas concentrações de 3 a 25%. Também é usado em formulações de colutórios, na concentração de 0,05%.

Salicilato de Octila, Salicilato de Etil Hexila, Escalol® 587

É um filtro solar lipossolúvel que absorve a radiação ultravioleta na faixa de 300 nm, usado nas concentrações de 3 a 5%. Tem a vantagem de ser pouco sensibilizante. É um bom solubilizante da oxibenzona (outro filtro solar) e muito utilizado nos produtos "Paba Free".

Salicilato Misto de Polioxietilenoglicol e Amina, Cellulinol®

Tem ação anti-inflamatória, característica dos salicilatos, e alto poder de penetração cutânea. É usado nas concentrações de 2 a 5%, geralmente associado ao adipol, em formulações cosmiátricas para celulite e gordura localizada.

Sálvia

Os extratos são obtidos das folhas e sumidades floridas de *Salvia officinalis* (Labiaceae) e contêm borneol, cineol, cânfora, tuiona, triterpenos, flavonoides e taninos, entre outras substâncias. Tem ação antisséptica, adstringente, estimulante e tônica capilar. É usada em xampus e condicionadores para cabelos oleosos, nas concentrações de 2 a 10%.

Sebonormine®

É um produto que contém extrato hidroalcoólico de Ulmária (*Spiraea ulmaria*, Rosaceae), que contém ácido gálico e taninos. Tem ação adstringente, antisseborreica e antisséptica e é usado como moderador da secreção oleosa da pele em produtos antisseborreicos e antiacne. O ácido gálico é um inibidor da enzima 5 alfa-redutase, responsável pela formação da di-hidrotestosterona, que estimula a produção de sebo nas glândulas. Os taninos atuam como adstringentes e elementos de constrição da estrutura cutânea. Essa constrição mecânica dos poros dilatados da pele é importante por diminuir a passagem do sebo secretado para a superfície cutânea.

Sementes de Apricot em Pó, Sementes de Damasco em Pó

É obtido das sementes de *Prunus armeniaca* (Rosaceae) e tem ação esfoliante e abrasiva. É usado com esta finalidade em formulações para acne, hipercromias e *peelings*, nas concentrações de 1 a 5% para o rosto e 5 a 10% em produtos corporais.

Sensiva® SC 50

É um produto que contém octoxiglicerina, um álcool-éter com ação hidratante, emoliente e antisséptica. É usado em formulações de produtos cosméticos e cosmiátricos, nas concentrações de 0,3 a 3 %, em produtos como desodorantes, hidratantes faciais e corporais, loções após barba e produtos capilares, para pessoas com pele sensível.

260 **Formulações Magistrais em Dermatologia**

Sesaflash®

É um composto que contém glicerina, copolímero de acrililatos, éster policarbamil poliglicólico e proteína hidrolisada do sésamo, ligada ao propilmetilsilanodiol. Tem ação tensora e é usado para diminuição de rugas e de linhas de expressão, nas concentrações de 5 a 10%, em emulsões e géis para o contorno dos olhos, rosto, pescoço, busto e produtos anticelulite.

Sesquicloridrato de Alumínio, Aloxicoll® - ASL

Tem ação adstringente, antiperspirante e antibacteriana. É utilizado em formulações para hiperidroses e em desodorantes, na concentração de 15%.

Silanóis

São compostos que contêm silício e caracterizam-se pelas ligações Si-C-OH e Si-OH. Em compostos orgânicos, o silício faz parte da estrutura do colágeno, elastina e das glicoproteínas, sendo um elemento essencial para o desenvolvimento normal do organismo. Há também evidências de que haja um paralelismo entre o tecido conjuntivo desestruturado e a falta de silício, uma vez que a quantidade de silício no tecido conjuntivo decresce com a idade.

Os silanóis ajudam a regular o metabolismo celular e têm três classes de atividades principais: hidratante, estimulante do AMP cíclico (adipócitos, melanócitos e queratinócitos) e antissenescência, por citoestimulação dos fibroblastos e ação antirradicais livres.

Silicato de Alumínio, Antipollon® HT

O silicato de alumínio sintético, finamente granulado, ao contrário de outros agentes clareadores não inibe a formação de melanina, e sim adsorve a melanina já formada. Sua atividade despigmentante é gradual e não provoca irritação ou sensibilização epidérmica.

O seu uso está indicado para ajudar a despigmentação de efélides, cloasma (melasma) e outras hiperpigmentações. É usado em cremes e loções não iônicas nas concentrações de 1 a 4%, isoladamente, ou em concentrações de 0,5 a 1%, associado a outros agentes clareadores.

Skin Whitening Complex®

É um complexo vegetal clareador que contém extrato de uva ursi, rico em arbutin; biofermentado de *Aspergillus*, um quelante de íons cobre, essencial para a atividade da tirosina; extrato de grapefruit, rico em ácido cítrico e málico, que promovem uma esfoliação suave e auxiliam a remoção de células pigmentadas; extrato de arroz, rico em oligossacarídeos com propriedade hidratante; e ácido fítico, também com ação clareadora. É usado em formulações para hipercromias nas concentrações de 2 a 5%. Seu pH de maior estabilidade é em torno de 4 podendo, portanto, ser associado a outros princípios ativos como o ácido kójico, ácido glicólico, ácido retinoico e Antipollon HT.

Slimming Factor® T (Dimetilxantinas Nanoencapsuladas)

É um composto que contém dimetilxantinas nanoencapsuladas, obtidas do chá (*Theaceae*). Promove a lipólise nas células lipídicas da pele e do tecido subcutâneo. É usado nas concentrações de 0,5 a 5% em cremes, loções cremosas e géis.

Informações Sobre Princípios Ativos   261

Sorbitol

É um produto francamente solúvel em água e suas soluções tem consistência de xarope, de aspecto viscoso, superior ao da glicerina. Tem ação umectante e estabilizante e é utilizado como veículo em diversas formulações e para diferentes princípios ativos.

Sucralfato

É um composto formado pelo octossulfato de sacarose e hidróxido de polialumínio, utilizado como antiulceroso oral. Quando aplicado em queimaduras e ferimentos, atua formando uma barreira física com o meio ambiente e se ligando aos fatores de crescimento dos fibroblastos, impedindo a sua degradação e, deste modo, promovendo a cicatrização. Tem também atividade antibacteriana. O sucralfato também previne a liberação de citocinas (especificamente a interleucina 2 e o interferon gama) nas células danificadas, prevenindo assim a inflamação e proporcionando um efeito calmante.

Sulfacetamida Sódica

Tem efeito bacteriostático contra uma grande variedade de microrganismos Gram-positivos, como estafilococos, estreptococos e clostrídios, e Gram-negativos como as enterobactérias, hemófilos e neissérias. O seu uso tópico é indicado para o tratamento da acne e dermatite seborreica, nas concentrações de 5 a 10%, na forma de loção cremosa ou xampu. É usada também em soluções alcoólicas a 12%, no tratamento da ptiríase versicolor.

Sulfadiazina de Prata

É uma sulfonamida com ampla ação bactericida contra bactérias Gram-positivas, Gram-negativas e também alguma ação antifúngica. É usada para prevenção e tratamento de lesões sépticas em queimaduras de 2° e 3° graus, recuperação de tecido cutâneo em úlceras varicosas infectadas, escaras e piodermites.

Também tem sido usada no tratamento das lesões do herpes zoster, onde se verifica o completo secamento das vesículas após 24 a 72 horas de uso, visível redução do eritema e do edema, diminuição da dor e da sensação de queimação. A ocorrência de neuralgia pós-herpética é leve ou inexistente. É usada em cremes na concentração de 1%.

Sulfato de Alumínio

Tem ação antitranspirante e adstringente, como os demais compostos de alumínio, porém mais irritante, não devendo ser usado por períodos prolongados. É usado em formulações para hiperidrose palmar e plantar, nas concentrações de 1 a 10%. Também é usado a 20 % em solução aquosa para picadas de insetos e de organismos marinhos, com a finalidade de precipitar as proteínas contidas no veneno e diminuir, assim, sua toxicidade local.

Sulfato de Cobre

Apresenta-se na forma de pó ou cristais branco-esverdeados, higroscópicos, solúveis em água e praticamente insolúveis em álcool. É utilizado como antisséptico em solução aquosa, associado ao sulfato de zinco, na água d'Alibour.

262 Formulações Magistrais em Dermatologia

Sulfato de Condroitina

É um mucopolissacarídeo existente naturalmente no tecido conectivo, como a pele, ossos e cartilagens, que forma juntamente com as proteínas não globulares a matriz intercelular. É usado por via oral como auxiliar nos processos de regeneração das cartilagens e ligamentos, nas artralgias e periartrites.

Tem a propriedade de formar soluções viscosas, com alto poder hidratante. Além de sua indicação como hidratante, as formulações contendo sulfato de condroitin são usadas para a reposição da flexibilidade e maciez à pele seca, causadas pelo uso frequente de detergentes ou bronzeadores, e pela exposição à água clorada de piscinas, à água do mar e ao sol. O sulfato de condroitina é usado em formulações hidratantes para estética corporal e em formulações rejuvenecedoras, nas concentrações de 1 a 5%.

Sulfato de Zinco

Tem ação adstringente e antisséptica, e é usado nas concentrações de 0,5 a 1% em loções antiacne. É usado associado ao sulfato de cobre, na água d'Alibour, e ao sulfeto de potássio na Lotio Alba, usada para o tratamento da acne. Também é usado no tratamento do herpes simples, em soluções a 0,25%.

Sulfeto de Selênio

Tem ação antisséptica, antifúngica e antisseborreica. É usado nas concentrações de 1 a 2,5% em xampus para o tratamento da caspa, seborreia do couro cabeludo e ptiríase versicolor. Não deve ser aplicado em áreas inflamadas ou exsudativas da pele e deve-se evitar o contato com os olhos. O uso contínuo do sulfeto de selênio durante meses, pode determinar uma discreta alopecia e mesmo exacerbar a seborreia. Não deve ser usado quando houver inflamação ou prurido no couro cabeludo.

Syn®-Ake

É um produto que contém um tripeptídeo sintético, diacetato de diaminobutiroil benzilamida, cuja estrutura química foi baseada no veneno da serpente *Tropidolaemus wagleri*, a "Víbora do Templo", do sudeste asiático, que contém um peptídeo com 22 aminoácidos, a waglerina-1.

É usado por sua ação inibidora da contração muscular, em produtos *anti-aging*, suavizando rugas e linhas de expressão pré-existentes. O produto também tem efeito cosmético tensor, tornando a pele mais lisa, elástica e firme, aumenta a luminosidade da pele e uniformiza a sua tonalidade. Seu mecanismo de ação seria por bloqueio de receptores colinérgicos nicotínicos pós-sinápticos musculares (nmAChR). É usado nas concentrações de 1 a 4 %

Takallophane®

É um silicato de alumínio sintético que tem a capacidade de adsorver ácidos graxos livres e oxidados, na pele, diminuindo dessa forma a comedogenicidade desses ácidos. É usado em loções não iônicas e soluções aquosas para acne, e em loções fotoprotetoras para pele acneica, nas concentrações de 3 a 8%.

Talco líquido

É uma emulsão com média viscosidade, que contém ésteres de óleo de oliva (Olivem® 300), que conferem um toque acetinado à formulação, que ao ser aplicado na pele deixa uma sensação de frescor.

Informações Sobre Princípios Ativos   263

Tamoxifeno

É um agente não esteroide, com propriedades antiestrogênicas, usado no tratamento do câncer de mama. Por via tópica é utilizado para o tratamento de queloides, em cremes a 0,1%. A formação de queloides ocorre pela ação exagerada, em alguns pacientes, do fator transformador de crescimento beta (TGF-β) que aumenta a atividade dos fibroblastos e a produção de colágeno, durante o processo de cicatrização. O citrato de tamoxifeno inibe a atividade do fator TGF-β, sendo por isso usado na prevenção e tratamento de queloides.

Tensine®

É um agente tensor obtido de proteínas das semente do trigo, *Triticum aestivum* (Gramineae), rico em ácido glutâmico e prolina. Forma um filme altamente coesivo sobre a pele, elástico, resistente e contínuo, capaz de diminuir o número e a profundidade das rugas por algumas horas, tornando a pele lisa e suave, além de aumentar a durabilidade da maquiagem. É usado em produtos com efeito *lifting*, em cremes, loções hidratantes, serum e géis, nas concentrações de 3 a 10%.

Teofilinato de Monometilsilanotriol, Theophyllisilane® C

É um silanol com ação ativadora da lipólise e regeneradora celular. Impede a formação de radicais livres e peróxidos citotóxicos. É carreador da teofilina, que sinergisa a ação do composto de silício. É utilizado em produtos cosmiátricos para rejuvenescimento, celulite e lipodistrofias localizadas, nas concentrações de 2 a 6%.

Terbinafina Cloridrato

Pertence ao grupo das alilaminas, uma nova classe de antifúngicos com amplo espectro de ação contra dermatófitos, leveduras e fungos dimórficos. Atua como inibidor da biossíntese do ergosterol da membrana celular dos fungos. É usado em cremes a 1%.

Terebentina

É um óleo volátil obtido por destilação e retificação da resina de terebentina ou colofônia, obtida de várias espécies de *Pinus* (Pinaceae). É usado como solvente orgânico e rubefaciente nas concentrações de 3 a 6%.

Tetracaína, Ametocaína, Neotutocaína

É um anestésico local potente (8 a 10 vezes mais potente que a procaína). Tem início de ação lenta e duração prolongada do efeito anestésico. É usada nas concentrações de 0,25 a 1%.

Tetraciclina Cloridrato

É um antibiótico bacteriostático com amplo espectro e ação contra microrganismos Gram-positivos e Gram-negativos, rickétsias, borrélias, clamídias, micoplasmas e outros. Também é usada para a profilaxia da oftalmia neonatal por *Neisseria gonorrhoeae* e *Chlamydia trachomatis*. Várias cepas de estafilococos, *Pseudomonas* e *Proteus* são, entretanto, resistentes. É usada em concentrações de 1 a 3% em cremes e pomadas. Devem ser tomadas precauções em virtude do risco de fotossensibilização.

264 Formulações Magistrais em Dermatologia

Thalasferas com Vitamina C

São estruturas carreadoras de fosfato de ascorbil magnésio que disponibilizam a Vitamina C na forma de ácido ascórbico, após reação com as fosfatases cutâneas. O seu uso é indicado nas concentrações de 5 a 15 % em cremes, géis e loções cremosas.

Thiomucase

É uma mucopolissacaridase, isolada dos mesmos tecidos que contém a hialuronidase. Tem ação mais eletiva sobre o ácido condroitin sulfúrico, outro componente do cimento intercelular, juntamente com o ácido hialurônico. É usada nas concentrações de 10.000 a 20.000 UTR%.

Thuya (Tintura)

É obtida das folhas e brotos de *Thuya occidentalis* (Cupressaceae) e contém óleo essencial, monoterpenoides (tuiona, fenchona, limoneno e cânfora), sesquiterpenos e flavonoides (quercetina e campferol), entre outros princípios ativos. É usada em formulações antissépticas e para verrugas e condilomas, nas concentrações de 2 a 10%.

Tiabendazol

É um anti-helmíntico polivalente, especialmente ativo contra estrongiloides (uso oral) e contra a larva migrans (uso tópico). É usado em cremes, pomadas ou loções cremosas nas concentrações de 5 a 15 %.

Timol

É obtido do óleo essencial do tomilho, *Thymus vulgaris* (Labiatae) ou produzido sinteticamente. Tem ação antisséptica, antifúngica e antipruriginosa. É usado em formulações de colutórios nas concentrações de 0,15 a 0,25%, em formulações para aftas a 3%, e no tratamento de onicomicoses e paroníquias por fungos, na concentração de 2%.

Tinidazol

É um derivado imidazólico usado no tratamento de infecções por protozoários e também para a profilaxia de infecções por bactérias anaeróbias. Também é utilizado em formulações tópicas para uso vaginal, geralmente associado a antimicóticos como o nitrato de miconazol ou a nistatina, para o tratamento de vulvovaginites mistas por *Trichomonas vaginalis* e *Candida albicans*.

Tioconazol

É um antifúngico imidazólico com amplo espectro de ação, incluído dermatófitos, *Mallassezia furfur* e *Candida albicans*. É usado em cremes, talcos e loções a 1 a 2% para o tratamento de tinhas, ptiríase versicolor e candidíase. É usado também no tratamento da candidíase vaginal, na forma de óvulos com 300 mg ou cremes a 6%, e no tratamento de onicomicoses em soluções a 28%.

TRIAC, Tiratricol, TA3

Corresponde ao ácido 3,5,3' triiodotiroacético, um derivado metabólico da triiodotironina. Ao contrário dos hormônios tireoidianos, segundo diversos pesquisadores, o TRIAC tem uma ação seletiva no metabolismo lipídico, inibindo a atividade das fosfodiesterases presentes nos adipócitos e permitindo, portanto, a manutenção de uma taxa suficiente de AMP cíclico, indispensável para assegurar a atividade

Informações Sobre Princípios Ativos 265

das fosfolipases que degradam os triglicerídeos em ácidos graxos livres e glicerol. Outras correntes, entretanto, consideram o TRIAC um hormônio tireoidiano como o T3 e o T4, e reservam o seu uso para as mesmas indicações que estes.

Usado topicamente, favorece a eliminação do excesso gorduroso das células adiposas e, por esta razão, é indicado para o tratamento das infiltrações do tecido celular subcutâneo, do tipo celulite. Deve-se pesquisar a sensibilidade do paciente ao iodo, pois o TRIAC pode produzir reações alérgicas em pacientes sensíveis. É usado na forma de cremes, nas concentrações de 0,05 a 0,2%. No Brasil, teve o seu uso proibido pela Resolução da Anvisa - RE n° 128, de 11 de janeiro de 2013.

Triancinolona Acetonido

É um corticosteroide potente com ótima penetração e distribuição na epiderme. Nas concentrações de 0,025 a 0,1% está indicado no tratamento de dermatoses extensas, fotodermatites, pruridos e urticária. Nas concentrações de 0,1 a 0,5% é utilizada nas dermatoses de maior gravidade como psoríase, neurodermites etc. Dependendo da duração do tratamento, pode provocar manifestações adversas locais como estrias, telangiectasias e atrofia cutânea. A absorção percutânea é mínima mas, sob certas circunstâncias, pode provocar disfunção da adrenal. É formulada em cremes, pomadas, loções cremosas e alcoólicas.

Trietanolamina

É um composto orgânico com hidrólise alcalina, usado para saponificar ácidos graxos superiores, como o ácido esteárico e o ácido oleico, e como agente emulsificante para a produção de emulsões estáveis do tipo O/A (óleo em água), em pH levemente alcalino.

Troxerrutina, Triidroxietilrutina

É um bioflavonoide obtido da castanha da Índia, *Aesculus hippocastanum* (Hippocastanaceae), ou por síntese, com ação venotônica e protetora vascular. É usada nas concentrações de 1 a 3% em formulações tópicas antivaricosas e para o tratamento da celulite, para aplicação local 2 a 4 vezes ao dia, com massagem suave, nas regiões afetadas.

Unipertan®

É uma associação de princípios ativos que contém tirosina, adenosina e hidrolisado de proteínas, usado como acelerador do bronzeamento por aumentar a disponibilidade de tirosina para a síntese de melanina. É usado nas concentrações de 2 a 5%, geralmente associado a um filtro UV-B.

Unitan®

É uma associação de princípios ativos que contém tirosina, riboflavina e hidrolisado de colágeno. Tem ação aceleradora do bronzeamento, por aumentar a disponibilidade de tirosina para a síntese de melanina. É utilizado na faixa de 2 a 5%, geralmente associado a um filtro UV-B.

Unitrienol® T 272

É um composto bioativo que contém acetato de farnesila, farnesol e triacetato de pantenila, com propriedade umectante e regeneradora epidérmica. Por se tratar de um precursor da vitamina F, tem ação reguladora das glândulas sebáceas. É usado em produtos cosmiátricos nas concentrações de 2 a 8%.

266 **Formulações Magistrais em Dermatologia**

Ureia, Carbamida

Tem ação hidratante, queratolítica e antibacteriana. Atua solubilizando ou desnaturando as proteínas. Em baixas concentrações (até 2%) é usada em compressas para limpeza de ferimentos e para estimular a cicatrização. Em concentrações até 10% é usada como hidratante, de 10 a 20% para hiperqueratoses, de 10 a 40% para psoríase e de 20 a 40% para língua nigra vilosa. É usada nas formas de cremes, pomadas e loções.

Vaselina Sólida, Parafina Mole, Petrolato Branco

É uma mistura purificada e semissólida de hidrocarbonetos obtidos do petróleo e quase ou totalmente descorada. Tem propriedade emoliente, suaviza e lubrifica a pele, exercendo assim ação protetora. É usada como veículo para inúmeros princípios ativos e como componente de pomadas.

Verde Brilhante, Verde Malaquita

É um corante também conhecido como verde de anilina, 4-[(4-dimetilaminofenil)-fenil-metil]-N,N-dimetil-anilina), com ação antisséptica. É usado nas concentrações de 0,05 a 1%.

Vermelho Neutro

É um corante (cloridrato de 3 amino 7 dimetilamino 2 metilfenazina) que induz a fotoinativação de diversos vírus. É usado no tratamento do herpes simples e genital, na concentração de 0,1%, em solução aquosa.

Vialox ®

É composto por um pentapeptídeo que atua de forma similar a tubocurarina, um alcaloide que é o principal componente ativo do curare. É um antagonista competitivo dos receptores de acetilcolina, bloqueia a liberação de sódio na membrana pós-sináptica e inibe a contração muscular, sendo uma alternativa para uso tópico às injeções de Botox®. Suaviza as marcas de expressão e é usado nas concentrações de 0,05 a 0,3% em cremes, loções, géis e seruns.

Violeta de Genciana

É um corante com ação tópica antisséptica, particularmente efetiva contra leveduras como *Candida albicans*. É usada em soluções aquosas nas concentrações de 0,5 a 2%. Deve ser usado em períodos curtos, de 3 a 4 dias, pois produz irritação local e dificulta a regeneração tissular, provavelmente por interferir na formação de colágeno.

Vitamina A, Retinol

É uma vitamina lipossolúvel, bem absorvida pela pele, onde tem uma ação moderadora da produção de queratina e estimulante para o desenvolvimento e maturação das células epiteliais. É utilizada para o tratamento da queratinização excessiva e, como inibe também a formação de comedões, melhora os casos de acne.

Em cosmiatria é empregada geralmente associada às vitaminas D e E, para pessoas com pele seca, ou sujeita às intempéries, ou ainda exposta ao uso constante de detergentes. Seu efeito cosmético é muito bom e torna a pele mais lisa e mais macia. É usada em cremes e loções cremosas nas concentrações de 50.000 a 1.000.000 UI%.

Informações Sobre Princípios Ativos   267

Vitamina B12, Cianocobalamina

O seu uso tem sido experimentado em formulações tópicas para o tratamento da dermatite atópica e da psoríase, como alternativa às formulações com calcipotriol, na concentração de 0,07 % em cremes emolientes.

Vitamina B6, Piridoxina

A vitamina B6 é usada em formulações para uso tópico, por sua ação antisseborreica, nas concentrações de 0,2 a 2%, em tratamentos capilares para caspa, alopecia seborreica e acne. Associada ao zinco, potencializa a ação deste sobre a 5 alfa redutase.

Vitamina C, Ácido Ascórbico

É usada por via tópica por sua ação antirradicais livres e estimulante da síntese de colágeno e glicosaminoglicanos, além de hidratar e tonificar a pele. Acelera a cicatrização de feridas, reduzindo o grau e a duração do eritema pós-*peeling*. É usada nas concentrações de 5 a 20% em géis, cremes e loções cremosas.

Vitamina D2 (ergocalciferol), Vitamina D3 (colecalciferol)

A vitamina D é bem absorvida pela pele, onde possui a propriedade de promover a cicatrização e pigmentação cutâneas, em queimaduras e escoriações. Embora não se conheçam bem as ações da vitamina D sobre a pele normal, ela é usada em cosmiatria associada à vitamina A, pelo fato de que na natureza essas duas vitaminas encontram-se quase sempre associadas. É usada em cremes e loções cremosas nas concentrações de 5.000 a 100.000 UI% (1 mg de colecalciferol ou ergocalciferol é equivalente a 40.000 UI de Vitamina D).

Vitamina E, Alfa Tocoferol

Como as vitaminas A e D, a vitamina E também é bem absorvida pela pele. Tem ação antioxidante e retarda tanto a formação de peróxidos como a oxidação de lipídios, protegendo portanto as lipoproteínas da parede celular e retardando o envelhecimento da pele. Possui ainda ação umectante e é usada em cosmiatria, geralmente associada às vitaminas A e D, nas concentrações de 0,1 a 0,5%.

Vitamina F

A vitamina F é um complexo de ácidos graxos insaturados, como o ácido linoleico, linolénico e araquidônico. Atua como hidratante e preventivo do envelhecimento cutâneo, pois sua composição semelhante às secreções naturais da pele contribui para a manutenção do filme lipídico da mesma. É usada em produtos cosmiátricos, nas concentrações de 0,5 a 1%.

Vitamina K1, Fitomenadiona

A Vitamina K1 tem sido usada por via tópica, no tratamento da púrpura actínica e da púrpura traumática em cirurgias, e os resultados obtidos mostram uma influência positiva sobre o desaparecimento do sangue extravascular, bem como na diminuição da incidência de equimoses. Em função desses resultados, tem sido experimentado o seu uso também para a redução de "olheiras", formulada em cremes a 1% para aplicação 2 vezes ao dia.

268 Formulações Magistrais em Dermatologia

Willow Bark Extrato

É obtido da casca de *Salix nigra* (Salicaceae) e rico em taninos e salicinas. Tem ação analgésica, antisséptica, adstringente e anti-inflamatória, devido a presença de salicinas. Tem também ação queratolítica, estimulando a renovação celular, reduzindo linhas finas de expressão e rugas, diminuindo o ressecamento e promovendo melhora da pele. Os taninos presentes conferem ao extrato de *Willow Bark* propriedade antioxidante, minimizando a peroxidação lipídica das membranas celulares. É usado na faixa de 5 a 10%.

V. Bibliografia

1. Alía E. *Manual de Formulación Magistral Dermatológica*. Madrid: Ed. E. Alía, 1998.
2. Allen Jr LV. *Allen's Compounded Formulations*. Washington DC: The U.S. Pharmacist Collection, AphA, 1995-1998.
3. Alonso JR. *Tratado de Fitomedicina*. Buenos Aires: ISIS Ediciones, 1998.
4. Ansel HC, Popovitch NG, Allen Jr LV. *Farmacotécnica - Formas Farmacêuticas & Sistemas de Liberação de Fármacos*. São Paulo: Editorial Premier, 2000.
5. Atienza M, Martínez J, Marín R. *Formulación en Farmacia Pediátrica*. 3ª ed. Sevilla: Ed. ACF2, 2005.
6. Borellini U. Cosmetologia - *Il cosmetico nel terzo millennio*. 6ª Ed. Milano: Ala Editrice - Les Nouvelles Esthétiques, 2003.
7. Brandão L. *Índex ABC*. Ingredientes para Indústria de Produtos de Higiene Pessoal, Cosméticos e Perfumes. 2ª Ed. São Paulo: Editora SRC, 2000.
8. *British National Formulary*. 57th Ed. London: BMJ Group, 2009.
9. Callabed J. Fórmulas Magistrales em Pediatría. Barcelona: Acofarma, 2011.
10. Castaño MªT, Ruiz RL, Vidal JLA. *Monografías Farmacéuticas*. Colegio Oficial de Farmacéuticos de la Provincia de Alicante, 1998.
11. Corbett CE. *Farmacodinâmica*. 6ª Ed., Rio de Janeiro: Guanabara Koogan, 1982.
12. CTFA *Cosmetic Ingredient Handbook*. 1th Ed., Washington DC: The Cosmetic, Toiletry and Fragance Association, Inc., 1988.
13. *Dictionnaire Vidal*. Paris: Editions du Vidal, diversas edições.
14. Draelos Z. *Cosméticos em Dermatologia*. Porto Alegre: Artes Médicas, 1991.
15. *Drug Facts and Comparisons*. 50th Ed., St. Louis: Facts and Comparisons, 1996.
16. *Farmacopeia Brasileira* 1ª Ed., Rodolpho Albino Dias da Silva, 1926.
17. *Farmacopeia Brasileira* 2ª Ed., 1959, 3ª Ed., 1977, 4ª Ed., 1996, 5ª Ed., 2010.
18. *Farmacopeia Portuguesa*, VI Edição Oficial 1997.
19. *Formulaire Therapeutique Magistral* (Belgique). 1ʳᵉ edition, Pharmaciens, 2003.
20. Ferreira AO, Brandão M. *Guia Prático da Farmácia Magistral*. 4ª Ed., São Paulo: Pharmabooks, 2010.
21. Fonseca A, Prista LN. *Manual de Terapêutica Dermatológica e Cosmetologia*. São Paulo: Editora Roca, 1993.
22. *Formulário Galénico Português*, Associação Nacional das Farmácias, Cetmed - Centro Tecnológico do Medicamento, 2001.
23. *Formulário Médico* - Hospital das Clínicas da Faculdade de Medicina da Universidade de São Paulo, 1947.
24. *Formulário Nacional - Farmacopeia Brasileira* 2ª edição. Brasília: Editora Anvisa, 2012.
25. *Formulario Nacional*. Ministerio de Sanidad y Consumo. Agencia Española de Medicamentos y Productos Sanitarios. 2007.
26. Grimalt F. *Formulario OTC Ibérica*. 2ª ed. Barcelona: Laboratorios OTC Ibérica SA, 2005.
27. *Guia Farmacoterapêutico HC*. Hospital das Clínicas da Faculdade de Medicina da USP. 4ª Ed, 2008 - 2010.
28. *Handbook of Pharmaceutical Excipients*. 3th Ed. London: Pharmaceutical Press, 2000.
29. Korolkovas A. *Dicionário Terapêutico Guanabara*. Rio de Janeiro: Guanabara Koogan, várias edições.
30. Llopis MªJ, Baixauli V. *Formulario Básico de Medicamentos Magistrales*. Valencia: Distribuciones El Cid, 2001.
31. Lucas V. *Formulário Médico-Farmacêutico Brasileiro*. 1ª Ed., Rio de Janeiro: 1954.
32. Lucas V. *Formulário Médico-Farmacêutico Brasileiro*. 2ª Ed., Rio de Janeiro: Editora Científica, 1959.
33. Lucas V. *Incompatibilidades Medicamentosas*. 2ª Ed. Rio de Janeiro, 1957.

270 **Formulações Magistrais em Dermatologia**

34. McPhee SJ, Papadakis MA, Eds. *Current Medical Diagnosis & Treatment*. The McGraw-Hill Companies, 2009.
35. *Manual de Terapêutica Dermatológica e Cosmetologia*. 1ª Ed., São Paulo: Livraria Roca, 1984.
36. Martins JEC, Paschoal LHC. *Dermatologia Terapêutica*. São Paulo: Martins & Paschoal Editores, 1996.
37. PDR - *Physician's Desk Reference* - Montvale: várias edições.
38. PDR *for Herbal Medicines* - Montvale: Medical Economics Company, 1998.
39. Peyrefitte G, Martini MC, Chivot M. *Cosmetologia, Biologia Geral, Biologia da Pele* - São Paulo, Editora Andrei, 1998.
40. Prista LN, Alves AC, Morgado RMR. *Técnica Farmacêutica e Farmácia Galênica*. 4ª Ed. Porto: Fundação Calouste Gulbenkian, 1992.
41. Prista LN, Alves AC, Morgado RMR. *Tecnologia Farmacêutica*. 5ª Ed. Lisboa: Fundação Calouste Gulbenkian, 1995.
42. Prista LN, Bahia MFG, Vilar E. *Dermofarmácia e Cosmética*. Porto: Edição da Associação Nacional de Farmácias de Portugal, 1995.
43. Quiroga M, Guillot C. *Cosmética Dermatológica Práctica*. 5ª Ed. Buenos Aires: Edit. El Ateneo, 1986.
44. *Remington: The Science and Practice of Pharmacy* - 20[Th] Ed. Philadelphia: Lippincot Williams & Wilkins, 2000.
45. Reynolds JE, ed. Martindale - *The Extra Pharmacopoeiae*. London: The Pharmaceutical Press, várias edições.
46. Rubin MG. *Manual de Peeling Químico Superficial e de Média Profundidade*. Rio de Janeiro: Affonso & Reichmann Editores Associados, 1998.
47. Sampaio S, Riviti E. *Dermatologia Básica*. São Paulo: Artes Médicas, 1998.
48. Sittart JAS, Pires MC. *Dermatologia para o Clínico*. São Paulo: Lemos Editorial, 1997.
49. Souza VM, Antunes Jr D. *Ativos Dermatológicos*. São Paulo: Pharmabooks, vária edições.
50. Sweetman SC, ed. Martindale - *Guía Completa de Consulta Farmacoterapéutica*. 2ª ed. Barcelona: Pharma Editores, 2005.
51. Teske M, Trentini AMM. *Herbarium - Compêndio de Fitoterapia*. Herbarium Laboratório Botânico.
52. *The Merck Index*. New Jersey: Merck & Co. Inc., várias edições.
53. *The Merck Manual of Diagnosis and Therapy*. New Jersey: Merck & Co., Inc., várias edições.
54. *The United States Pharmacopeia*. U.S. Pharmacopeial Convention - várias edições.
55. Thompson JE. *A Prática Farmacêutica na Manipulação de Medicamentos*. Porto Alegre: Artmed, 2006.
56. Tiago F. *Feridas: Etiologia e Tratamento*. Ribeirão Preto, 1995.
57. Tosti A, Grimes PE, Padova MP. Color Atlas of Chemical Peels. Springer, 2006.
58. Trissel LA. *Stability of Compounded Formulations*. 2 Ed. Washington: American Pharmaceutical Association, 2000.
59. *USP DI* - 21[Th] Ed. Micromedex Inc., 2001.
60. Vigliola P, Rubin J. *Cosmiatria - Fundamentos Científicos y Técnicos*. Buenos Aires: Ediciones de Cosmiatria, 1979.
61. Wilkinson JB, Moore RJ. *Cosmetología de Harry*. Madrid: Ediciones Díaz de Santos, 1990.
62. Zanini AC, Basile AC, Follador W, OGA S. *Guia de Medicamentos*. 2ª Ed. São Roque: IPEX, 1997.
63. Zanini AC, Oga S, Batistuzzo JAO. *Farmacologia Aplicada*. 6ª Ed. São Paulo: Atheneu, 2018.

VI. Índice Remissivo

A

AA2G 204
  despigmentantes, cosmiatria 172
  hipercromias 103
Abacate, Óleo 247
  anti-inflamatórios e descongestionantes cutâneos
  54
  dermatite atópica 99
  emolientes, cosmiatria 170
  psoríase 160
Abrasivos, Cosmiatria 170
Abscents 203
  hidroses 129, 131
Abyssine 203
  anti-inflamatórios, cosmiatria 169
  hidratantes faciais, cosmiatria 176
  produtos após-barba, cosmiatria 201
  rosto, colo e pescoço, cosmiatria 186
Açafrão 203
  antissépticos e antiexsudativos 69
Acerola
  alopecias, uso oral 32
Acetato de Alumínio 203
  antissépticos e antiexsudativos 69, 72
Acetato de Ciproterona
  acne, uso oral 13, 14
  hirsutismo 134, 135
Acetato de Clostebol 221
  cicatrizantes, escaras e úlceras 85, 86
  formulações pós-*peelings* 148
Acetato de Dexametasona 224
  anti-inflamatórios hormonais tópicos 50, 52
Acetato de Etila
  onicopatias 139
Acetato de Hidrocortisona 235
  alopecias, uso tópico 33
  anti-inflamatórios hormonais tópicos .. 50, 52, 53
  dermatite atópica 97
  queloides e atenuação de cicatrizes 164
Acetato de Medroxiprogesterona
  hirsutismo 136
Acetato de Tocoferol 229
Acetil Hexapeptídeo-3 211
  tensores, cosmiatria 171
Acetilmetionato de Metilsilanol 203
  alopecias, uso tópico 34
  tratamentos capilares, cosmiatria 173
Acetiltirosinato de Metilsilanol 203
  bronzeadores e aceleradores do bronzeamento . 125
Acetonido de Desfluortriancinolona 224
  alopecias, uso tópico 33
Acetonido de Fluocinolona 230

alopecias, uso tópico 33
anti-inflamatórios hormonais tópicos 50, 51, 52
antisseborreicos 66
psoríase 154, 156
Acetonido de Triancinolona 265
  alopecias, uso tópico 33, 34
  anti-inflamatórios hormonais tópicos 50, 51, 52
  dermatite atópica 98
  psoríase 156
Achillea millefolium 212
  acne, cosmiatria 172
Aciclovir
  antivirais 75
  antivirais tópicos 76, 77
Ácido Acético 203
  onicopatias 140
Ácido Acético Glacial 203
  alopecias, uso tópico 33, 34, 35
Ácido Ascórbico 267
Ácido Ascórbico 2-Glicosado 204
  antienvelhecimento, cosmiatria 180
  despigmentantes, cosmiatria 172
  hidratantes faciais, cosmiatria 175, 176
  hipercromias 103, 105
  hipercromias, cosmiatria 187, 188
Ácido Azelaico 204, 225
  acne, uso tópico 18, 23
  hipercromias 103, 105
Ácido Benzoico 204
  antimicóticos tópicos 56, 58, 59
  fissuras dos mamilos 92
  onicopatias 137, 138
Ácido Bórico 204
  antimicóticos tópicos 58, 59
  antipruriginosos 65
  antissépticos e antiexsudativos 69, 70
  hidroses 129, 130, 131
Ácido Carboxietil Gama Aminobutírico 218
  celulite, cosmiatria 173
Ácido Cítrico 204
Ácido Esteárico 204
Ácido Ferúlico
  antioxidantes tópicos 124
  hipercromias 107
Ácido Fítico 204
  área dos olhos, cosmiatria 184
  despigmentantes, cosmiatria 172
  formulações pós-*peelings* 148
  hipercromias 103, 105
  hipercromias, cosmiatria 187
Ácido Fusídico 205
  antibacterianos tópicos 45
Ácido Glicirrhízico 205
  acne, uso tópico 23

272 Formulações Magistrais em Dermatologia

anti-inflamatórios e descongestionantes cutâneos 53
anti-inflamatórios, cosmiatria 169
antivaricosos, antiflebíticos e antitrombóticos tópicos.. 74
formulações pós-*peelings* 148, 149, 150
formulações pré-*peelings*.............................. 147
máscaras faciais e tensores, cosmiatria............. 177
produtos após-barba, cosmiatria 202

Ácido Glicólico.. 205
acne, cosmiatria 186
acne, uso tópico 18, 23
área dos olhos, cosmiatria................................. 183
formulações pós-*peelings* 149
formulações pré-*peelings*.............................. 147
hipercromias 103, 104, 105
hiperqueratose, ictiose 132, 133
peelings 143
rosto, colo e pescoço, cosmiatria 185

Ácido Hialurônico... 205
antienvelhecimento, cosmiatria 180
antioxidantes tópicos 124
antirrugas, cosmiatria 181
área dos olhos, cosmiatria 183, 184
cicatrizantes, escaras e úlceras.......................... 88
formulações pós-*peelings* 148, 149
hidratantes faciais, cosmiatria.......................... 175
hidratantes, cosmiatria..................................... 171
máscaras faciais e tensores, cosmiatria..... 177, 178
queratose actínica 165
rosto, colo e pescoço, cosmiatria 185

Ácido Kójico.. 205
área dos olhos, cosmiatria................................. 184
despigmentantes, cosmiatria 172
formulações pré-*peelings*.............................. 147
hipercromias 103, 104, 105
hipercromias, cosmiatria.................................. 187

Ácido Láctico.. 205
acne, uso tópico 18, 20, 27
cáusticos 80, 81, 82
dermatite atópica 97, 100
hiperqueratose, ictiose 132, 133
peelings 143, 146
produtos para bebês, cosmiatria........................ 200
produtos para uso pós-solar 128
psoríase.. 153

Ácido Lipoico.. 206
antioxidantes tópicos 124
antirrugas, cosmiatria 182
área dos olhos, cosmiatria................................. 184
nutrição facial, cosmiatria................................ 179
rosto, colo e pescoço, cosmiatria 185

Ácido Mandélico 206
acne, uso tópico 18, 23
antirrugas, cosmiatria 181
hipercromias.. 103, 105
peelings 143, 144

Ácido Nítrico... 206
cáusticos.. 80
Ácido Para-Aminobenzoico............................. 252
fotoprotetores 119, 122
Ácido Pirúvico
cáusticos.. 80
Ácido Retinoico.. 206
acne, uso tópico...................................... 18, 21
alopecias, uso tópico.........................33, 35, 36
antienvelhecimento, cosmiatria 180
antirrugas, cosmiatria 181
formulações pós-*peelings* 149
formulações pré-*peelings* 147
hipercromias.......................................103, 104
hipercromias, cosmiatria 188
hiperqueratose, ictiose 132
língua nigra vilosa 136, 137
nutrição facial, cosmiatria 179
onicopatias 137, 140
peelings 143, 144
queloides e atenuação de cicatrizes 163
Ácido Salicílico 207
acne, cosmiatria 186
acne, uso tópico.....................18, 19, 20, 24, 26
alopecias, uso tópico.........................34, 35, 40
anti-inflamatórios hormonais tópicos 51, 52
antimicóticos tópicos 58, 59
antipruriginosos.. 65
antisseborreicos... 66, 67
antissépticos e antiexsudativos......................... 70
cáusticos...80, 81, 82
eczemas 114
foliculite da barba.. 128
hidratantes corporais, cosmiatria 189
hidroses 130, 131
hiperqueratose, ictiose......................132, 133, 134
limpeza da pele, cosmiatria 174
língua nigra vilosa 136, 137
onicopatias 137, 138, 140
peelings 143, 145, 146
pele acneica, uso tópico.................................... 28
produtos após-barba, cosmiatria...................... 202
psoríase............. 153, 154, 155, 156, 157, 159, 160
Ácido Tânico 207
antimicóticos tópicos.. 59
hidroses 129
Ácido Tartárico
antimicóticos tópicos.. 59
hidroses 131
Ácido Tióctico 206
Ácido Tioglicólico
área dos olhos, cosmiatria 184
hipercromias..103, 107, 108
Ácido Tranexâmico
hipercromias..103, 106, 107
Ácido Tricloroacético 207
cáusticos.. 80

Índice Remissivo 273

peelings 143, 145
Ácido Undecilênico 207
  antimicóticos tópicos 56, 59
Acne 13
Acne Control 207
  acne, cosmiatria 187
Acne, Cosmiatria 172, 186
Adapaleno 207
  acne, uso tópico 18, 21, 22
Adenin 232
  acne, cosmiatria 172
  acne, uso tópico 19
  rosácea, uso tópico 26
Adenosina
  alopecias, uso tópico 34, 39
Adipol 207
  celulite, cosmiatria 173, 191, 192, 194
Adstringentes, Cosmiatria 169
Aesculus hippocastanum 218, 227, 258, 265
  antivaricosos, antiflebíticos e antitrombóticos
    tópicos 73
Água Boricada
  antissépticos e antiexsudativos 69
Água Canforada 217
  alopecias, uso tópico 33, 36, 37
  antivirais tópicos 79
Água D'Alibour
  antissépticos e antiexsudativos 69
Água de Cal 208
  antipruriginosos 64, 65
Água de Hamamelis
  tonificação facial, cosmiatria 175
Água Fenicada
  higienização de ambientes 167
Água Oxigenada 10 Volumes
  antissépticos e antiexsudativos 70
Alantoína 208
  acne, cosmiatria 186
  acne, uso tópico 20, 24, 27
  anti-inflamatórios e descongestionantes cutâneos
    53
  anti-inflamatórios hormonais tópicos 51, 53
  antisseborreicos 67
  antissépticos e antiexsudativos 71
  celulite, cosmiatria 191, 193
  cicatrizantes, cosmiatria 169
  cicatrizantes, escaras e úlceras 85, 90, 91
  eczemas 114, 115
  estrias, cosmiatria 194, 195
  fissuras dos mamilos 92, 93
  flacidez, cosmiatria 190
  foliculite da barba 128
  formulações para as mãos, cosmiatria 195
  formulações para os lábios, cosmiatria 196
  formulações pós-*peelings* 148
  hidratantes faciais, cosmiatria 175, 176
  hidratantes, cosmiatria 171

hidroses 129, 130
hiperqueratose, ictiose 133
máscaras faciais e tensores, cosmiatria 178
nutrição facial, cosmiatria 178
pele acneica, uso tópico 28
produtos após-barba, cosmiatria 201, 202
produtos para uso pós-solar 127
psoríase 153, 155, 156
púrpuras 162
queloides e atenuação de cicatrizes 163, 164
tonificação facial, cosmiatria 175
tratamentos capilares, cosmiatria 197
Alcaçuz 205, 211
  acne, cosmiatria 186
  despigmentantes, cosmiatria 172
  hipercromias, cosmiatria 187, 188
Alcatrão de Hulha 221, 241
  eczemas 113
  psoríase 153
  ptiríase alba 161
Álcoois de Lanolina 208
Álcool Canforado 217
  acne, uso tópico 19, 20
  antissépticos e antiexsudativos 69
  hidroses 130
  pele acneica, uso tópico 28
Álcool Cetílico 208
Álcool Estearílico 208
Álcool Etílico
  antissépticos 69, 72
Álcool Gel
  antissépticos 72
Álcool Iodado
  antissépticos 72
Álcool Isopropílico
  antissépticos 69, 72
Alcoolato de Melissa
  alopecias, uso tópico 34
Alecrim 208
  acne, cosmiatria 172
  alopecias, uso tópico 33, 34, 35, 36, 37
  produtos após-barba, cosmiatria 202
  rosto, colo e pescoço, cosmiatria 185
  tratamentos capilares, cosmiatria 173, 197
Alecrim, Óleo
  área dos olhos, cosmiatria 184
  rosto, colo e pescoço, cosmiatria 185
  tratamentos capilares, cosmiatria 199
Alfa Bisabolol 208
  acne, cosmiatria 187
  acne, uso tópico 21, 23, 24, 27, 28
  anti-inflamatórios e descongestionantes cutâneos
    53
  anti-inflamatórios, cosmiatria 169
  antipruriginosos 64, 65, 66
  antirrugas, cosmiatria 181
  cicatrizantes, escaras e úlceras 91

274 Formulações Magistrais em Dermatologia

foliculite da barba.. 128
formulações para os lábios, cosmiatria............. 196
formulações pós-*peelings* 148, 149
formulações pré-*peelings*............................... 147
hidratantes faciais, cosmiatria......................... 176
hipercromias 104, 107
hipercromias, cosmiatria................................. 187
hiperqueratose, ictiose 133, 134
produtos para bebes 200
produtos para uso pós-solar 128
púrpuras.. 162
Alfa Hidróxi-Ácidos de Frutas............................ 243
Alfa Tocoferol 267
Algae Extract Pullulan....................................... 253
Algas Marinhas 209
acne, cosmiatria 172
adstringentes, cosmiatria 169
celulite, cosmiatria................... 173, 191, 193
flacidez, cosmiatria... 190
formulações pós-*peelings* 148
hidratantes faciais, cosmiatria......................... 175
limpeza da pele, cosmiatria 174
sabonetes, cosmiatria....................................... 201
tratamentos capilares, cosmiatria.................... 197
Algas Pardas 232
Algas Vermelhas.. 232
Algisium 242
área dos olhos, cosmiatria..................... 182, 184
celulite, cosmiatria.. 173
estimulantes e regeneradores tissulares, cosmiatria
.... 170
estrias, cosmiatria 195
rosto, colo e pescoço, cosmiatria 185
Algodão Pólvora... 222
colódio elástico... 81
Allium cepa 209
queloides e atenuação de cicatrizes 163, 164
Aloe 209
acne, uso tópico... 27
antisseborreicos 67
emolientes, cosmiatria 170
estimulantes e regeneradores tissulares, cosmiatria
.... 170
fotoprotetores 123
hidratantes faciais, cosmiatria......................... 175
limpeza da pele, cosmiatria 174
onicopatias.. 141
tratamentos capilares, cosmiatria............. 196, 197
Aloe barbadensis 209
Aloe vera.. 209
cicatrizantes, escaras e úlceras.................. 85, 91
formulações pós-*peelings* 148, 149
máscaras faciais e tensores, cosmiatria............. 178
produtos após-barba, cosmiatria 201, 202
produtos para bebes 200
psoríase... 153, 157
repelentes de insetos....................................... 166

tratamentos capilares, cosmiatria.............197, 199
Aloe vera Extrato 200:1 209
antienvelhecimento, cosmiatria 180
hidratantes faciais, cosmiatria......................... 175
produtos após-barba, cosmiatria 201
Aloína.. 209
Alopecias 29
Aloxicoll 260
hidroses 129
Alteromonas macleodii 203
Alúmen de Potássio 209
hidroses 129, 131
Alumínio Metálico... 210
cicatrizantes, escaras e úlceras 85, 90
Alumínio, Sesquicloridrato 260
Alumínio, Silicato.. 260
Alumínio, Sulfato 261
Amêndoas, Óleo 247
antipruriginosos 65
antirradicais livres, cosmiatria 186
área dos olhos, cosmiatria 182
cicatrizantes, escaras e úlceras 90
eczemas 114
emolientes, cosmiatria 170
estrias, cosmiatria.....................................194, 195
fissuras dos mamilos, prevenção 92
hidratantes corporais, cosmiatria 188, 189
hiperqueratose, ictiose................................133, 134
limpeza da pele, cosmiatria 174
produtos para bebes 200
Ametocaína.. 263
anestésicos locais.. 41
Amido.. 210
antipruriginosos 64, 65
hidroses 130
produtos para bebes 200
Aminoácidos da Seda 210
tratamentos capilares, cosmiatria......173, 196, 197,
199
Aminoácidos do Trigo 210
tratamentos capilares, cosmiatria......173, 196, 198,
199
Aminofilina
celulite, cosmiatria 173, 193
psoríase...153, 157
Ammi visnaga
hipocromias, uso oral 111
psoríase, uso oral 153
Amsonia montana 215
Amsonia taherna.. 215
Andiroba, Óleo 247
repelentes de insetos....................................... 166
Anestésicos Locais 41
Anestesina... 214
anestésicos locais.. 41
Anidrido Silícico.. 210
esfoliantes e abrasivos, cosmiatria.................. 170

Índice Remissivo 275

onicopatias.. 139
sabonetes, cosmiatria.................................... 201
Anthemis nobilis.. 213
Antialérgicos... 41
Antiandrógenos
 acne 14
 acne, uso oral 13
 acne, uso tópico 18
 alopecias, uso tópico..................................... 33
Antibacterianos
 acne, uso oral 13, 15
 acne, uso tópico 18
Antibacterianos Tópicos 45
Antienvelhecimento, Cosmiatria.................... 179
Antiflebíticos Tópicos....................................... 73
Anti-Inflamatórios e Descongestionantes Cutâneos 53
Anti-Inflamatórios Hormonais, uso oral 47
Anti-Inflamatórios, Cosmiatria 169
Antimicóticos Orais 54
Antimicóticos Tópicos....................................... 56
Antioxidantes Tópicos 124
Antiparasitários.. 60
 acne, uso oral 14, 17
 acne, uso tópico 18
Antipirina.. 210
Antipollon... 260
 hipercromias..................................... 103, 105
Antipruriginosos...................................... 41, 64
Antirradicais Livres, Cosmiatria............ 169, 186
Antirrugas, Cosmiatria.................................... 181
Antisseborreicos 66
 acne, uso tópico 18
Antissépticos
 acne, uso tópico 18
Antissépticos e Antiexsudativos 69
Antitrombóticos Tópicos 73
Antivaricosos Tópicos 73
Antivirais 75
Antralina... 210
 alopecias, uso tópico..................................... 34
 cáusticos 80
 psoríase....................................153, 154, 156, 157
Apricot, Óleo 247
 área dos olhos, cosmiatria........................... 182
 emolientes, cosmiatria................................. 170
 queloides e atenuação de cicatrizes 164
Apricot, Pó de Sementes................................. 259
 esfoliantes e abrasivos, cosmiatria.............. 170
 pele acneica, uso tópico................................. 28
 sabonetes, cosmiatria.................................... 201
Aqua Licorice 211
 acne, uso tópico 19
 despigmentantes, cosmiatria........................ 172
Aquasome AE.. 240
 antirradicais livres, cosmiatria.............. 169, 186
 área dos olhos, cosmiatria........................... 182
Aquasome EC 240

antirradicais livres, cosmiatria........................ 169
hidratantes faciais, cosmiatria 176
Aquasome HG 240
 alopecias, uso tópico 34, 40
 tratamentos capilares, cosmiatria.................. 173
Aquiléia
 acne, cosmiatria...............................172, 186
 antipruriginosos... 66
Arbutin.. 211
 hipercromias.............................103, 105, 107
Arctostaphylos officinalis 211, 242
 despigmentantes, cosmiatria........................ 172
Área dos Olhos, Cosmiatria....................172, 182
Argan, Óleo 247
 tratamentos capilares, cosmiatria.............197, 199
Argania spinosa.. 247
Arginina
 dermatite atópica................................97, 100
 máscaras faciais e tensores, cosmiatria........... 178
Argireline.. 211
 antirrugas, cosmiatria 182
 área dos olhos, cosmiatria 183, 184
 máscaras faciais e tensores, cosmiatria........... 177
 tensores, cosmiatria 171
Argirol 211
Arnica 212, 215
 anti-inflamatórios, cosmiatria...................... 169
 antivaricosos, antiflebíticos e antitrombóticos
  tópicos.. 73, 74
 área dos olhos, cosmiatria 172, 183, 184
 celulite, cosmiatria 191
 estimulantes e regeneradores tissulares, cosmiatria
  170
 máscaras faciais e tensores, cosmiatria........... 177
Arnica montana 212
 anti-inflamatórios, cosmiatria...................... 169
 antivaricosos, antiflebíticos e antitrombóticos
  tópicos.. 73
 área dos olhos, cosmiatria 172
 estimulantes e regeneradores tissulares, cosmiatria
  170
 hidratantes corporais, cosmiatria 189
 produtos após-barba, cosmiatria.................... 202
Arroz.. 222
 área dos olhos, cosmiatria 172
Asafétida... 212
 hipercromias...............................103, 105
Ascorbosilane 253
 antienvelhecimento, cosmiatria 180
 antirradicais livres, cosmiatria..................... 169
 área dos olhos, cosmiatria 182
 estimulantes e regeneradores tissulares, cosmiatria
  170
Asiaticosídeo 212
 celulite, cosmiatria 173, 191, 194
 cicatrizantes, escaras e úlceras 83, 84
 estrias, cosmiatria... 194

276 Formulações Magistrais em Dermatologia

Aspartato de Metilsilanol Hidroxiprolina 212
   estimulantes e regeneradores tissulares, cosmiatria
   170
Astragalus gummifer 234
Astrocaryum Murumuru 241
Atenuação de Cicatrizes 163
Atropa belladonna 214
Auxina Tricógena 212
   alopecias, uso tópico 34, 41
   área dos olhos, cosmiatria 184
   tratamentos capilares, cosmiatria 173
Aveia 212
Avena sativa 212
   tratamentos capilares, cosmiatria 197
Avicel 218
Avobenzona
   filtros solares 119
Azeloglicina 225
   acne, cosmiatria 172, 186, 187
   acne, uso tópico 18
   despigmentantes, cosmiatria 172
   hipercromias 103, 105
   hipercromias, cosmiatria 187
Azuleno 213
   acne, uso tópico 27
   anti-inflamatórios e descongestionantes cutâneos
   .... 53, 54
   anti-inflamatórios, cosmiatria 169
   antivaricosos, antiflebíticos e antitrombóticos
     tópicos 73, 74
   celulite, cosmiatria 190, 191
   foliculite da barba 128
   formulações pós-*peelings* 148, 149
   hidratantes faciais, cosmiatria 175
   limpeza da pele, cosmiatria 174
   máscaras faciais e tensores, cosmiatria 177
   nutrição facial, cosmiatria 178
   pele acneica, uso tópico 28
   tonificação facial, cosmiatria 175

B

Babosa 209
Bacitracina 213
   antibacterianos tópicos 45
Baker-Gordon, Fórmula de
   peelings 146
Bálsamo de Fioravanti 213
   alopecias, uso tópico 35
Bálsamo de Tolu 213
Bálsamo do Peru 204, 213
   antiparasitários tópicos 60, 61
   cicatrizantes, escaras e úlceras 85, 90
   fissuras dos mamilos 91, 92
Barbaloína 209
Beladona 214
Beldroega 256

Belides 214
   despigmentantes, cosmiatria 172
   hipercromias, cosmiatria 188
Bellis perennis 214
   despigmentantes, cosmiatria 172
Benjoim 204, 214
   antimicóticos tópicos 58
   cáusticos 83
   cicatrizantes, escaras e úlceras 85, 90
Bentonita 214
   acne, uso tópico 20
Benzalcônio, Cloreto 220
   antisseborreicos 67
   antissépticos e antiexsudativos 69
Benzoato de Benzila 214
   antiparasitários tópicos 60, 61
   higienização de ambientes 167
Benzoato de Estradiol 228
   alopecias, uso tópico 33, 37
   nutrição facial, cosmiatria 178
Benzocaína 214
   anestésicos locais 41
   antiparasitários tópicos 60, 61
   fissuras dos mamilos 91, 92
   onicopatias 140
Benzofenona 251
   filtros solares 119
Benzopirona
   antivaricosos, antiflebíticos e antitrombóticos
     tópicos 73, 74
Bergamota 214
   hipocromias 111, 112
Betacaroteno
   fotoprotetores orais 126
   hipercromias 101
Betametasona 215
   alopecias, uso tópico 33, 38
   antialérgicos e antipruriginosos 43
   antibacterianos tópicos 45
   anti-inflamatórios hormonais tópicos 50, 51, 52
   anti-inflamatórios hormonais, uso oral 47, 48
   hiperqueratose, ictiose 134
   psoríase 154
Betula lenta 259
Bétula, Óleo 259
bFGF 229
   fatores de crescimento, cosmiatria 171
Bicarbonato de Sódio 215
   hidroses 129, 131
   peelings 143
Bifonazol
   onicopatias 137, 138
Biodynes 215
   área dos olhos, cosmiatria 183
   estimulantes e regeneradores tissulares, cosmiatria
   170
   formulações pós-*peelings* 148, 149

hidratantes corporais, cosmiatria 189
nutrição facial, cosmiatria............................. 179
Bioex Antilipêmico.................................... 215
   celulite, cosmiatria............................. 173, 194
Bioex Capilar.. 215
   alopecias, uso tópico............................ 34, 37, 40
   tratamentos capilares, cosmiatria.............. 173, 198
Biorusol 215
   anti-inflamatórios, cosmiatria..................... 169
Biosulfur.. 227
   acne, cosmiatria.............................. 172, 186
   acne, uso tópico.......................18, 19, 20, 22, 24
   antisseborreicos..................................... 66, 68
   limpeza da pele, cosmiatria 174
   máscaras faciais e tensores, cosmiatria............. 176
   pele acneica, uso tópico 28
   sabonetes, cosmiatria..................................... 201
   tratamentos capilares, cosmiatria...................... 198
Biotina
   alopecias, uso oral 31, 32
   antirrugas, cosmiatria 182
   onicopatias.. 141
Biowhite.. 216
   despigmentantes, cosmiatria........................... 172
   hipercromias.............................. 103, 105
Bismuto, Galato Básico
   hidroses 130
Bismuto, Subgalato
   hidroses 130
Bismuto, Subnitrato
   fissuras dos mamilos.............................. 91
   hidroses 130
Bixa orellana 250
Black Willow Bark Extract......................... 268
   acne, cosmiatria 172
   esfoliantes e abrasivos, cosmiatria.................... 170
Borage, Óleo....................................... 247
   anti-inflamatórios e descongestionantes cutâneos
   53
   anti-inflamatórios hormonais tópicos 52
   anti-inflamatórios, cosmiatria..................... 169
   dermatite atópica, uso oral.................... 94, 95
   eczemas 113, 114
Borago officinalis 247
   dermatite atópica, uso oral...................... 96
Borato de Sódio 216
   acne, uso tópico 20
Bórax 216
Buclisina
   antialérgicos e antipruriginosos.................... 41, 43
Bürow, Líquido de
   antissépticos e antiexsudativos 69
Butilresorcinol
   hipercromias...................................... 107
Butyrospermum parkii 241

C

Cacau, Manteiga
   formulações para os lábios, cosmiatria............. 196
Cade, Óleo 247
   eczemas 113, 114
   psoríase.............................153, 154, 156
Café 216
   antioxidantes tópicos............................. 124
Cafeína
   celulite, cosmiatria 173, 193
   dermatite atópica 97
   eczemas 113, 114
   psoríase.............................153, 157
Cafeinato de Silanol............................. 216
   celulite, cosmiatria 173
Cafeisilane 216
   celulite, cosmiatria 173, 192, 193
   hipercromias...................................... 108
Calamina.. 216
   anti-inflamatórios hormonais tópicos 52
   antipruriginosos.............................64, 65, 66
   hidroses 130
   produtos para uso pós-solar......................... 128
Calcipotriol
   psoríase.............................153, 158
Calêndula.. 216
   acne, cosmiatria 172
   acne, uso tópico 21
   anti-inflamatórios e descongestionantes cutâneos
   53
   anti-inflamatórios, cosmiatria....................... 169
   bronzeadores e aceleradores do bronzeamento. 125
   celulite, cosmiatria 191
   cicatrizantes, escaras e úlceras 85, 91
   fissuras dos mamilos 92, 93
   formulações pós-*peelings* 149, 150
   limpeza da pele, cosmiatria 174
   máscaras faciais e tensores, cosmiatria............. 177
   produtos para bebês, cosmiatria 200
   queloides e atenuação de cicatrizes 164
   tonificação facial, cosmiatria...................... 175
Calendula officinalis........................... 216
   acne, cosmiatria 172
   anti-inflamatórios, cosmiatria....................... 169
Calêndula, Óleo 216
   anti-inflamatórios e descongestionantes cutâneos
   53
   anti-inflamatórios, cosmiatria....................... 169
   cicatrizantes, cosmiatria 170
   cicatrizantes, escaras e úlceras 85, 91
   eczemas 113, 115
   emolientes, cosmiatria 170
   formulações pós-*peelings* 148, 149
   hidratantes corporais, cosmiatria 188
   produtos para uso pós-solar......................... 127
Camellia sinensis............................... 219

278 Formulações Magistrais em Dermatologia

Camomila...................... 213, 217
   acne, cosmiatria 172, 186
   anti-inflamatórios e descongestionantes cutâneos
   53
   anti-inflamatórios, cosmiatria...................... 169
   antipruriginosos...................... 66
   bronzeadores e aceleradores do bronzeamento. 125
   fissuras dos mamilos...................... 92
   formulações pós-*peelings* 148, 149, 150
   hidratantes faciais, cosmiatria...................... 175
   hipercromias...................... 108
   limpeza da pele, cosmiatria 174
   máscaras faciais e tensores, cosmiatria...................... 177
   pele acneica, uso tópico...................... 28
   produtos para bebes...................... 200
   tonificação facial, cosmiatria...................... 175
   tratamentos capilares, cosmiatria...................... 197
Cânfora 217
   acne, uso tópico...................... 20
   antipruriginosos...................... 64, 65, 66
   celulite, cosmiatria...................... 173, 190
   eczemas...................... 114
   máscaras faciais e tensores, cosmiatria...................... 176
   picadas de insetos...................... 166
   produtos para uso pós-solar...................... 128
Cantáridas...................... 217
   alopecias, uso tópico...................... 33, 34, 35
Cantaridina...................... 217
   cáusticos 81
Cantharis vesicatoria...................... 217
Capim-limão 249
Capsaicina...................... 217
   alopecias, uso tópico...................... 33, 36, 39
   psoríase...................... 153, 158
Cápsicum 217
   alopecias, uso tópico...................... 33, 34, 35, 36
Capsicum sp...................... 217
Cápsicum, Tintura...................... 217
   tratamentos capilares, cosmiatria...................... 198
Caracol
   cicatrizantes, escaras e úlceras...................... 85, 86
Carapa guianensis...................... 247
Carbamida...................... 266
   hiperqueratose, ictiose...................... 132
   língua nigra vilosa...................... 136
   psoríase...................... 153
Carbômero...................... 217
Carbonato de Cálcio
   hidroses 130
   onicopatias...................... 140
Carbopol 217
Carbowax...................... 255
Carboxietil Ácido Gama Aminobutírico...................... 218
   alopecias, uso tópico...................... 34
   tratamentos capilares, cosmiatria...................... 173
Carica papaya 252
Castanha da Índia...................... 215, 218, 227, 258

antivaricosos, antiflebíticos e antitrombóticos
   tópicos...................... 73, 74
   área dos olhos, cosmiatria...................... 172, 184
Castellani, Tintura
   antimicóticos tópicos...................... 58
Cáusticos 80
Cavalinha...................... 215, 218
   alopecias, uso oral...................... 32
   antivaricosos, antiflebíticos e antitrombóticos
   tópicos...................... 73, 74
   área dos olhos, cosmiatria...................... 172, 183
   celulite, cosmiatria...................... 173, 192
   cicatrizantes, cosmiatria...................... 169
   onicopatias...................... 142
Caviar 218
   antirrugas, cosmiatria...................... 182
   hidratantes corporais, cosmiatria...................... 189
   hidratantes faciais, cosmiatria...................... 176
   nutrição facial, cosmiatria...................... 179
   nutrientes, cosmiatria...................... 172
   rosto, colo e pescoço, cosmiatria...................... 186
   sabonetes, cosmiatria...................... 201
Cebola...................... 209
   queloides e atenuação de cicatrizes...................... 163
Cegaba...................... 218
   alopecias, uso tópico...................... 34, 40
   celulite, cosmiatria...................... 173, 191
   tratamentos capilares, cosmiatria...................... 173, 198
Cellulinol...................... 259
   celulite, cosmiatria...................... 173, 191, 192, 194
Celulite 173, 190
Celulose Microcristalina...................... 218
Cenoura, Óleo...................... 248
   bronzeadores e aceleradores do bronzeamento 125, 126
Centella asiatica...................... 173, 212, 215
   antivaricosos, antiflebíticos e antitrombóticos
   tópicos...................... 74
   celulite, cosmiatria...................... 191, 192, 193, 194
   cicatrizantes, escaras e úlceras...................... 83, 84
   hidratantes corporais, cosmiatria...................... 189
   produtos para uso pós-solar...................... 127
   psoríase...................... 155
Cera Branca 218
Cera de Abelhas...................... 218
Ceramidas...................... 219
   onicopatias 140
   tratamentos capilares, cosmiatria...................... 198, 199
Cereja, Óleo...................... 248
   antirrugas, cosmiatria...................... 181
   emolientes, cosmiatria...................... 170
   formulações pós-*peelings*...................... 148
   hidratantes corporais, cosmiatria...................... 189
Cério, Nitrato
   antibacterianos tópicos...................... 46
   cicatrizantes, escaras e úlceras...................... 88
Cetil Trimetil Amônio, Cloreto...................... 221

Índice Remissivo 279

Cetiol V 247
Cetirizina
    antialérgicos e antipruriginosos 41, 43
Cetoconazol 219
    anti-inflamatórios hormonais tópicos 52
    antimicóticos orais 54
    antimicóticos tópicos 56, 57, 58
    antisseborreicos 66, 67
    dermatite atópica 97
Cetoprofeno
    cicatrizantes, escaras e úlceras 87
Cetrimida 219
    antisseborreicos 66, 68
    antissépticos e antiexsudativos 69, 71
Chá Verde 219
    acne, uso tópico 23
    antioxidantes tópicos 124, 125
    antirradicais livres, cosmiatria 169
    celulite, cosmiatria 191, 194
    hidratantes corporais, cosmiatria 189
Cianocobalamina 267
Cicatrizantes 83
Cicatrizantes, Cosmiatria 169
Cicatrizes 163
Ciclodextrinas com Ácido Salicílico 219
Ciclodextrinas com Hidroquinona 219
Ciclometicone 219
    acne, uso tópico 22
    tratamentos capilares, cosmiatria 173, 199
Ciclopirox Olamina 220
    antimicóticos tópicos 56, 57
    antisseborreicos 66, 68
    onicopatias 137, 138
Cidofovir
    antivirais tópicos 76, 77
Cignolina 210
    alopecias, uso tópico 34
    cáusticos 80
    psoríase 153
Cimetidina
    acne, uso oral 13, 15
    acne, uso tópico 18, 23
    alopecias, uso oral 29, 30
    antialérgicos e antipruriginosos 42
    dermatite atópica, uso oral 94
    hirsutismo, uso oral 134, 135
Cinchona officinalis 212, 257
Cineol 229
Cinnamomum camphora 217
Ciproeptadina
    antialérgicos e antipruriginosos 41, 43
Ciproterona
    acne, uso oral 13, 14
    hirsutismo 134, 135
Cisteína
    alopecias, uso oral 31
    onicopatias 141

Cistina
    alopecias, uso oral 31
    onicopatias 141
Citronela, Essência
    hidroses 130
Citronela, Óleo 248
    produtos para bebês, cosmiatria 200
    repelentes de insetos 166
Citrus bergamia 214
Climbazol 220
    antisseborreicos 66, 68
Clindamicina 220
    acne, uso oral 13
    acne, uso tópico 18, 20, 22
    foliculite da barba 128
Clioquinol 220
    antibacterianos tópicos 45, 46
    anti-inflamatórios hormonais tópicos 52, 53
    psoríase 156
Clobetasol 154, 220
    anti-inflamatórios hormonais tópicos 51
    onicopatias 137, 139
    psoríase 157
Clofazimina
    psoríase, uso oral 150, 152
Cloral Hidratado 235
    alopecias, uso tópico 33, 34
Cloreto de Alumínio 220
    hidroses 129
Cloreto de Benzalcônio 220
    antisseborreicos 66, 67
    antissépticos e antiexsudativos 69
Cloreto de Cetil Trimetil Amônio 221
Cloreto de Manganês
    hipocromias 113
Clorexidina 221
    acne, uso tópico 18, 21
    antissépticos e antiexsudativos 69, 70
    pele acneica, uso tópico 28
Clorfeniramina
    antialérgicos e antipruriginosos 42, 43
Cloridrato de Alumínio 221
    hidroses 129
Cloridróxido de Alumínio 221
    desodorantes, cosmiatria 202
    hidroses 129
Clostebol 221
    cicatrizantes, escaras e úlceras 85, 86
    formulações pós-*peelings* 148
Clotrimazol 221
    antibacterianos tópicos 46
    anti-inflamatórios hormonais tópicos 53
    antimicóticos tópicos 56, 57
Coal Tar 221, 241
    eczemas 113, 114
    psoríase 153, 154, 155
    ptiríase alba 161

280 Formulações Magistrais em Dermatologia

Coaxel.. 221
   celulite, cosmiatria............................... 173, 192
Cobre, Sulfato.. 261
Codiavelane... 221
   hidratantes faciais, cosmiatria.......................... 175
   hidratantes, cosmiatria.............................. 171
Codium tomentosum 221
   hidratantes, cosmiatria.............................. 171
Coenzima Q-10... 240
   hidratantes faciais, cosmiatria.......................... 176
   máscaras faciais e tensores, cosmiatria............. 177
   rosto, colo e pescoço, cosmiatria 185
Coenzima Q-10 Lipossomada 222
Coffea arabica 216, 222
Coffeeberry 216
   antioxidantes tópicos 124, 125
CoffeeSkin.. 222
   hipercromias 108
Colágeno.. 222
   área dos olhos, cosmiatria........................ 182
   cicatrizantes, escaras e úlceras.................. 84
   estrias, cosmiatria 194, 195
   flacidez, cosmiatria.............................. 190
   hidratantes corporais, cosmiatria 188
   nutrição facial, cosmiatria...................... 178
   nutrientes, cosmiatria............................ 171
Colchicina
   psoríase.............................. 153, 158
   psoríase, uso oral 150, 152
   queratose actínica 164, 165
Colecalciferol.. 267
   dermatite atópica, uso oral...................... 94
Colestiramina
   eczemas 113, 115
Colhibin 222
   área dos olhos, cosmiatria...................... 172
Colódio Elástico...................................... 222
   cáusticos 81, 82
Colódio Láctico-Salicilado 222
   cáusticos 81
Commiphora mukul
   acne, uso oral........................... 14, 16
Commiphora sp....................................... 251
Comperlan KD... 224
Condroitina.. 262
   formulações pós-*peelings* 149
   hidratantes corporais, cosmiatria 189
   hidratantes, cosmiatria.......................... 171
Confrey 208, 223
   acne, cosmiatria.................................. 187
   cicatrizantes, escaras e úlceras.................. 90
   fissuras dos mamilos.............................. 92
   formulações pós-*peelings* 148
   hidratantes, cosmiatria.......................... 171
   máscaras faciais e tensores, cosmiatria............. 177
   queloides e atenuação de cicatrizes 164
   tratamentos capilares, cosmiatria................. 197

Cooper PCA 254
   acne, uso tópico.................................. 19
   adstringentes, cosmiatria 169
   antisseborreicos................................. 66
Cooper Peptídeo 230
   área dos olhos, cosmiatria...................... 184
Copolímero de Polimetacrilato 256
   acne, cosmiatria.................................. 172
Corticosteroides
   alopecias, uso tópico 33
Coup D'Eclat 223
   máscaras faciais e tensores, cosmiatria............. 177
   tensores, cosmiatria 171
Cravo, Óleo 248
   onicopatias 137, 140
Crocus sativus 203
Cromoglicato 223
   antialérgicos e antipruriginosos................ 42, 44
   dermatite atópica 97, 98
Cropeptide 210
   tratamentos capilares, cosmiatria................. 173
Crosilk 210
   tratamentos capilares, cosmiatria................. 173
Cuivridone 254
   acne, uso tópico.................................. 19
   adstringentes, cosmiatria 169
   antisseborreicos................................. 66
Cumarina
   antivaricosos, antiflebíticos e antitrombóticos
     tópicos.................................... 73, 74
Cymbopogon citratus................................ 249
Cymbopogon nardus.................................. 248
Cymbopogon winterianus 248
Cytobiol Íris 223
   acne, cosmiatria.............................172, 187
   acne, uso tópico.............................. 19, 27

D

Dakin, Líquido de
   antissépticos e antiexsudativos.......................... 69
Damasco, Óleo.. 247
Damasco, Sementes em Pó 259
   esfoliantes e abrasivos, cosmiatria.................... 170
Dapsona
   acne, uso oral................................... 13, 16
   acne, uso tópico................................. 18, 21
Daucus carota 248
DDS
   acne, uso oral................................... 13, 16
   acne, uso tópico.................................. 18
Deanol 223
   tensores, cosmiatria 171
Deferoxamina 223
   hipercromias.............................103, 108
   púrpuras.. 162
Deflazacort

Índice Remissivo 281

anti-inflamatórios hormonais, uso oral 47, 48
Dehyquart A.. 221
    hidroses 129
Deltametrina 223
    antiparasitários tópicos............................... 60, 62
Demodex folliculorum
    acne rosácea... 14
Densiskin 224
    área dos olhos, cosmiatria........................ 183, 184
    estimulantes e regeneradores tissulares, cosmiatria
    170
    hipercromias, cosmiatria............................... 188
    máscaras faciais e tensores, cosmiatria............. 177
Dermacryl 224
Dermatan Sulfato 224
    antivaricosos, antiflebíticos e antitrombóticos
    tópicos.. 73
    área dos olhos, cosmiatria........................ 172, 183
Dermatite Atópica.. 94
Dermonectin 224
    área dos olhos, cosmiatria............................ 184
    hidratantes corporais, cosmiatria 189
    hidratantes faciais, cosmiatria......................... 176
    nutrientes, cosmiatria.................................... 171
Descongestionantes Cutâneos 53
Descongestionantes Cutâneos, Cosmiatria............ 169
Desfluortriancinolona Acetonido 224
    alopecias, uso tópico....................................... 33
Desodorantes, Cosmiatria 202
Desonida... 224
    alopecias, uso tópico................................. 33, 38
    anti-inflamatórios hormonais tópicos 50, 51, 52
    formulações pós-*peelings* 148
Despigmentantes, Cosmiatria............................ 172
Dexametasona.. 224
    alopecias, uso tópico................. 33, 37, 38, 40
    antialérgicos e antipruriginosos 43
    antibacterianos tópicos 46
    anti-inflamatórios hormonais tópicos 50, 52
    anti-inflamatórios hormonais, uso oral 47, 48
    formulações pré-*peelings*.............................. 147
    hipercromias 104
    queloides e atenuação de cicatrizes 164
Dextroclorfeniramina
    antialérgicos e antipruriginosos 42, 43
Diaminodifenilsulfona
    acne, uso oral... 13
    acne, uso tópico 18
Diclofenaco
    queratose actínica 164, 165
Dietanolamida de Ácido Graxo de Coco.............. 224
    produtos para bebês, cosmiatria....................... 200
Difenciprona
    alopecias, uso tópico................................... 34, 39
Difenidramina
    antialérgicos e antipruriginosos 41, 44
    antipruriginosos.. 66

queloides e atenuação de cicatrizes 163
Difenilhidantoína
    cicatrizantes, escaras e úlceras 85
Diflorasone, Diacetato 225
Digitalis purpurea 225
Digitoxina... 225
    antivaricosos, antiflebíticos e antitrombóticos
    tópicos.. 73, 74
    púrpuras...162, 163
Diglicinato de Azeloil Potássio........................... 225
    acne, cosmiatria 172
    acne, uso tópico 18
    despigmentantes, cosmiatria............................ 172
    hipercromias 103
Digluconato de Clorexidina 221
Diidroxiacetona 225
    bronzeadores e aceleradores do bronzeamento 125,
    126
    hipocromias...111, 112
Diidroxibenzofenona
    filtros solares 119
Diiodohidroxiquinoleína
    ptiríase alba 161
Dimeticona
    formadores de filme, cosmiatria 171
Dimetilaminoetanol 223
    tensores, cosmiatria 171
Dimetilpolisiloxane 250
Dimetilsulfóxido 225
    antivirais tópicos 76
    onicopatias 138
Dimetilxantinas Nanoencapsuladas 260
Dióxido de Silício 210
    esfoliantes e abrasivos, cosmiatria.................... 170
Dióxido de Titânio 225
    acne, cosmiatria 186
    fotoprotetores 119, 123
Dióxido de Titânio com Melanina 226
Dipropionato de Betametasona........................... 215
    anti-inflamatórios hormonais tópicos 50, 51
    psoríase.. 154
Discromias.. 101
Ditranol... 210
    alopecias, uso tópico 34
    cáusticos 80
    psoríase.. 153
DMAE 223
    área dos olhos, cosmiatria 183, 184
    máscaras faciais e tensores, cosmiatria............. 177
    rosto, colo e pescoço, cosmiatria................185, 186
    tensores, cosmiatria 171
DMSO 225
    alopecias, uso tópico 35, 38
    antivaricosos, antiflebíticos e antitrombóticos
    tópicos.. 75
    antivirais tópicos 76, 78
    onicopatias 138, 139, 140

282 Formulações Magistrais em Dermatologia

queloides e atenuação de cicatrizes 164
Docosanol
  antivirais tópicos... 76, 78
Doxepina.. 226
  antialérgicos e antipruriginosos.................... 41, 44
  antipruriginosos... 64, 65
  dermatite atópica 97
  dermatite atópica, uso oral 94
Doxiciclina
  acne, uso oral... 13, 15
D-Pantenol... 226
  acne, uso tópico.. 21, 27
  alopecias, uso tópico....................34, 35, 37, 38, 40
  anti-inflamatórios e descongestionantes cutâneos
  53
  antioxidantes tópicos 124
  antivaricosos, antiflebíticos e antitrombóticos
    tópicos... 75
  cicatrizantes, cosmiatria 169
  cicatrizantes, escaras e úlceras.................... 85, 90
  eczemas 113, 114, 115
  estrias, cosmiatria 194
  fissuras dos mamilos... 92
  formulações para as mãos, cosmiatria 195
  formulações pós-*peelings* 148
  fotoprotetores 123
  hidratantes corporais, cosmiatria 189
  produtos para bebes 200
  produtos para uso pós-solar 127
  tratamentos capilares, cosmiatria..... 173, 196, 197,
    198, 199
D-Penicilamina
  psoríase, uso oral 150, 151
Drieline... 258
  acne, uso tópico.. 21, 23
  anti-inflamatórios e descongestionantes cutâneos
  53
  anti-inflamatórios, cosmiatria......................... 169
  formulações pós-*peelings* 148, 149
  formulações pré-*peelings*............................... 147
  hidratantes faciais, cosmiatria......................... 176
  hipercromias 104
  hipercromias, cosmiatria................... 187, 188
  produtos após-barba, cosmiatria 202
DSH-C 235
  hidratantes faciais, cosmiatria......................... 176
  hidratantes, cosmiatria..................................... 171
Dutasterida
  alopecias, uso oral 29, 30

E

Ebastina
  antialérgicos e antipruriginosos.................... 42, 44
Econazol 226
  antimicóticos tópicos.................................... 56, 57
Eczemas.. 113

EDTA Dissódico
  acne, uso tópico.. 21, 22
Elastina 222
  antirrugas, cosmiatria 182
  área dos olhos, cosmiatria 182, 183
  flacidez, cosmiatria.. 190
  hidratantes corporais, cosmiatria 189
  nutrição facial, cosmiatria 178
  nutrientes, cosmiatria 172
Elastinato de Lactoil Metilsilanol 223
Elastinato de Metilsilanol 226
Elhibin 233
  área dos olhos, cosmiatria 172
Emblica... 226
  antirradicais livres, cosmiatria................169, 186
  cicatrizantes, escaras e úlceras 85, 86
  despigmentantes, cosmiatria............................ 172
  hipercromias, cosmiatria 188
Emblica officinalis 226
EMLA... 256
  anestésicos locais... 41
Emolientes, Cosmiatria 170
Emulzome... 226
Ensulizol
  filtros solares 119
Enxofre Líquido.. 227
  acne, cosmiatria 172
  acne, uso tópico......................18, 19, 20, 22, 24
  antisseborreicos 66
  pele acneica, uso tópico 28
Enxofre Precipitado 227
  acne, uso tópico......................18, 19, 20, 22
  antimicóticos tópicos... 59
  antiparasitários tópicos...................................... 60
  antisseborreicos 66, 67
  psoríase...154, 155
Eosina
  antissépticos e antiexsudativos 69, 70
  psoríase.. 161
Epicutin 249
  acne, cosmiatria...............................172, 186, 187
  acne, uso tópico... 18, 24
Epilami 227
  anti-inflamatórios, cosmiatria........................... 169
  hidratantes corporais, cosmiatria 189
  produtos após-barba, cosmiatria...................... 202
Equisetum arvense 218
  alopecias, uso oral 32
  antivaricosos, antiflebíticos e antitrombóticos
    tópicos.. 73
  área dos olhos, cosmiatria 172
  celulite, cosmiatria 173
  cicatrizantes, cosmiatria 169
  onicopatias 142
Ergocalciferol 267
Eritromicina.. 227
  acne, uso tópico....................................18, 21, 23

Índice Remissivo   283

foliculite da barba 128
hidroses 129
Eritrulose 227
   bronzeadores e aceleradores do bronzeamento 125, 126
   hipocromias 111, 112
Erva do Tigre 212
   cicatrizantes, escaras e úlceras 83
Escabiose
   antiparasitários tópicos 60
Escalol
   filtros solares 119
Escalol 507 246
Escalol 557 243
Escalol 567 251
Escalol 587 259
Escalol 597 246
Escaras 83
Escina 227
   antivaricosos, antiflebíticos e antitrombóticos
      tópicos 73, 74
   celulite, cosmiatria 173, 191, 193
Esfoliantes, Cosmiatria 170
Espermacete 228
Espironolactona 228
   acne, uso oral 13, 15
   acne, uso tópico 18, 24
   alopecias, uso oral 29, 30
   alopecias, uso tópico 33, 36, 38
   hirsutismo 136
   hirsutismo, uso oral 134, 135
Esqualano 228
   hipercromias 105
Essência de Bergamota 214
   hipocromias 111, 112
Essência de Citronela
   hidroses 130
Essência de Niaouli 245
Estearato de Butila 228
Estimulantes Tissulares 170
Estradiol
   alopecias, uso tópico 33, 37
   nutrição facial, cosmiatria 178, 179
Estradiol, 17 alfa 228
   alopecias, uso tópico 33, 38
Estradiol, Benzoato 228
Estrias, Cosmiatria 194
Estriol
   nutrição facial, cosmiatria 179
Estrógenos Conjugados 228
   alopecias, uso tópico 33, 37
   nutrição facial, cosmiatria 178
Etil Lactato 238
   acne, uso tópico 18, 28
Etinil Estradiol
   acne, uso oral 14
   hirsutismo, uso oral 135

Eucalipto, Óleo
   hidratantes corporais, cosmiatria 189
Eucaliptol 229
Eucalyptus 258
Eucalyptus sp 229
Eugenia caryophillata 248
Eusolex
   filtros solares 119
Eusolex 2292 243
Eusolex 4360 251
Eusolex 6007 246
Eusolex 6300 242
Eusolex 8020 238
Eusolex OCR 246
Evening Primrose Oil 250
   anti-inflamatórios, cosmiatria 169
   dermatite atópica, uso oral 96
Exsynutriment
   alopecias, uso oral 32
   onicopatias 142
Exsyproteinas 223
Extrato de Acerola
   alopecias, uso oral 32
Extrato de Alcaçuz 211
   acne, cosmiatria 186
   despigmentantes, cosmiatria 172
   hipercromias, cosmiatria 187, 188
Extrato de Alecrim 208
   acne, cosmiatria 172
   tratamentos capilares, cosmiatria 173, 197
Extrato de Algas Marinhas 209
   acne, cosmiatria 172
   adstringentes, cosmiatria 169
   celulite, cosmiatria 173, 191, 193
   flacidez, cosmiatria 190
   formulações pós-*peelings* 148
   hidratantes faciais, cosmiatria 175
   limpeza da pele, cosmiatria 174
   sabonetes, cosmiatria 201
   tratamentos capilares, cosmiatria 197
Extrato de *Allium cepa* 209
   queloides e atenuação de cicatrizes 163, 164
Extrato de Aloe 209
   acne, uso tópico 27
   antisseborreicos 67
   emolientes, cosmiatria 170
   estimulantes e regeneradores tissulares, cosmiatria
       170
   fotoprotetores 123
   hidratantes faciais, cosmiatria 175
   limpeza da pele, cosmiatria 174
   tratamentos capilares, cosmiatria 196, 197
Extrato de *Aloe vera* 209
   cicatrizantes, escaras e úlceras 85, 91
   formulações pós-*peelings* 148, 149
   máscaras faciais e tensores, cosmiatria 178
   produtos após-barba, cosmiatria 202

284 Formulações Magistrais em Dermatologia

produtos para bebes 200
repelentes de insetos 166
tratamentos capilares, cosmiatria 197, 198, 199
Extrato de *Aloe vera* 200:1 209
formulações para as mãos, cosmiatria 195
hidratantes faciais, cosmiatria 175
tratamentos capilares, cosmiatria 196, 197
Extrato de Aquiléia
acne, cosmiatria 172, 186
antipruriginosos 66
Extrato de Arnica 212
anti-inflamatórios, cosmiatria 169
antivaricosos, antiflebíticos e antitrombóticos
tópicos 73, 74
área dos olhos, cosmiatria 172, 183, 184
celulite, cosmiatria 191
estimulantes e regeneradores tissulares, cosmiatria
.... 170
hidratantes corporais, cosmiatria 189
máscaras faciais e tensores, cosmiatria 177
produtos após-barba, cosmiatria 202
Extrato de Asafétida 212
hipercromias 103, 105
Extrato de *Avena sativa* 212
tratamentos capilares, cosmiatria 196, 197
Extrato de *Bellis perennis* 214
despigmentantes, cosmiatria 172
Extrato de Café 216
antioxidantes tópicos 124
Extrato de Calêndula 216
acne, cosmiatria 172
acne, uso tópico 21
anti-inflamatórios e descongestionantes cutâneos
.... 53
anti-inflamatórios, cosmiatria 169
bronzeadores e aceleradores do bronzeamento. 125
celulite, cosmiatria 191
cicatrizantes, escaras e úlceras 85, 91
fissuras dos mamilos 92, 93
formulações pós-*peelings* 149, 150
limpeza da pele, cosmiatria 174
máscaras faciais e tensores, cosmiatria 177
produtos para bebês, cosmiatria 200
queloides e atenuação de cicatrizes 164
tonificação facial, cosmiatria 175
Extrato de Camomila 217
acne, cosmiatria 172, 186
anti-inflamatórios e descongestionantes cutâneos
.... 53
anti-inflamatórios, cosmiatria 169
antipruriginosos 66
bronzeadores e aceleradores do bronzeamento. 125
fissuras dos mamilos 92
formulações pós-*peelings* 148, 149, 150
hidratantes faciais, cosmiatria 175
limpeza da pele, cosmiatria 174
máscaras faciais e tensores, cosmiatria 177

pele acneica, uso tópico 28
produtos para bebes 200
tonificação facial, cosmiatria 175
tratamentos capilares, cosmiatria 197
Extrato de Caracol
cicatrizantes, escaras e úlceras 85, 86
Extrato de Castanha da Índia 218
antivaricosos, antiflebíticos e antitrombóticos
tópicos 73, 74
área dos olhos, cosmiatria 172, 184
Extrato de Cavalinha 218
alopecias, uso oral 32
antivaricosos, antiflebíticos e antitrombóticos
tópicos 73, 74
área dos olhos, cosmiatria 172, 183
celulite, cosmiatria 173, 192
cicatrizantes, cosmiatria 169
Extrato de Caviar 218
antirrugas, cosmiatria 182
hidratantes corporais, cosmiatria 189
hidratantes faciais, cosmiatria 176
nutrição facial, cosmiatria 179
nutrientes, cosmiatria 172
rosto, colo e pescoço, cosmiatria 186
sabonetes, cosmiatria 201
Extrato de Cebola 209
queloides e atenuação de cicatrizes 163
Extrato de *Centella asiatica* 173
antivaricosos, antiflebíticos e antitrombóticos
tópicos 74
celulite, cosmiatria 191, 192, 193, 194
hidratantes corporais, cosmiatria 189
produtos para uso pós-solar 127
Extrato de Chá Verde 219
acne, uso tópico 23
antioxidantes tópicos 124, 125
antirradicais livres, cosmiatria 169
celulite, cosmiatria 191, 194
hidratantes corporais, cosmiatria 189
Extrato de *Codium tomentosum* 221
hidratantes, cosmiatria 171
Extrato de Confrey 223
acne, cosmiatria 187
cicatrizantes, escaras e úlceras 85, 90
fissuras dos mamilos 92
formulações pós-*peelings* 148
hidratantes, cosmiatria 171
máscaras faciais e tensores, cosmiatria 177
queloides e atenuação de cicatrizes 164
tratamentos capilares, cosmiatria 197
Extrato de Gengibre
produtos após-barba, cosmiatria 201
Extrato de Gérmen de Trigo 232
formulações para as mãos, cosmiatria 195
hidratantes corporais, cosmiatria 188
hidratantes, cosmiatria 171
limpeza da pele, cosmiatria 174

Índice Remissivo 285

nutrição facial, cosmiatria.............................. 178
Extrato de *Ginkgo biloba*.................................. 232
  antirradicais livres, cosmiatria......................... 169
  antirrugas, cosmiatria 181
  antivaricosos, antiflebíticos e antitrombóticos
    tópicos... 74
  área dos olhos, cosmiatria.............................. 182
  celulite, cosmiatria....................................... 192
  hidratantes corporais, cosmiatria 189
  hidratantes faciais, cosmiatria................. 175, 176
  hipocromias, uso oral.................................... 109
Extrato de *Ginseng*
  formulações pós-*peelings*.............................. 149
  hidratantes corporais, cosmiatria 189
Extrato de Ginseng do Brasil............................. 232
  estimulantes e regeneradores tissulares, cosmiatria
  170
  tonificação facial, cosmiatria......................... 175
Extrato de Guggul
  acne, uso oral................................... 14, 16
Extrato de Hamamelis....................................... 234
  acne, cosmiatria.......................... 172, 186, 187
  adstringentes, cosmiatria 169
  alopecias, uso tópico...................................... 41
  antivaricosos, antiflebíticos e antitrombóticos
    tópicos... 73
  área dos olhos, cosmiatria.............................. 172
  desodorantes, cosmiatria................................ 202
  formulações pós-*peelings*.............................. 148
  limpeza da pele, cosmiatria............................ 174
  máscaras faciais e tensores, cosmiatria............. 178
  nutrição facial, cosmiatria.............................. 178
  pele acneica, uso tópico 28, 29
  rosto, colo e pescoço, cosmiatria 185
  tonificação facial, cosmiatria......................... 175
  tratamentos capilares, cosmiatria..................... 197
Extrato de *Helianthus annuus*........................... 234
  antirradicais livres, cosmiatria......................... 169
Extrato de Hera.. 235
  anti-inflamatórios, cosmiatria.......................... 169
  antivaricosos, antiflebíticos e antitrombóticos
    tópicos... 73, 74
  área dos olhos, cosmiatria.............................. 172
  celulite, cosmiatria............173, 191, 192, 193, 194
  cicatrizantes, cosmiatria 169
  estimulantes e regeneradores tissulares, cosmiatria
  170
Extrato de *Iris asiatica*................................... 172
Extrato de *Iris florentina*................................ 237
  antienvelhecimento, cosmiatria 179, 180
  área dos olhos, cosmiatria.................... 172, 183
  estimulantes e regeneradores tissulares, cosmiatria
  170
  hidratantes corporais, cosmiatria 189
  hidratantes faciais, cosmiatria......................... 176
  máscaras faciais e tensores, cosmiatria............. 177
  nutrição facial, cosmiatria.............................. 179

rosto, colo e pescoço, cosmiatria..................... 185
Extrato de *Iris germanica*
  acne, cosmiatria.. 187
  acne, uso tópico... 19
Extrato de Jaborandi
  tratamentos capilares, cosmiatria............198, 199
Extrato de Licorice 211
  despigmentantes, cosmiatria........................... 172
Extrato de *Mimosa tenuiflora*........................... 243
  antienvelhecimento, cosmiatria 179
  antirradicais livres, cosmiatria......................... 169
  área dos olhos, cosmiatria.............................. 183
  formulações pós-*peelings*......................148, 149
  hidratantes corporais, cosmiatria 189
  hidratantes faciais, cosmiatria......................... 176
  máscaras faciais e tensores, cosmiatria............. 177
  produtos após-barba, cosmiatria...................... 201
  rosto, colo e pescoço, cosmiatria 185
  tonificação facial, cosmiatria......................... 175
  tratamentos capilares, cosmiatria..................... 197
Extrato de *Padina pavonica*............................. 252
  antienvelhecimento, cosmiatria 179, 180
  área dos olhos, cosmiatria.............................. 183
  hidratantes corporais, cosmiatria 189
  hidratantes faciais, cosmiatria......................... 175
  hidratantes, cosmiatria.................................. 171
  máscaras faciais e tensores, cosmiatria............. 177
Extrato de Painço
  alopecias, uso oral.................................. 31, 32
Extrato de *Panax japonicus*.............................. 240
  alopecias, uso tópico 34, 40
  tratamentos capilares, cosmiatria..................... 173
Extrato de *Pfaffia paniculata*........................... 232
  estrias, cosmiatria.. 195
Extrato de *Phyllanthus emblica*......................... 226
  antirradicais livres, cosmiatria..................169, 186
  cicatrizantes, escaras e úlceras 85, 86
  despigmentantes, cosmiatria........................... 172
  hipercromias, cosmiatria 188
Extrato de Placenta 255
  área dos olhos, cosmiatria.............................. 172
  estrias, cosmiatria..................................194, 195
  flacidez, cosmiatria...................................... 190
  hidratantes faciais, cosmiatria......................... 176
  máscaras faciais e tensores, cosmiatria............. 177
  nutrição facial, cosmiatria.............................. 178
  nutrientes, cosmiatria.................................... 172
Extrato de Portulaca....................................... 256
  antienvelhecimento, cosmiatria 180
  anti-inflamatórios, cosmiatria.......................... 169
  hidratantes corporais, cosmiatria 189
  hipercromias, cosmiatria 188
  produtos após-barba, cosmiatria...................... 201
  tratamentos capilares, cosmiatria..................... 197
Extrato de Própolis 256
  foliculite da barba....................................... 128
Extrato de Romã

286 Formulações Magistrais em Dermatologia

hipercromias.. 101, 102
Extrato de *Saccharomyces cerevisiae* 258
  anti-inflamatórios e descongestionantes cutâneos
  53
  anti-inflamatórios, cosmiatria............................ 169
Extrato de Salgueiro.. 207
Extrato de *Salix nigra* 268
  acne, cosmiatria 172
  esfoliantes e abrasivos, cosmiatria.................... 170
Extrato de Sálvia.. 259
  tratamentos capilares, cosmiatria...................... 197
Extrato de Saw Palmetto
  alopecias, uso oral 29
  hirsutismo, uso oral 134, 135
Extrato de Sementes de Arroz........................ 222
  área dos olhos, cosmiatria.................................. 172
Extrato de Sementes de Soja.......................... 233
  área dos olhos, cosmiatria.................................. 172
Extrato de Tussilagem, Milefólio e Quina 212
  alopecias, uso tópico.. 34
  tratamentos capilares, cosmiatria...................... 173
Extrato de Urucum.. 250
Extrato de Uva Ursi 242
  despigmentantes, cosmiatria.............................. 172
Extrato de *Willow Bark*.......................... 201, 268
  acne, uso tópico 19
  alopecias, uso tópico.. 41
  antienvelhecimento, cosmiatria 179
  hipercromias, cosmiatria.................................... 187
  máscaras faciais e tensores, cosmiatria............. 177
  pele acneica, uso tópico....................................... 29
  produtos após-barba, cosmiatria 201
  tratamentos capilares, cosmiatria...................... 197
Eyes Contour Complex
  área dos olhos, cosmiatria........................ 183, 184

F

Fagopyrum esculentum..................................... 258
FARL.. 229
  antirradicais livres, cosmiatria........................... 169
Fator Antirradicais Livres 229
  antirradicais livres, cosmiatria........................... 169
Fator de Crescimento bFGF........................... 229
  antienvelhecimento, cosmiatria 180
  área dos olhos, cosmiatria.................................. 184
Fator de Crescimento Endotelial Vascular........... 229
  alopecias, uso tópico.. 39
Fator de Crescimento Fibroblástico Básico 229
  cosmiatria... 171
Fator de Crescimento IGF-1 229
  alopecias, uso tópico.. 39
  antienvelhecimento, cosmiatria 180
  área dos olhos, cosmiatria.................................. 184
Fator de Crescimento Insulínico 229
  alopecias, uso tópico.. 39
  cosmiatria... 171

Fator de Crescimento TGF-β 229
  antienvelhecimento, cosmiatria 180
  hipercromias, cosmiatria 188
Fator de Crescimento Transformador 229
  cosmiatria... 171
Fator de Crescimento Vascular....................... 229
  cosmiatria... 171
Fator de Crescimento VEGF........................... 229
  antienvelhecimento, cosmiatria 180
  área dos olhos, cosmiatria 184
Fator de Hidratação Natural........................... 236
Fator Hidratante Natural 236
  hidratantes, cosmiatria....................................... 171
Fatores de Crescimento.................................. 229
Fatores de Crescimento, Cosmiatria 171
Fenazona.. 210
Fenilalanina
  hipocromias.. 111
  hipocromias, uso oral 109
Fenitoína
  cicatrizantes, escaras e úlceras 85, 87
Fenol... 230
  acne, uso tópico... 20
  antimicóticos tópicos.. 58
  higienização de ambientes................................. 167
  onicopatias 140
  peelings 146
  picadas de insetos 166
Ferro Quelato
  alopecias, uso oral 32
Ferula foetida 212
Filtros Solares.. 118
Finasterida
  alopecias, uso oral 29, 30
  alopecias, uso tópico 33, 37
  hirsutismo.. 136
  hirsutismo, uso oral 134, 135
Fioravanti, Bálsamo....................................... 213
  alopecias, uso tópico 35
Fitomenadiona 267
  púrpuras... 162
Flacidez, Cosmiatria 190
Fluconazol
  antimicóticos orais... 54
  antimicóticos tópicos.................................... 56, 57
  antimicóticos, supositórios 55
  onicopatias 137, 138
Fluocinolona... 230
  alopecias, uso tópico 33
  anti-inflamatórios hormonais tópicos 50, 51, 52
  antisseborreicos... 66
  psoríase.. 156
Fluoruracil 231
  cáusticos 80, 81
  queratose actínica.....................................164, 165
Flutamida
  acne, uso tópico.. 18, 24

Índice Remissivo 287

alopecias, uso oral 29
alopecias, uso tópico 33, 36
hirsutismo 136
hirsutismo, uso oral 134, 135
Foliculite da Barba 128
Fomblin 231
eczemas 113, 115
formadores de filme, cosmiatria 171
formulações para as mãos, cosmiatria 195
Fomblin HC-25 231
Fomblin HC-R 231
Fomes officinalis 207
Formadores de Filme, Cosmiatria 171
Formaldeído 231
Formalina 231
Formol 231
cáusticos 83
hidroses 129, 130
onicopatias 137, 138, 140
Formulações para as Mãos, Cosmiatria 195
Formulações para os Cabelos 196
Formulações para os Lábios 196
Formulações Pós-*Peelings* 148
Formulações Pré-*Peelings* 147
FOS
dermatite atópica, uso oral 96
Foscarnet
antivirais tópicos 76, 78
Fosfato de Ascorbil Magnésio 231
área dos olhos, cosmiatria 183
despigmentantes, cosmiatria 173
hipercromias 103
hipercromias, cosmiatria 187
Fotoprotetores 116
Fotoprotetores Labiais 126
Fotoprotetores Orais 126
Fucogel 231
acne, uso tópico 23
antisseborreicos 68
formulações pós-*peelings* 148
formulações pré-*peelings* 147
hidratantes faciais, cosmiatria 176
hidratantes, cosmiatria 171
produtos após-barba, cosmiatria 202
produtos para uso pós-solar 128
rosto, colo e pescoço, cosmiatria 185
Fucsina 231
Fucsina Básica 231
antimicóticos tópicos 58
Fucus vesiculosus 209, 215
acne, cosmiatria 172
celulite, cosmiatria 173
Furfuriladenina 232
acne, cosmiatria 172
acne, uso tópico 19
antienvelhecimento, cosmiatria 179
área dos olhos, cosmiatria 183

estrias, cosmiatria 195
hipercromias, cosmiatria 187
rosácea, uso tópico 26

G

Galactosan 232
formulações para as mãos, cosmiatria 195
hidratantes corporais, cosmiatria 188
hidratantes faciais, cosmiatria 175
hidratantes, cosmiatria 171
tratamentos capilares, cosmiatria 196, 199
Galato Básico de Bismuto
hidroses 130
Gantrez
onicopatias 139
Gaultheria procumbens 259
Gaultheria, Óleo 259
Gel Redutor
celulite, cosmiatria 190
Gelatina
cicatrizantes, escaras e úlceras 88, 89
Genapol EGL
sabonetes, cosmiatria 201
Gengibre
produtos após-barba, cosmiatria 201
Gentamicina 232
antibacterianos tópicos 45, 46
anti-inflamatórios hormonais tópicos 52, 53
cicatrizantes, escaras e úlceras 88
Gérmen de Trigo 232
formulações para as mãos, cosmiatria 195
hidratantes corporais, cosmiatria 188
hidratantes, cosmiatria 171
nutrição facial, cosmiatria 178
tratamentos capilares, cosmiatria 196
Gérmen de Trigo, Óleo 232
emolientes, cosmiatria 170
fissuras dos mamilos, prevenção 92
limpeza da pele, cosmiatria 174
sabonetes, cosmiatria 201
Ginkgo biloba 232, 257
antirradicais livres, cosmiatria 169
antirrugas, cosmiatria 181
antivaricosos, antiflebíticos e antitrombóticos
tópicos 74
área dos olhos, cosmiatria 182
celulite, cosmiatria 192
hidratantes corporais, cosmiatria 189
hidratantes faciais, cosmiatria 175, 176
hipercromias 108
hipocromias, uso oral 109, 110, 111
Ginseng
formulações pós-*peelings* 149
hidratantes corporais, cosmiatria 189
Ginseng do Brasil 232

288 Formulações Magistrais em Dermatologia

estimulantes e regeneradores tissulares, cosmiatria
.... 170
tonificação facial, cosmiatria 175
Girassol 234
Girassol, Óleo 248
cicatrizantes, escaras e úlceras 86
Glicerina 233
sabonetes, cosmiatria 201
Glicerol 233
dermatite atópica 97, 100
Gliceróleo de Amido
antipruriginosos 65
Glicocorticoides, uso oral 47
Glicopirrolato
hidroses 129, 130
Glicossomas 233
Gluconato de Cálcio
cicatrizantes, escaras e úlceras 93
Gluconolactona 233
acne, uso tópico 18, 23
esfoliantes e abrasivos, cosmiatria 170
hipercromias, cosmiatria 187
hiperqueratose, ictiose 132, 134
nutrição facial, cosmiatria 179
rosto, colo e pescoço, cosmiatria 186
Glutaraldeído 233
antivirais tópicos 76, 78
cáusticos 80, 82
hidroses 129, 131
onicopatias 137
Glutation 233
antienvelhecimento, cosmiatria 180
antirradicais livres, cosmiatria 169, 186
área dos olhos, cosmiatria 183
Glycine max 233, 258
área dos olhos, cosmiatria 172
Glycosan Hidroquinona 219
Glycosan Salicílico 219
Glycyrrhiza glabra 205, 211
Glycyrrhiza inflata 211
Goeckerman, Método de
psoríase 154
Goma Adragante 234
acne, uso tópico 19
antipruriginosos 65
Goma Tragacanto 234
Gomenol 234, 245
Grapefruit, Óleo
tratamentos capilares, cosmiatria 198, 199
Green Tea
antirradicais livres, cosmiatria 169
Griseofulvina 234
antimicóticos orais 54, 55
antimicóticos tópicos 56, 59
onicopatias 137, 138
Guggul
acne, uso oral 14, 16

H

Halcinonida 234
alopecias, uso tópico 33
anti-inflamatórios hormonais tópicos 50, 51
Haloxyl 234
hipercromias 103, 108
Hamamelis 234
acne, cosmiatria 172, 186, 187
alopecias, uso tópico 41
antivaricosos, antiflebíticos e antitrombóticos
tópicos 73
área dos olhos, cosmiatria 172
desodorantes, cosmiatria 202
formulações pós-*peelings* 148
hipercromias 108
limpeza da pele, cosmiatria 174
máscaras faciais e tensores, cosmiatria 178
nutrição facial, cosmiatria 178
pele acneica, uso tópico 28, 29
tonificação facial, cosmiatria 175
tratamentos capilares, cosmiatria 197
Hamamelis virginiana 234
acne, cosmiatria 172
adstringentes, cosmiatria 169
antivaricosos, antiflebíticos e antitrombóticos
tópicos 73
área dos olhos, cosmiatria 172
Hedera helix 207, 215, 229, 235, 258
anti-inflamatórios, cosmiatria 169
antivaricosos, antiflebíticos e antitrombóticos
tópicos 73
área dos olhos, cosmiatria 172
celulite, cosmiatria 173
cicatrizantes, cosmiatria 169
estimulantes e regeneradores tissulares, cosmiatria
.... 170

Hees, Loção
acne, uso tópico 20
Helianthus annuus 234, 248
antirradicais livres, cosmiatria 169
Helioxine 234
antirradicais livres, cosmiatria 169
hipercromias, cosmiatria 187
tratamentos capilares, cosmiatria 199
Heparina 235
antivaricosos, antiflebíticos e antitrombóticos
tópicos 73, 74, 75
queloides e atenuação de cicatrizes 163, 164
Hera 207, 229, 235
anti-inflamatórios, cosmiatria 169
antivaricosos, antiflebíticos e antitrombóticos
tópicos 73, 74
área dos olhos, cosmiatria 172
celulite, cosmiatria 173, 191, 192, 193
cicatrizantes, cosmiatria 169

Índice Remissivo 289

estimulantes e regeneradores tissulares, cosmiatria 170
Hexafosfato de Inositol 204
Hialuronato de Dimetilsilanol 235
  hidratantes faciais, cosmiatria 176
  hidratantes, cosmiatria 171
Hialuronato de Sódio 205
Hialuronidase 235
  celulite, cosmiatria 173, 191
  estrias, cosmiatria 195
Hidratantes Corporais, Cosmiatria 188
Hidratantes Faciais, Cosmiatria 175
Hidratantes, Cosmiatria 171
Hidrato de Cloral 235
  alopecias, uso tópico 33, 34
Hidrocortisona 235
  alopecias, uso tópico 33
  antibacterianos tópicos 46
  anti-inflamatórios hormonais tópicos 50, 52, 53
  dermatite atópica 97
  eczemas 114
  fissuras dos mamilos 92
  formulações pós-*peelings* 148
  formulações pré-*peelings* 147
  hipercromias 104
  ptiríase alba 161
  queloides e atenuação de cicatrizes 164
Hidroquinona 236
  formulações pré-*peelings* 147
  hipercromias 103, 104
  queloides e atenuação de cicatrizes 163
Hidroquinona Beta D-Glucopiranosídeo 211
  hipercromias 103
Hidroses 129
Hidroviton 236
  flacidez, cosmiatria 190
  hidratantes corporais, cosmiatria 188, 189
  hidratantes faciais, cosmiatria 175, 176
  hidratantes, cosmiatria 171
  nutrição facial, cosmiatria 178
Hidróxido de Alumínio
  cicatrizantes, escaras e úlceras 88
Hidróxido de Potássio
  cáusticos 80, 82
Hidroxizina
  antialérgicos e antipruriginosos 41, 42
Higienização de Ambientes 167
Hipercromias 101
Hipercromias, Cosmiatria 187
Hiperqueratose 132
Hipoclorito de Cálcio 236
  antissépticos e antiexsudativos 69
Hipocromias 109
Hipossulfito de Sódio 236
  antimicóticos tópicos 56, 59
Hirsutismo 134
Homosalato

filtros solares 119
Hormônios Femininos
  alopecias, uso tópico 33
HPS 3 252
  hidratantes, cosmiatria 171
Human Oligopeptide-11 229
  fatores de crescimento, cosmiatria 171
Human Oligopeptide-2 229
  fatores de crescimento, cosmiatria 171
Human Oligopeptide-3 229
  fatores de crescimento, cosmiatria 171
Human Oligopeptide-7 229
  fatores de crescimento, cosmiatria 171
Hyasol 205
  hidratantes, cosmiatria 171
Hydrasil 236
  área dos olhos, cosmiatria 172, 183
  máscaras faciais e tensores, cosmiatria 177
Hydroxyprolisilane 212
  antienvelhecimento, cosmiatria 180
  área dos olhos, cosmiatria 182, 183
  estimulantes e regeneradores tissulares, cosmiatria
.... 170
  estrias, cosmiatria 195
  formulações pós-*peelings* 149
  hidratantes corporais, cosmiatria 188, 189
  hidratantes faciais, cosmiatria 176
  nutrição facial, cosmiatria 179
  onicopatias 137, 140

I

Ictiol 236
  eczemas 113, 114
Ictiose 132
Idebenona 237
  antienvelhecimento, cosmiatria 180
  antioxidantes tópicos 125
  despigmentantes, cosmiatria 173
  hipercromias, cosmiatria 188
Idoxuridina 237
  antivirais tópicos 76, 78
IGF-1 229
  fatores de crescimento, cosmiatria 171
Imidazolina Anfoterizada 237
  produtos para bebês, cosmiatria 200
  sabonetes, cosmiatria 201
Imiquimod 237
  queratose actínica 164, 165
Ingram, Método de
  psoríase 154
Inosine Pranobex
  antivirais 75
Inosiplex
  antivirais 75
Inulina
  dermatite atópica, uso oral 96

290 Formulações Magistrais em Dermatologia

Iodeto de Potássio
    antimicóticos orais 54, 56
    antimicóticos tópicos 58
    antissépticos 72
    hidroses 130
Iodo 237
    antissépticos 72
    antissépticos e antiexsudativos 69
Iodo Metaloide 237
    antimicóticos tópicos 56, 58
    onicopatias 137, 138
Iodoclorohidroxiquinoleína 220
    antibacterianos tópicos 45
Iodopovidona 237
    antissépticos e antiexsudativos 69, 70
Ioimbina
    celulite, cosmiatria 173, 193
Irgasan 237
    acne, uso tópico 20, 28
    antissépticos e antiexsudativos 69, 71, 72
    fissuras dos mamilos 92
    hidroses 129, 130, 131
    limpeza da pele, cosmiatria 174
    máscaras faciais e tensores, cosmiatria 176
    pele acneica, uso tópico 28, 29
    produtos para bebês, cosmiatria 200
    psoríase 156
    sabonetes, cosmiatria 201
    tonificação facial, cosmiatria 175
Iris asiatica 172
Iris florentina 237
    antienvelhecimento, cosmiatria 179, 180
    área dos olhos, cosmiatria 172, 183
    estimulantes e regeneradores tissulares, cosmiatria
    170
    hidratantes corporais, cosmiatria 189
    hidratantes faciais, cosmiatria 176
    máscaras faciais e tensores, cosmiatria 177
    nutrição facial, cosmiatria 179
    rosto, colo e pescoço, cosmiatria 185
Iris germanica 223
    acne, cosmiatria 187
    acne, uso tópico 19
Íris Iso 237
    antienvelhecimento, cosmiatria 180
    área dos olhos, cosmiatria 172
    rosto, colo e pescoço, cosmiatria 186
    estimulantes e regeneradores tissulares, cosmiatria
    170
Isoconazol 238
    antimicóticos tópicos 56, 57
Isoprinosine
    antivirais 75
Isopropildibenzoilmetano 238
Isotretinoína
    acne 13
Itraconazol 238

    antimicóticos orais 54, 55
Ivermectina
    acne, uso oral 14, 17
    antiparasitários orais 60
    antiparasitários tópicos 60, 62, 63
    rosácea, uso tópico 25

J

Jaborandi 254
    alopecias, uso tópico 34, 35, 40, 41
    tratamentos capilares, cosmiatria 198, 199
Jaborandi, Tintura
    tratamentos capilares, cosmiatria 197
Jessner, Solução 133
    peelings 146
Jojoba, Óleo 248
    emolientes, cosmiatria 170
    hidratantes corporais, cosmiatria 189
    hipercromias 105
    tratamentos capilares, cosmiatria 196
Juniperus oxycedrus 247

K

Karité, Manteiga 241
    antirrugas, cosmiatria 181
    celulite, cosmiatria 192
    emolientes, cosmiatria 170
    estrias, cosmiatria 195
    formulações para os lábios, cosmiatria 196
    produtos para bebes 200
    queloides e atenuação de cicatrizes 163
Kinetin 232
    acne, uso tópico 19
    rosácea, uso tópico 26
Kummerfeld, Loção 19

L

Lactato de Amônio 205
    acne, uso tópico 18, 27, 28
    foliculite da barba 128
    hidratantes corporais, cosmiatria 189
    hiperqueratose, ictiose 132, 133
Lactato de Etila 238
    acne, uso tópico 18
Lactobacillus acidophillus
    dermatite atópica, uso oral 94, 96
Lactobacillus bifidum
    dermatite atópica, uso oral 94, 96
Lactobacillus bulgaricus
    dermatite atópica, uso oral 94, 96
Lactobacillus casei
    dermatite atópica, uso oral 94, 96
Lactobacillus rhamnosus

Índice Remissivo 291

dermatite atópica, uso oral 94, 96
Lanablue 238
  antirrugas, cosmiatria 182
  área dos olhos, cosmiatria 183, 184
  estimulantes e regeneradores tissulares, cosmiatria
  170
  máscaras faciais e tensores, cosmiatria 177
  nutrição facial, cosmiatria 179
Lanette 208
Lanolina 238
  fissuras dos mamilos 91, 92
  produtos para bebes 200
Lanolina Etoxilada 239
Lanolina, Álcoois 208
Larva Migrans
  antiparasitários tópicos 63
Lasilium 223
Lassar, Pasta
  antipruriginosos 64
Lauril Éter Sulfato de Sódio 239
  sabonetes, cosmiatria 201
Lauril Poliglicosídeo
  sabonetes, cosmiatria 201
Lauril Sulfato de Amônio 239
Lauril Sulfato de Monoetanolamina 239
Lauril Sulfato de Sódio 239
  acne, uso tópico 26, 27
  limpeza da pele, cosmiatria 174
Lauril Sulfossuccinato de Sódio 239
  limpeza da pele, cosmiatria 174
  produtos para bebês, cosmiatria 200
  sabonetes, cosmiatria 201
Lavanda, Óleo
  onicopatias 141
Lavandula angustifolia 248
LCD 241
  alopecias, uso tópico 34, 40
  anti-inflamatórios hormonais tópicos 51
  antisseborreicos 67
  onicopatias 137, 139
  psoríase 153, 155, 156, 157
Lecitina de Soja
  tratamentos capilares, cosmiatria 197
Lemongrass, Óleo 249
  acne, cosmiatria 187
  antisseborreicos 68
  sabonetes, cosmiatria 201
  tratamentos capilares, cosmiatria 196
Levamisol
  acne, uso oral 15
L-Glutation
  antirradicais livres, cosmiatria 169
Licopeno
  fotoprotetores orais 126, 127
  hipercromias 101
Licor de Hoffmann 239
  acne, uso tópico 26

alopecias, uso tópico 34
antimicóticos tópicos 58
Licorice 211
Lidocaína 240
  anestésicos locais 41
  antissépticos e antiexsudativos 71
  cicatrizantes, escaras e úlceras 87, 88, 93
Lignocaína 240
  anestésicos locais 41
Limpeza da Pele, Cosmiatria 174
Língua Nigra Vilosa 136
Linhaça, Óleo
  antipruriginosos 65
Linimento Óleo Calcáreo
  antipruriginosos 65
Liporeductyl 240
  celulite, cosmiatria 173, 192, 194
Lipossomas 240
Lipossomas com Coenzima Q-10 240
  antienvelhecimento, cosmiatria 179, 180
  antirradicais livres, cosmiatria 169, 186
  hidratantes faciais, cosmiatria 176
  máscaras faciais e tensores, cosmiatria 177
Lipossomas com Extrato de *Panax japonicus* 240
  tratamentos capilares, cosmiatria 173
Lipossomas com Vitaminas A e E 240
  antienvelhecimento, cosmiatria 179
  antirradicais livres, cosmiatria 169
Lipossomas com Vitaminas C e E 240
  antienvelhecimento, cosmiatria 179
  antirradicais livres, cosmiatria 169
Lipossomas SOD 241
  antirradicais livres, cosmiatria 169, 186
  antirrugas, cosmiatria 181
  área dos olhos, cosmiatria 183
  hipercromias, cosmiatria 187
Lipossome Mixture 241
  nutrientes, cosmiatria 172
Líquido de Bürow
  antissépticos e antiexsudativos 69
Líquido de Dakin
  antissépticos e antiexsudativos 69
Liquor Carbonis Detergens 241
  alopecias, uso tópico 34, 40
  anti-inflamatórios hormonais tópicos 51
  antisseborreicos 67
  onicopatias 137, 139
  psoríase 153, 155, 156, 157
Lisina
  antivirais 75, 76
  antivirais tópicos 78
Lisozima 241
  antivirais tópicos 76, 79
Loção Antiácaros 167
Loção de Hees
  acne, uso tópico 20
Loção de Kummerfeld

292 Formulações Magistrais em Dermatologia

acne, uso tópico 19
Loção Rosada
acne, uso tópico 20
Loratadina
antialérgicos e antipruriginosos 42, 44
Lotio Alba
acne, uso tópico 19

M

Macadâmia
hidratantes faciais, cosmiatria 175
Macadamia ternifolia 249
Macadâmia, Óleo 249
antienvelhecimento, cosmiatria 180
emolientes, cosmiatria 170
formulações pós-*peelings* 149
hidratantes corporais, cosmiatria 189
Macrogol 255
Malation
antiparasitários tópicos 60, 63
Manga, Manteiga 241
antioxidantes tópicos 124
área dos olhos, cosmiatria 183
emolientes, cosmiatria 170
formulações para os lábios, cosmiatria 196
Mangifera sp 241
Manteiga de Cacau
formulações para os lábios, cosmiatria 196
Manteiga de Karité 241
antirrugas, cosmiatria 181
celulite, cosmiatria 192
emolientes, cosmiatria 170
estrias, cosmiatria 195
formulações para os lábios, cosmiatria 196
produtos para bebes 200
queloides e atenuação de cicatrizes 163
Manteiga de Manga 241
antioxidantes tópicos 124
área dos olhos, cosmiatria 183
emolientes, cosmiatria 170
formulações para os lábios, cosmiatria 196
Manteiga de Murumuru 241
tratamentos capilares, cosmiatria 196
Manuronato de Metilsilanotriol 242
celulite, cosmiatria 173
estimulantes e regeneradores tissulares, cosmiatria
.... 170
Maracujá, Óleo de Sementes 250
emolientes, cosmiatria 170
hiperqueratose, ictiose 134
Marigold Oil 217
anti-inflamatórios e descongestionantes cutâneos
.... 53
anti-inflamatórios, cosmiatria 169
cicatrizantes, cosmiatria 170
cicatrizantes, escaras e úlceras 85

emolientes, cosmiatria 170
Máscaras Faciais, Cosmiatria 176
Matricaria chamomilla 213, 217
acne, cosmiatria 172
anti-inflamatórios, cosmiatria 169
Matrixyl 252
área dos olhos, cosmiatria 172
nutrição facial, cosmiatria 179
Medroxiprogesterona
hirsutismo 136
Melaleuca
acne, cosmiatria 186
acne, uso tópico 18, 24
hidroses 129
onicopatias 137
pele acneica, uso tópico 28
Melaleuca alternifolia 249
Melaleuca quinquenervia 234, 245
Melaleuca viridiflora 234, 245
Melaleuca, Óleo 249
acne, cosmiatria 172, 186
antimicóticos tópicos 56, 59
antisseborreicos 66, 68
onicopatias 139, 140, 141
repelentes de insetos 166
Melfade 242
despigmentantes, cosmiatria 172
hipercromias, cosmiatria 187
Menta, Óleo 249
produtos após-barba, cosmiatria 201
Mentha piperita 249
Mentol 242
antipruriginosos 64, 65, 66
antissépticos e antiexsudativos 70
antivaricosos, antiflebíticos e antitrombóticos
tópicos 74
celulite, cosmiatria 173, 190
eczemas 114
hidratantes corporais, cosmiatria 189
hidroses 130
máscaras faciais e tensores, cosmiatria 176, 177
pele acneica, uso tópico 29
picadas de insetos 166
produtos após-barba, cosmiatria 202
produtos para uso pós-solar 128
tonificação facial, cosmiatria 175
Metenamina 242
hidroses 129
Methiosilane 203
alopecias, uso tópico 34, 40
onicopatias 137, 140, 141
tratamentos capilares, cosmiatria 173, 197, 198
Methoxsalen 257
hipocromias 111
hipocromias, uso oral 109
psoríase 153, 158
psoríase, uso oral 150, 151

Índice Remissivo 293

Metilbenzilideno Cânfora 242
  filtros solares 119
Metilsilanol Teofilinato 263
Metilsulfonilmetano
  acne, uso tópico 18
  rosácea, uso tópico 26
Metionina
  alopecias, uso oral 31
  onicopatias..................................... 141
Método de Goeckerman
  psoríase..................................... 154
Método de Ingram
  psoríase..................................... 154
Metotrexato
  psoríase..................................... 153, 160
  psoríase, uso oral 150, 151
Metoxicinamato de Isoamila
  filtros solares 119
Metoxicinamato de Octila..................................... 243
  filtros solares 119
Metronidazol..................................... 243
  acne, uso tópico 18
  cicatrizantes, escaras e úlceras............... 85, 87, 88
  rosácea, uso tópico 25
MFA Complex..................................... 243
Miconazol..................................... 243
  antibacterianos tópicos 46
  anti-inflamatórios hormonais tópicos 53
  antimicóticos tópicos..................................... 56, 57, 59
Microesferas de Polietileno..................................... 243
  esfoliantes e abrasivos, cosmiatria................... 170
  pele acneica, uso tópico 28
  sabonetes, cosmiatria..................................... 201
Miíase
  antiparasitários tópicos 63
Mikania glomerata..................................... 213
Milefólio..................................... 212
  tratamentos capilares, cosmiatria..................... 173
Millet Extract
  alopecias, uso oral 31, 32
Millian, Pomada
  antiparasitários tópicos 61
Mimosa tenuiflora..................................... 243
  antienvelhecimento, cosmiatria 179
  antirradicais livres, cosmiatria..................... 169
  área dos olhos, cosmiatria..................................... 183
  estimulantes e regeneradores tissulares, cosmiatria
  170
  formulações pós-peelings..................... 148, 149
  hidratantes corporais, cosmiatria 189
  hidratantes faciais, cosmiatria..................... 176
  máscaras faciais e tensores, cosmiatria............. 177
  rosto, colo e pescoço, cosmiatria..................... 185
  tonificação facial, cosmiatria..................... 175
  tratamentos capilares, cosmiatria..................... 197
Minociclina
  acne, uso oral..................................... 13, 16

Minoxidil..................................... 243
  alopecias, uso tópico..................34, 35, 36, 37, 38
  área dos olhos, cosmiatria..................................... 184
Miristato de Isopropila..................................... 244
Monoestearato de Dietilenoglicol..................................... 244
Monoestearato de Glicerila..................................... 244
Monoestearato de Polietilenoglicol 400............... 244
Monossulfiram..................................... 244
Montelucaste
  dermatite atópica, uso oral..................................... 94, 95
Morus nigra..................................... 216
  despigmentantes, cosmiatria..................... 172
  hipercromias..................................... 103
Mosqueta, Óleo
  hiperqueratose, ictiose..................................... 132
MSM
  acne, uso tópico..................................... 18
  rosácea, uso tópico..................................... 26
Multi Fruit Acid Complex..................................... 243
Murumuru, Manteiga..................................... 241
  tratamentos capilares, cosmiatria..................... 196
Myroxylon balsamum..................................... 213
Myroxylon balsamum var. pereirae..................... 213
Myroxylon toluiferum..................................... 213

N

N-Acetil Hidroxiprolina
  cicatrizantes, escaras e úlceras..................... 83, 84
N-Acetilcisteína
  hiperqueratose, ictiose..................................... 132, 134
Nafazolina..................................... 244
  formulações pós-peelings..................... 148
Nalidone..................................... 254
  hidratantes, cosmiatria..................................... 171
Naltrexona
  dermatite atópica..................................... 97, 98
Nannochloropsis oculata..................................... 253
Nanosferas..................................... 245
Neo Heliopan AV..................................... 243
  filtros solares..................................... 119
Neomicina..................................... 245
  antibacterianos tópicos..................................... 45, 46
  anti-inflamatórios hormonais tópicos........... 52, 53
  antimicóticos tópicos..................................... 57
  antiparasitários tópicos..................................... 63
  cicatrizantes, escaras e úlceras..................... 86
  formulações pós-peelings..................... 148
Neotutocaína..................................... 263
  anestésicos locais..................................... 41
NET-FS..................................... 245
  antienvelhecimento, cosmiatria..................... 180
NET-SG..................................... 245
Niacina
  alopecias, uso oral..................................... 32
Niaouli..................................... 234
Niaouli, Essência..................................... 245

294 Formulações Magistrais em Dermatologia

Nicotinamida.. 245
   acne, uso tópico...................................... 18, 27
   alopecias, uso oral 31
   hipercromias.. 106
   máscaras faciais e tensores, cosmiatria............. 178
   psoríase.. 158
Nicotinato de Metila 245
   antivaricosos, antiflebíticos e antitrombóticos
      tópicos.. 75
   celulite, cosmiatria...............173, 191, 192, 194
Nikkomulese 245
Nistatina.. 246
   antimicóticos orais................................ 54, 55
   antimicóticos tópicos.............................. 56, 58
Nitrato de Cério
   antibacterianos tópicos 46
   cicatrizantes, escaras e úlceras....................... 88
Nitrato de Prata 246
   antivirais tópicos................................... 76, 79
   cáusticos 80, 83
   fissuras dos mamilos.................................. 91
Nitreto de Boro 246
   acne, cosmiatria...................................... 186
   fotoprotetores 119, 123
   hidratantes corporais, cosmiatria 189
Nitrocelulose... 222
   colódio elástico 81
Nitrofurazona.. 246
   antibacterianos tópicos 45, 46
NMF 236
   flacidez, cosmiatria................................... 190
   hidratantes corporais, cosmiatria 188, 189
   hidratantes faciais, cosmiatria.................. 175, 176
   hidratantes, cosmiatria............................... 171
   nutrição facial, cosmiatria........................... 178
Nodema... 246
   área dos olhos, cosmiatria............... 172, 183, 184
   hidratantes faciais, cosmiatria....................... 176
   hipercromias... 108
Nonoxinol 246
   antivirais tópicos................................... 76, 79
Nutrição Facial, Cosmiatria 178
Nutricolin
   alopecias, uso oral 32
   onicopatias.. 142
Nutrientes, Cosmiatria 171

O

Octil Dimetil PABA..................................... 246
   filtros solares 119, 122
Octocrileno 246
   filtros solares 119
Octopirox... 255
   antisseborreicos 66, 68
   tratamentos capilares, cosmiatria.................... 173
Oenothera biennis..................................... 250

   dermatite atópica, uso oral............................. 96
Oleato de Decila 247
Óleo de Abacate... 247
   anti-inflamatórios e descongestionantes cutâneos
      54
   dermatite atópica 99
   emolientes, cosmiatria................................ 170
   psoríase.. 160
Óleo de Alecrim... 208
   área dos olhos, cosmiatria 184
   produtos após-barba, cosmiatria..................... 202
   rosto, colo e pescoço, cosmiatria..................... 185
   tratamentos capilares, cosmiatria.................... 199
Óleo de Amêndoas....................................... 247
   antipruriginosos 65
   antirradicais livres, cosmiatria...................... 186
   área dos olhos, cosmiatria 182
   cicatrizantes, escaras e úlceras 90
   eczemas 114
   emolientes, cosmiatria................................ 170
   estrias, cosmiatria...............................194, 195
   fissuras dos mamilos, prevenção 92
   hidratantes corporais, cosmiatria.............188, 189
   hiperqueratose, ictiose.........................133, 134
   limpeza da pele, cosmiatria 174
   produtos para bebes 200
Óleo de Andiroba.. 247
   repelentes de insetos 166
Óleo de Apricot 247
   área dos olhos, cosmiatria 182
   emolientes, cosmiatria................................ 170
   queloides e atenuação de cicatrizes 164
Óleo de Argan... 247
   tratamentos capilares, cosmiatria.............197, 199
Óleo de Bétula... 259
Óleo de Borage 247
   anti-inflamatórios e descongestionantes cutâneos
      53
   anti-inflamatórios hormonais tópicos 52
   anti-inflamatórios, cosmiatria....................... 169
   dermatite atópica, uso oral....................... 94, 95
   eczemas 113, 114
Óleo de Cade 247
   eczemas 113, 114
   psoríase...............................153, 154, 156
Óleo de Calêndula....................................... 216
   anti-inflamatórios e descongestionantes cutâneos
      53
   anti-inflamatórios, cosmiatria....................... 169
   cicatrizantes, cosmiatria 170
   cicatrizantes, escaras e úlceras 85, 91
   eczemas 113, 115
   emolientes, cosmiatria................................ 170
   formulações pós-*peelings*....................148, 149
   hidratantes corporais, cosmiatria 188
   produtos para uso pós-solar.......................... 127
Óleo de Cenoura... 248

Índice Remissivo 295

bronzeadores e aceleradores do bronzeamento 125, 126

Óleo de Cereja 248
  antirrugas, cosmiatria 181
  emolientes, cosmiatria 170
  formulações pós-*peelings* 148
  hidratantes corporais, cosmiatria 189
Óleo de Citronela 248
  produtos para bebês, cosmiatria 200
  repelentes de insetos 166
Óleo de Cravo 248
  onicopatias 137, 140
Óleo de Cróton
  peelings 146
Óleo de Damasco 247
Óleo de Eucalipto
  hidratantes corporais, cosmiatria 189
Óleo de Gaultheria 259
Óleo de Gérmen de Trigo 232
  emolientes, cosmiatria 170
  fissuras dos mamilos 92
  limpeza da pele, cosmiatria 174
  nutrição facial, cosmiatria 178
  sabonetes, cosmiatria 201
  tratamentos capilares, cosmiatria 196
Óleo de Girassol 248
  cicatrizantes, escaras e úlceras 86
Óleo de *Grapefruit*
  tratamentos capilares, cosmiatria 198, 199
Óleo de Jojoba 248
  emolientes, cosmiatria 170
  hidratantes corporais, cosmiatria 189
  hipercromias 105
  limpeza da pele, cosmiatria 174
  tratamentos capilares, cosmiatria 196
Óleo de Lavanda 248
  onicopatias 141
Óleo de Lemongrass 249
  acne, cosmiatria 187
  antisseborreicos 68
  sabonetes, cosmiatria 201
  tratamentos capilares, cosmiatria 196
Óleo de Linhaça
  antipruriginosos 65
Óleo de Macadâmia 249
  antienvelhecimento, cosmiatria 180
  emolientes, cosmiatria 170
  formulações pós-*peelings* 149
  hidratantes corporais, cosmiatria 189
  hidratantes faciais, cosmiatria 175
Óleo de Melaleuca 249
  acne, cosmiatria 172, 186
  acne, uso tópico 18, 24
  antimicóticos tópicos 56, 59
  antisseborreicos 66, 68
  hidroses 129
  onicopatias 137, 139, 140, 141

pele acneica, uso tópico 28
repelentes de insetos 166
Óleo de Melaleuca Microencapsulado 249
Óleo de Menta 249
  produtos após-barba, cosmiatria 201
Óleo de Oliva 251
  eczemas 114
  psoríase 159
  sabonetes, cosmiatria 201
  tratamentos capilares, cosmiatria 199
Óleo de Papoula 249
Óleo de Patchouly
  tratamentos capilares, cosmiatria 199
Óleo de Prímula 250
  antienvelhecimento, cosmiatria 180
  anti-inflamatórios e descongestionantes cutâneos 53
  anti-inflamatórios, cosmiatria 169
  antirrugas, cosmiatria 181
  cicatrizantes, escaras e úlceras 86
  dermatite atópica, uso oral 94, 95
  fissuras dos mamilos, prevenção 93
  formulações pós-*peelings* 148
  limpeza da pele, cosmiatria 174
Óleo de Rícino 222
  colódio elástico 81
  repelentes de insetos 166
Óleo de Rosa Damascena
  tratamentos capilares, cosmiatria 198
Óleo de Rosa Mosqueta 250
  antienvelhecimento, cosmiatria 180
  antirrugas, cosmiatria 181
  cicatrizantes, cosmiatria 170
  eczemas 113, 115
  estimulantes e regeneradores tissulares, cosmiatria 170
  estrias, cosmiatria 195
  fissuras dos mamilos 92
  hiperqueratose, ictiose 132, 133, 134
  psoríase 155
  queloides e atenuação de cicatrizes 163, 164
Óleo de Sementes de Maracujá 250
  emolientes, cosmiatria 170
  hiperqueratose, ictiose 134
Óleo de Sementes de Uva 251
  antioxidantes tópicos 124
  emolientes, cosmiatria 170
  estrias, cosmiatria 194, 195
  fissuras dos mamilos 93
  flacidez, cosmiatria 190
  hidratantes corporais, cosmiatria 188
  limpeza da pele, cosmiatria 174
  queloides e atenuação de cicatrizes 164
Óleo de Silicone 250
  bronzeadores e aceleradores do bronzeamento 125
  eczemas 113, 115
  formadores de filme, cosmiatria 171

296 Formulações Magistrais em Dermatologia

formulações para as mãos, cosmiatria 195
fotoprotetores 123
hidratantes corporais, cosmiatria 189
produtos para bebês, cosmiatria....................... 200
Óleo de Soja
cicatrizantes, escaras e úlceras......................... 86
Óleo de Urucum.. 250
bronzeadores e aceleradores do bronzeamento 125, 126
Óleo de Uva.. 251
Óleo de Wintergreen.. 259
Óleo Mineral... 251
Oliva, Óleo... 251
eczemas 114
psoríase... 159
sabonetes, cosmiatria 201
tratamentos capilares, cosmiatria..................... 199
Olivem 251
Omega 3
cicatrizantes, escaras e úlceras......................... 86
Onicopatias 137
Onymyrrhe... 251
onicopatias... 137, 141
Orris Root Extract 237
área dos olhos, cosmiatria............................... 172
estimulantes e regeneradores tissulares, cosmiatria 170
Oryza sativa... 222
área dos olhos, cosmiatria............................... 172
Oxaceprol
cicatrizantes, escaras e úlceras......................... 83
Oxibenzona.. 251
filtros solares 119
Oxibutinina
hidroses 131
Óxido de Cálcio
acne, uso tópico 20
Óxido de Zinco 251
acne, uso tópico 20, 21, 24
antibacterianos tópicos 45
anti-inflamatórios e descongestionantes cutâneos 53
antimicóticos tópicos....................................... 58
antipruriginosos 64, 65
cicatrizantes, escaras e úlceras.......... 85, 87, 89, 90
eczemas 113, 114, 115
filtros solares 119
fotoprotetores 123
hidroses 130, 131
peelings 145
produtos para bebes... 200
Óxido de Zinco Micronizado
acne, uso tópico 19
Oxido Zinco 200
Oxitetraciclina
acne, uso oral 13, 16

P

PABA 252
alopecias, uso oral 31
filtros solares 119
fotoprotetores 122
Padimate O 246
filtros solares 119
fotoprotetores 122
Padina pavonica 252
antienvelhecimento, cosmiatria 179, 180
área dos olhos, cosmiatria............................... 183
hidratantes corporais, cosmiatria 189
hidratantes faciais, cosmiatria 175
hidratantes, cosmiatria 171
máscaras faciais e tensores, cosmiatria............. 177
Painço
alopecias, uso oral 31, 32
Palmitato de Ascorbila...............................229, 252
antirrugas, cosmiatria 182
despigmentantes, cosmiatria............................ 173
hipercromias.................................103, 105
nutrição facial, cosmiatria 179
Palmitato de Retinol
antirrugas, cosmiatria 181
hidratantes corporais, cosmiatria 189
máscaras faciais e tensores, cosmiatria............. 177
Palmitato de Retinol Microencapsulado 252
estimulantes e regeneradores tissulares, cosmiatria 170
Palmitoil Pentapeptídeo.................................... 252
área dos olhos, cosmiatria............................... 172
Palmitoil Tripeptídeo... 252
estimulantes e regeneradores tissulares, cosmiatria 170
Panax japonicus 240
alopecias, uso tópico 34, 40
tratamentos capilares, cosmiatria..................... 173
Pantogar
alopecias, uso oral 31
Pantotenato de Cálcio
alopecias, uso oral 31
Papaína 252
cicatrizantes, escaras e úlceras 85, 93
Papaverina
dermatite atópica 97
dermatite atópica, uso oral...................... 94, 95
Papaveris somniferum 249
Papoula, Óleo 249
Para Amino Benzoato de Potássio
pênfigo 150
Parafina.. 266
Parsol
filtros solares 119
Parsol MCX... 243
Passiflora incarnata 250
Passion Flower Oil... 250

Índice Remissivo   297

emolientes, cosmiatria 170
formulações pós-*peelings* 148
hidratantes faciais, cosmiatria 175
Pasta D'Água
    antipruriginosos 64
    eczemas 114
Pasta D'Água com Acetato de Alumínio
    antissépticos e antiexsudativos 72
Pasta D'Água com Calamina
    antipruriginosos 64
Pasta D'Água com Enxofre
    antiparasitários tópicos 60
Pasta D'Água Mentolada
    antipruriginosos 64
Pasta de Lassar
    antipruriginosos 64
    eczemas 114
Pasta de Unna
    cicatrizantes, escaras e úlceras 89
Patchouly, Óleo
    tratamentos capilares, cosmiatria 199
PCA-Na 254
    acne, uso tópico 28
    antienvelhecimento, cosmiatria 180
    área dos olhos, cosmiatria 183
    foliculite da barba 128
    formulações pós-*peelings* 149
    hidratantes faciais, cosmiatria 175
    hidratantes, cosmiatria 171
    hiperqueratose, ictiose 133
    rosácea, uso tópico 26
Pearl Extract 255
    estimulantes e regeneradores tissulares, cosmiatria
    170
Pectina
    cicatrizantes, escaras e úlceras 88
Pectinato de Ascorbil Metilsilanol 253
    antirradicais livres, cosmiatria 169
    estimulantes e regeneradores tissulares, cosmiatria
    170
Pediculose
    antiparasitários tópicos 62
Peelings Químicos 143
PEG 255
Pênfigo 150
Penicilamina
    psoríase, uso oral 150, 151
Pentacare 253
    antirrugas, cosmiatria 181, 182
    tensores, cosmiatria 171
Pentaglycan 253
    antirrugas, cosmiatria 181
    celulite, cosmiatria 193
    hidratantes corporais, cosmiatria 188
    hidratantes faciais, cosmiatria 176
    hidratantes, cosmiatria 171
Pentavitin 253

estrias, cosmiatria 194, 195
hidratantes faciais, cosmiatria 176
hidratantes, cosmiatria 171
sabonetes, cosmiatria 201
Pentoxifilina
    cicatrizantes, escaras e úlceras 85, 89, 91
Pepha-Tight 253
    antienvelhecimento, cosmiatria 180
    área dos olhos, cosmiatria 183, 184
    máscaras faciais e tensores, cosmiatria 177
    tensores, cosmiatria 171
Peptídeo com Cobre
    fatores de crescimento, cosmiatria 171
Peptídeos do Timo 253
Permanganato de Potássio
    antissépticos e antiexsudativos 69, 72
Permetrina 253
    acne, uso tópico 18
    antiparasitários tópicos 60, 61, 62, 63
    rosácea, uso tópico 25
Pérolas
    hidratantes faciais, cosmiatria 176
Peróxido de Benzoíla 254
    acne, uso tópico 18, 22
    hidroses 131
    pele acneica, uso tópico 28
Peróxido de Hidrogênio
    antissépticos e antiexsudativos 69, 70
Persea americana 247
Persea gratissima 247
Petrolato Branco 266
Pfaffia paniculata 232
    estimulantes e regeneradores tissulares, cosmiatria
    170
    estrias, cosmiatria 195
Phyllanthus emblica 226
    antirradicais livres, cosmiatria 169, 186
    cicatrizantes, escaras e úlceras 85, 86
    despigmentantes, cosmiatria 172
    hipercromias, cosmiatria 188
Physiogenyl 254
    hidratantes, cosmiatria 171
Picnogenol
    hipercromias 101
    psoríase, uso oral 150, 153
Pidolato de Cobre 254
    acne, uso tópico 19, 27
    adstringentes, cosmiatria 169
    antisseborreicos 66, 68
    produtos após-barba, cosmiatria 202
Pidolato de Sódio 254
    hidratantes, cosmiatria 171
Pidolato de Zinco 254
    acne, uso tópico 19, 27
    adstringentes, cosmiatria 169
    antisseborreicos 66, 68
    produtos após-barba, cosmiatria 202

298 Formulações Magistrais em Dermatologia

Pill-Food
  alopecias 31
Pilocarpina 254
  alopecias, uso tópico 34, 35, 37
  pênfigo 150
Pilocarpus jaborandi 254
Pimecrolimus
  dermatite atópica 97, 99
Pinus maritima
  psoríase, uso oral 153
Piridoxina 267
  acne, uso tópico 18
  alopecias, uso oral 31
  alopecias, uso tópico 34, 40
  antisseborreicos 66
  pele acneica, uso tópico 28
  tratamentos capilares, cosmiatria 173, 197
Piritionato de Zinco 255
  antisseborreicos 66, 68
  psoríase 153, 157, 159
  tratamentos capilares, cosmiatria 173, 198
Piroctone Olamina 255
  antisseborreicos 66, 68
  tratamentos capilares, cosmiatria 173, 198
Piroglutamato de Sódio 254
  hidratantes, cosmiatria 171
Piroxilina 222
  colódio elástico 81
Placenta 255
  área dos olhos, cosmiatria 172
  estrias, cosmiatria 194, 195
  flacidez, cosmiatria 190
  hidratantes faciais, cosmiatria 176
  máscaras faciais e tensores, cosmiatria 177
  nutrição facial, cosmiatria 178
  nutrientes, cosmiatria 172
Plantaren 1200
  sabonetes, cosmiatria 201
Pó de Pérolas 255
  estimulantes e regeneradores tissulares, cosmiatria
  170
  hidratantes faciais, cosmiatria 176
  máscaras faciais e tensores, cosmiatria 177
Pó de Sementes de Apricot 259
  pele acneica, uso tópico 28
  sabonetes, cosmiatria 201
Podofilina 255
  cáusticos 80, 81, 83
  língua nigra vilosa 136
Podofilotoxina 255
  cáusticos 80, 83
Podophyllum peltatum 255
Polawax 218
Polietilenoglicóis 255
Polimetacrilato 256
  acne, uso tópico 19
Polissulfureto de Potássio

antiparasitários tópicos 61
Polivinil Pirrolidona Iodo 237
  antissépticos e antiexsudativos 69
Polyolprepolymer 2 256
  acne, uso tópico 19, 21
Polypodium leucotomos
  fotoprotetores orais 126, 127
  hipercromias 101, 102
  hipocromias, uso oral 109, 110, 111
Polytrap 256
  acne, cosmiatria 172, 186, 187
  acne, uso tópico 19, 27
  pele acneica, uso tópico 29
Pomada de Millian
  antiparasitários tópicos 61
Pomada de Whitfield
  antimicóticos tópicos 58
Pomegranate
  hipercromias 101
Portulaca 256
  antienvelhecimento, cosmiatria 180
  anti-inflamatórios, cosmiatria 169
  hidratantes corporais, cosmiatria 189
  hipercromias, cosmiatria 188
  produtos após-barba, cosmiatria 201
  tratamentos capilares, cosmiatria 197
Portulaca oleracea 256
Potaba
  pênfigo 150
PP 2 256
  acne, uso tópico 19, 21
Prednisolona
  anti-inflamatórios hormonais, uso oral 47, 49
Prednisona
  anti-inflamatórios hormonais, uso oral 47, 49
Prilocaína 256
  anestésicos locais 41
Prímula, Óleo 250
  antienvelhecimento, cosmiatria 180
  anti-inflamatórios e descongestionantes cutâneos
  53
  anti-inflamatórios, cosmiatria 169
  antirrugas, cosmiatria 181
  cicatrizantes, escaras e úlceras 86
  dermatite atópica, uso oral 94, 95
  fissuras dos mamilos 93
  formulações pós-*peelings* 148
  limpeza da pele, cosmiatria 174
Produtos Após-Barba, Cosmiatria 201
Produtos para Bebês 200
Produtos para Uso Pós-Solar 127
Progesterona
  alopecias, uso tópico 33, 37, 38
  hirsutismo 136
Prometazina
  antialérgicos e antipruriginosos 41, 44
Propilenoglicol 256

Índice Remissivo   299

Propionato de Clobetasol
  anti-inflamatórios hormonais tópicos 50, 51
  onicopatias.................................. 137, 139
  psoríase.................................... 154, 157
Própolis... 256
  acne, cosmiatria.............................. 172
  acne, uso tópico.............................. 20
  cicatrizantes, cosmiatria................... 169
  fissuras dos mamilos......................... 92
  foliculite da barba.......................... 128
  pele acneica, uso tópico.................... 28
  tonificação facial, cosmiatria............. 175
Proteína Hidrolisada.............................. 257
  alopecias, uso oral......................... 31, 32
  tratamentos capilares, cosmiatria........... 173, 196
Proteosilane....................................... 226
Prunus armeniaca.............................. 247, 259
Prunus avium.................................... 248
Prunus dulcis................................... 247
Pseudocatalase
  hipocromias.................................. 113
Psodermax.. 257
  onicopatias.............................. 137, 139, 140
Psoralenos... 257
Psoríase... 150
Ptiríase Alba...................................... 161
Púrpuras... 162
PVPI... 237
  antissépticos e antiexsudativos............. 69, 70

Q

Quelina
  hipocromias.................................. 111, 113
  hipocromias, uso oral....................... 109, 111
  psoríase.................................... 153, 161
  psoríase, uso oral.......................... 150, 152
Queloides.. 163
Queratina
  alopecias, uso oral......................... 31
Queratina Hidrolisada
  tratamentos capilares, cosmiatria...... 173, 197, 198
Queratolíticos
  acne, uso tópico............................ 18
Queratose Actínica................................ 164
Quilaia.. 241
Quina.. 212, 257
  alopecias, uso tópico............... 33, 34, 36, 40
  tratamentos capilares, cosmiatria........... 173

R

Radizen A.. 257
  antirradicais livres, cosmiatria............ 169, 186
  hipercromias, cosmiatria.................... 188
Raffermine... 258
  antienvelhecimento, cosmiatria............. 180

máscaras faciais e tensores, cosmiatria............ 177
  tensores, cosmiatria......................... 171
Regeneradores Tissulares.......................... 170
Regu-Age.. 258
  área dos olhos, cosmiatria.............172, 183, 184
Repelentes de Insetos............................. 166
Resina de Podofilina.............................. 255
Resorcina.. 258
  acne, uso tópico..........................18, 20, 26
  alopecias, uso tópico....................... 34
  antimicóticos tópicos....................... 58
  antisseborreicos............................ 66
  eczemas...................................113, 114
  hiperqueratose, ictiose..................132, 133
  onicopatias................................. 140
  peelings................................143, 146
  psoríase................................153, 154, 156
Retinol.. 266
  antirrugas, cosmiatria...................... 181
  púrpuras.................................... 162
Revulsivantes
  alopecias, uso tópico....................... 33
Rícino, Óleo....................................... 222
  repelentes de insetos....................... 166
Romã
  hipercromias..............................101, 102
Rosa aff. rubiginosa............................ 250
Rosa Damascena, Óleo
  tratamentos capilares, cosmiatria........... 198
Rosa Mosqueta...................................... 250
  antirrugas, cosmiatria...................... 181
  estrias, cosmiatria......................... 195
  psoríase.................................... 155
Rosa Mosqueta, Óleo............................... 250
  antienvelhecimento, cosmiatria............. 180
  cicatrizantes, cosmiatria................... 170
  eczemas...................................113, 115
  estimulantes e regeneradores tissulares, cosmiatria
  170
  estrias, cosmiatria......................... 195
  fissuras dos mamilos........................ 92
  hiperqueratose, ictiose..................133, 134
  queloides e atenuação de cicatrizes..........163, 164
Rosácea... 13, 25
Rosmarinus officinalis.......................... 208
  acne, cosmiatria............................ 172
  tratamentos capilares, cosmiatria........... 173
Rutina...215, 258
Rutosídeo.. 258

S

Sabal serrulata
  alopecias, uso oral......................... 29
  hirsutismo, uso oral........................ 134
Sabonetes, Cosmiatria............................. 201
Saccharomyces cerevisiae........................ 258

300 Formulações Magistrais em Dermatologia

anti-inflamatórios e descongestionantes cutâneos
.... 53
anti-inflamatórios, cosmiatria 169
Salgueiro 207
Salicilato de Etil Hexila 259
   filtros solares 119
Salicilato de Homomentila
   filtros solares 119
Salicilato de Metila 259
Salicilato de Octila 259
   antivirais tópicos 77
   filtros solares 119
Salicilato Misto de Polioxi-Etilenoglicol e Amina 259
   celulite, cosmiatria 173
Salix nigra 207, 268
   acne, cosmiatria 172
   acne, uso tópico 19
   esfoliantes e abrasivos, cosmiatria 170
Sálvia 259
Salvia officinalis 259
Saw Palmetto
   alopecias, uso oral 29, 31
   hirsutismo, uso oral 134, 135
Saxifraga stolonifera 216
   despigmentantes, cosmiatria 172
   hipercromias 103
Scutellaria baicalensis 216
   despigmentantes, cosmiatria 172
   hipercromias 103
Sebonormine 259
   acne, cosmiatria 172, 187
Sementes de Apricot em Pó 259
   esfoliantes e abrasivos, cosmiatria 170
   sabonetes, cosmiatria 201
Sementes de Arroz 222
   área dos olhos, cosmiatria 172
Sementes de Damasco em Pó 259
   esfoliantes e abrasivos, cosmiatria 170
Sementes de Maracujá, Óleo 250
   emolientes, cosmiatria 170
Sementes de Soja 233
   área dos olhos, cosmiatria 172
Sementes de Uva, Óleo
   emolientes, cosmiatria 170
   estrias, cosmiatria 194, 195
   flacidez, cosmiatria 190
   hidratantes corporais, cosmiatria 188
   limpeza da pele, cosmiatria 174
Sensiva 259
   desodorantes, cosmiatria 202
   hidratantes faciais, cosmiatria 176
   hidratantes, cosmiatria 171
   produtos após-barba, cosmiatria 201
   tratamentos capilares, cosmiatria 196
Serenoa repens
   alopecias, uso oral 29
   hirsutismo, uso oral 134

Sesaflash 260
   máscaras faciais e tensores, cosmiatria 177
Sesquicloridrato de Alumínio 260
   desodorantes, cosmiatria 202
   hidroses 129
Silanóis 260
Sílica 210
Silicato de Alumínio 260
   peelings 145
Silicato de Alumínio Sintético 260
   acne, uso tópico 19
   hipercromias 103
Silício
   alopecias, uso oral 32
SiliciuMax
   alopecias, uso oral 33
   onicopatias 142
Silicone DC 1401
   hidratantes corporais, cosmiatria 189
   tratamentos capilares, cosmiatria 199
Silicone DC 193
   tratamentos capilares, cosmiatria 196
Silicone DC 245
   tratamentos capilares, cosmiatria 198, 199
Silicone DC 344
   tratamentos capilares, cosmiatria 199
Silicone Volátil 219
   tratamentos capilares, cosmiatria 173, 196, 197,
   198, 199
Silicone, Óleo 250
   eczemas 113, 115
   formulações para as mãos, cosmiatria 195
   produtos para bebês, cosmiatria 200
Silimarina
   acne, uso tópico 19
   rosácea, uso tópico 26
Simeticone
   eczemas 113
Simondsia californica 248
Simondsia chinensis 248
Sinoquart P 50 221
Skin Whitening Complex 260
   despigmentantes, cosmiatria 173
   hipercromias 103, 106, 107
   hipercromias, cosmiatria 187, 188
Slimming Factor T 260
Soja 233
   área dos olhos, cosmiatria 172
Soja, Óleo
   cicatrizantes, escaras e úlceras 86
Solan 50 239
Solanum lycopersicum
   fotoprotetores orais 127
Solução de Jessner 133
   peelings 146
Solução de Tierch
   antissépticos e antiexsudativos 70

Índice Remissivo 301

Solução de Vleminckx
acne, uso tópico 20
Sophora japonica 258
Sorbitol 261
Spiraea ulmaria 259
Squalane 228
hidratantes corporais, cosmiatria 189
hidratantes, cosmiatria 171
Styrax benzoin 214
Subgalato de Bismuto
hidroses 130
Subnitrato de Bismuto
fissuras dos mamilos 91
hidroses 130
Sucralfato 261
cicatrizantes, escaras e úlceras 85, 88
Sulfacetamida 261
acne, uso tópico 18, 27
antisseborreicos 66, 67, 68
tratamentos capilares, cosmiatria 198
Sulfadiazina de Prata 261
antibacterianos tópicos 45, 46
antissépticos e antiexsudativos 69, 71
antivirais tópicos 76, 79
cicatrizantes, escaras e úlceras 85, 88
Sulfametoxipiridazina
acne, uso oral 13, 16
Sulfasalazina
psoríase, uso oral 152
Sulfato de Alumínio 261
hidroses 129
picadas de insetos 166
Sulfato de Cobre 261
antissépticos e antiexsudativos 69
Sulfato de Condroitina 262
Sulfato de Zinco 262
acne, uso oral 14, 17
acne, uso tópico 19, 20, 21
alopecias, uso tópico 40
antisseborreicos 66, 67
antissépticos e antiexsudativos 69
antivirais 75, 76
antivirais tópicos 76, 79
hipercromias 103, 106
pele acneica, uso tópico 28
Sulfeto de Potássio
acne, uso tópico 19
Sulfeto de Selênio 262
antimicóticos tópicos 56, 59
antisseborreicos 66, 68
Sulfito de Sódio
tratamentos capilares, cosmiatria 199
Sulfoictiolato de Amônia 236
Sulizobenzona
filtros solares 119
Sunflower Oil 248
Symphytum officinale 208, 223

hidratantes, cosmiatria 171
Syn-Ake 262
máscaras faciais e tensores, cosmiatria 178
tensores, coemiatria 171
Syn-Coll 252
estimulantes e regeneradores tissulares, cosmiatria
.... 170
hidratantes corporais, cosmiatria 189
hidratantes faciais, cosmiatria 176
hipercromias, cosmiatria 188
máscaras faciais e tensores, cosmiatria 177
Synotol CN 80 224
Syzygium aromaticum 248

T

Tacrolimus
dermatite atópica 97, 99
hipocromias 111, 112
psoríase 153, 159
ptiríase alba 161, 162
Takallophane 262
acne, uso tópico 19, 27
Talco líquido 262
Talco Mentolado
antipruriginosos 65
Tamoxifeno 263
queloides e atenuação de cicatrizes 163
Tanino
fissuras dos mamilos 92
Tea Tree Oil 249
Tensine 263
antienvelhecimento, cosmiatria 180
antirrugas, cosmiatria 182
máscaras faciais e tensores, cosmiatria 177
tensores, cosmiatria 171
Tensores, Cosmiatria 171, 176
Teofilinato de Metilsilanol 263
celulite, cosmiatria 173
Teofilinato de Monometilsilanotriol 263
Tepescohuite 243
antirradicais livres, cosmiatria 169
Terbinafina 263
antimicóticos orais 54, 55
antimicóticos tópicos 56, 58
Terebentina 213, 263
Tetracaína 263
anestésicos locais 41
fissuras dos mamilos 91
Tetraciclina 263
acne, uso oral 14, 16
antibacterianos tópicos 45, 46
TGF-β 229
TGF-β:fatores de crescimento, cosmiatria 171
TGP2 Peptídeo 230
fatores de crescimento, cosmiatria 171
hipercromias, cosmiatria 188

302 Formulações Magistrais em Dermatologia

Thalasferas com Vitamina C 264
    antienvelhecimento, cosmiatria 180
    antioxidantes tópicos 124
    antirradicais livres, cosmiatria 169
    área dos olhos, cosmiatria 184
    despigmentantes, cosmiatria 173
    hipercromias 105, 107, 108
    máscaras faciais e tensores, cosmiatria 177
    produtos após-barba, cosmiatria 202
    rosto, colo e pescoço, cosmiatria 185
Theophyllisilane 263
    celulite, cosmiatria 173, 191, 192, 193
Thiomucase 264
    celulite, cosmiatria 173, 191, 194
    flacidez, cosmiatria 190
Thuya 264
    cáusticos 80, 83
Thuya occidentalis 264
Thuya, Tintura 264
Thymus vulgaris 264
Tiabendazol 264
    antiparasitários tópicos 60, 63
Tierch, Solução de
    antissépticos e antiexsudativos 70
Timo, Peptídeos 253
Timol 264
    hidroses 130
    onicopatias 137, 138
Tinidazol 264
Tinosorb
    filtros solares 119
Tintura de Açafrão
    antissépticos e antiexsudativos 69
Tintura de Alecrim 208
    alopecias, uso tópico 33, 34, 35, 36, 37
Tintura de Aloe
    onicopatias 141
Tintura de Arnica 209
    antivaricosos, antiflebíticos e antitrombóticos
        tópicos 73, 74
    área dos olhos, cosmiatria 184
Tintura de Benjoim 214
    antimicóticos tópicos 58
    cáusticos 83
    cicatrizantes, escaras e úlceras 85, 90
Tintura de Cantáridas 217
    alopecias, uso tópico 33, 34, 35
Tintura de Cápsicum 217
    alopecias, uso tópico 33, 34, 35, 36
    tratamentos capilares, cosmiatria 198
Tintura de Castellani
    antimicóticos tópicos 58
Tintura de Jaborandi 254
    alopecias, uso tópico 34, 35, 40, 41
    tratamentos capilares, cosmiatria 197
Tintura de Podofilina 255
    cáusticos 80, 83

língua nigra vilosa 136
Tintura de Quilaia 241
Tintura de Quina 257
    alopecias, uso tópico 33, 34, 36, 40
Tintura de Thuya 264
    cáusticos 80, 83
Tioconazol 264
    antimicóticos tópicos 56, 58
    onicopatias 137, 138
Tiossulfato de Sódio 236
    antimicóticos tópicos 56
Tiratricol 264
Tomilho 264
Tonificação Facial, Cosmiatria 175
Transcutol
    onicopatias 140
Transforming Growth Peptide-2 230
    fatores de crescimento, cosmiatria 171
Tratamentos Capilares, Cosmiatria 173
Tretinoína 206
    acne, uso tópico 18
TRIAC 264
Triancinolona 265
    alopecias, uso tópico 33, 34
    anti-inflamatórios hormonais tópicos 50, 51, 52
    anti-inflamatórios hormonais, uso oral 47, 49
    dermatite atópica 98
    psoríase 156
Triclosan 237
    antissépticos e antiexsudativos 69
    desodorantes, cosmiatria 202
Trietanolamina 265
Triidroxietilrutina 265
    celulite, cosmiatria 173
Trioxsalen 257
    hipocromias 111
    hipocromias, uso oral 109
    psoríase, uso oral 150
Tripeptídeo de Cobre 230
Trisoralen 257
    hipocromias 111
    hipocromias, uso oral 109
    psoríase, uso oral 150, 151
Triticum aestivum 232, 263
Troxerrutina 265
    antivaricosos, antiflebíticos e antitrombóticos
        tópicos 73, 74
    área dos olhos, cosmiatria 183, 184
    celulite, cosmiatria 173, 193
    púrpuras 163
    rosto, colo e pescoço, cosmiatria 185
Tussilagem 212
    tratamentos capilares, cosmiatria 173
Tussilago farfara 212
Tyrosilane 203
    bronzeadores e aceleradores do bronzeamento. 125

U

Úlceras 83
Ulmária 259
Unipertan 265
   bronzeadores e aceleradores do bronzeamento 125, 126
Unirep
   repelentes de insetos 166
Unitan 265
   bronzeadores e aceleradores do bronzeamento 125, 126
Unitrienol 265
   estimulantes e regeneradores tissulares, cosmiatria 170
   hidratantes faciais, cosmiatria 175
Unna, Pasta
   cicatrizantes, escaras e úlceras 89
Ureia 266
   anti-inflamatórios hormonais tópicos 51, 53
   antimicóticos tópicos 58
   dermatite atópica 100
   hidratantes corporais, cosmiatria 189
   hidroses 129
   hipercromias, cosmiatria 188
   hiperqueratose, ictiose 132, 133, 134
   língua nigra vilosa 136
   onicopatias 137, 138, 139, 141
   produtos para uso pós-solar 128
   psoríase 153, 154, 155, 156
Urotropina 242
Urucum 250
Urucum, Óleo 250
   bronzeadores e aceleradores do bronzeamento 125, 126
Uva Ursi 242
   despigmentantes, cosmiatria 172
Uva, Óleo 251
   antioxidantes tópicos 124
   emolientes, cosmiatria 170
   estrias, cosmiatria 194, 195
   fissuras dos mamilos, prevenção 93
   flacidez, cosmiatria 190
   hidratantes corporais, cosmiatria 188
   queloides e atenuação de cicatrizes 164
Uvinul
   filtros solares 119

V

Valerato de Betametasona 215
   alopecias, uso tópico 33, 38
   anti-inflamatórios hormonais tópicos 50, 51, 52
   hiperqueratose, ictiose 134
Valerato de Estradiol
   nutrição facial, cosmiatria 179
Vancomicina

antibacterianos tópicos 45, 47
Vaselina Líquida 251
Vaselina Salicilada 132
Vaselina Sólida 266
VC-PMG 231
   despigmentantes, cosmiatria 173
   hipercromias 103, 105
VEGF 229
   fatores de crescimento, cosmiatria 171
Verde Brilhante 266
   cáusticos 83
Verde Malaquita 266
Vermelho Neutro 266
   antivirais tópicos 76, 79
Vialox 266
   antirrugas, cosmiatria 182
   área dos olhos, cosmiatria 183
   tensores, cosmiatria 171
Vioförmio 220
   antibacterianos tópicos 45
Violeta de Genciana 266
   antimicóticos tópicos 56
Vitaline 252
   estimulantes e regeneradores tissulares, cosmiatria 170
Vitamina A 266
   acne, uso oral 16, 17
   antienvelhecimento, cosmiatria 180
   celulite, cosmiatria 191
   cicatrizantes, escaras e úlceras 86, 90
   eczemas 115
   estimulantes e regeneradores tissulares, cosmiatria 170
   estrias, cosmiatria 195
   fissuras dos mamilos 91, 92
   flacidez, cosmiatria 190
   formulações para as mãos, cosmiatria 195
   formulações para os lábios, cosmiatria 196
   nutrição facial, cosmiatria 178
   onicopatias 137, 139, 140
   produtos para uso pós-solar 127, 128
   púrpuras 163
   queloides e atenuação de cicatrizes 164
   rosácea, uso tópico 26
   tratamentos capilares, cosmiatria 199
Vitamina B12 267
   dermatite atópica 97, 99
   psoríase 153, 160
Vitamina B2
   alopecias, uso oral 31
Vitamina B6 267
   acne, uso oral 16
   acne, uso tópico 18
   alopecias, uso oral 31
   alopecias, uso tópico 34
   antisseborreicos 67
   pele acneica, uso tópico 28

304 Formulações Magistrais em Dermatologia

Vitamina C.. 267
  antioxidantes tópicos 124
  púrpuras.. 162
Vitamina D 267
  acne, uso oral 16
  celulite, cosmiatria.. 191
  cicatrizantes, cosmiatria 170
  cicatrizantes, escaras e úlceras...................... 86, 90
  eczemas 115
  fissuras dos mamilos.. 91
  flacidez, cosmiatria... 190
  formulações para as mãos, cosmiatria 195
  nutrição facial, cosmiatria................................ 178
  produtos para uso pós-solar............................. 127
  queloides e atenuação de cicatrizes 164
Vitamina D2 267
  dermatite atópica, uso oral................................. 94
Vitamina D3 267
  dermatite atópica, uso oral........................... 94, 95
Vitamina E... 267
  acne, uso oral... 16
  alopecias, uso oral 31
  antienvelhecimento, cosmiatria 180
  antioxidantes tópicos 124
  antirradicais livres, cosmiatria 169
  área dos olhos, cosmiatria 182, 183
  bronzeadores e aceleradores do bronzeamento. 125
  celulite, cosmiatria.. 191
  cicatrizantes, escaras e úlceras.......................... 91
  eczemas 115
  estrias, cosmiatria 194, 195
  fissuras dos mamilos..................................... 92, 93
  flacidez, cosmiatria... 190
  formulações para as mãos, cosmiatria 195
  formulações para os lábios, cosmiatria............. 196
  hidratantes corporais, cosmiatria 188, 189
  hidratantes, cosmiatria..................................... 171
  hipercromias.. 105, 107
  máscaras faciais e tensores, cosmiatria............ 178
  nutrição facial, cosmiatria...................... 1781 179
  produtos para bebes 200
  púrpuras.. 163
  queloides e atenuação de cicatrizes 164
  rosácea, uso tópico 26
  rosto, colo e pescoço, cosmiatria 185
  tratamentos capilares, cosmiatria...... 197, 198, 199
Vitamina F 267
  área dos olhos, cosmiatria................................ 183
  hidratantes corporais, cosmiatria 188
  hidratantes faciais, cosmiatria.................. 175, 176
  hidratantes, cosmiatria..................................... 171
  limpeza da pele, cosmiatria 174
Vitamina K 267
  área dos olhos, cosmiatria................................ 184
  púrpuras.. 162, 163

Vitamina PP... 245
Vitellaria paradoxa....................................... 241
Vitis asiatica 172
Vitis vinifera 216
  hipercromias... 103
Viviscal
  alopecias, uso oral 32
Vleminckx, Solução de
  acne, uso tópico 20

W

Whitfield, Pomada
  antimicóticos tópicos... 58
Willow Bark... 268
  acne, cosmiatria 186
  acne, uso tópico 19
  alopecias, uso tópico 41
  antienvelhecimento, cosmiatria 179
  esfoliantes e abrasivos, cosmiatria................... 170
  hipercromias, cosmiatria 187
  máscaras faciais e tensores, cosmiatria............ 177
  pele acneica, uso tópico...................................... 29
  produtos após-barba, cosmiatria 201
  tratamentos capilares, cosmiatria..................... 197
Wintergreen, Óleo 259

X

Xisto Betuminoso 236

Z

Zinc PCA... 254
  acne, uso tópico 19
  adstringentes, cosmiatria 169
  antisseborreicos... 66
Zincidone... 254
  acne, uso tópico 19
  adstringentes, cosmiatria 169
  antisseborreicos... 66
Zinco
  acne, uso oral..............................14, 15, 16, 17
  acne, uso tópico 19
  alopecias, uso oral 31
  cicatrizantes, escaras e úlceras 83
Zinco PCA... 254
Zinco Quelato
  alopecias, uso oral 32
Zinco, Sulfato 262
Zincomadine.. 255
  antisseborreicos... 66, 68
  tratamentos capilares, cosmiatria.................... 173